全国高等学校医学规划教材
（专科教育）

组织学与胚胎学

主　编　高福禄

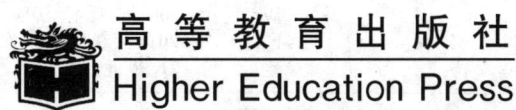

高等教育出版社
Higher Education Press

内容提要

本书是全国高等学校医学规划教材（专科教育）之一，由全国7所医药院校的13位多年从事本、专科教学工作的教授编写。

本书对组织学与胚胎学的基本内容作了全面系统、简明扼要的讲述，以便给学生奠定丰富的知识基础。对组织学与胚胎学的更新内容和学科交叉内容，融入相关章节进行讲述，以引导学生的创新思维，并使学生掌握学科发展的最新知识。在每章首尾分别设立了内容提要和思考题，以便提高学生的综合分析问题、解决问题的能力以及自学能力。书中还对重要专业名词附上了英文以提高学生的专业外语水平。

本书可供临床医学、基础医学、预防医学、口腔医学、护理学、药学等专业的专科生使用。

图书在版编目（CIP）数据

组织学与胚胎学/高福禄主编. --北京：高等教育出版社，2005.7（2015.9重印）

ISBN 978-7-04-017243-0

Ⅰ.组… Ⅱ.高… Ⅲ.①人体组织学-医学院校-教材②人体胚胎学-医学院校-教材 Ⅳ.R32

中国版本图书馆 CIP 数据核字（2005）第 049514 号

策划编辑	席 雁	责任编辑	田 军	封面设计	张 楠	责任绘图	朱 静
版式设计	王艳红	责任校对	殷 然	责任印制	赵义民		

出版发行	高等教育出版社	咨询电话	400-810-0598
社　　址	北京市西城区德外大街4号	网　　址	http://www.hep.edu.cn
邮政编码	100120		http://www.hep.com.cn
印　　刷	北京天来印务有限公司	网上订购	http://www.landraco.com
开　　本	787mm×1092mm 1/16		http://www.landraco.com.cn
印　　张	13.5	版　　次	2005年7月第1版
字　　数	320千字	印　　次	2015年9月第22次印刷
购书热线	010-58581118	定　　价	21.90元

本书如有缺页、倒页、脱页等质量问题，请到所购图书销售部门联系调换

版权所有　侵权必究

物料号　17243-00

本书编写人员

主　编　高福禄
副主编　王燕蓉　张　雷
编　者　（以姓氏拼音为序）
　　　　　高福禄　承德医学院
　　　　　金　政　延边医学院
　　　　　金香子　延边医学院
　　　　　李　欣　河北医科大学
　　　　　李宝园　山西大同医学专科学校
　　　　　买尔江　新疆医科大学
　　　　　牛嗣云　承德医学院
　　　　　沈新生　宁夏医学院
　　　　　王春艳　承德医学院
　　　　　王燕蓉　宁夏医学院
　　　　　袁新初　武汉科技大学医学院
　　　　　张　雷　河北医科大学
　　　　　郑小桃　海南医学院

出 版 说 明

为配合教育部的"高等学校教育教学质量与教学改革工程",促进医学高等专科教育教学与教材改革,提高教学水平,我社组织全国数百位从事和曾经从事医学专科教育的专家和学者编写了本套医学专科教育教材,愿此凝聚众多学者智慧与汗水的教科书,能给我国的医学专科教材建设注入更多的活力,以推动医学专科教育改革加速发展。

本套教材针对专科医学教育特点编写,在以下方面进行了创新和探索:① 注重对学生创新思维、分析解决问题的能力以及综合素质的培养;② 结合医学专科生将来工作在基层医疗单位,面对的是广大群众,因此所设章节涵盖知识面较广;③ 既注重基本知识和基本理论的传授,又适当地更新及增添了部分内容,有利于学生继续学习,如专升本等进一步深造;④ 抽象或繁杂的内容辅以简明的图表,有些教材根据需要每章文末附有复习思考题或/和全章小结,以利于学生学习掌握主要内容。

全国高等学校医学规划教材
（专科教育）

医用化学	于敬海	病理学	苏 琦
生物化学	程牛亮	病理生理学	李文林
人体解剖学	迟焕芳	医学心理学	何金彩
组织学与胚胎学	高福禄	诊断学	李 英
生理学	张 翼	内科学	唐其柱
医学免疫学与微生物学	孙万邦	外科学	林木生
药理学	李胜男	儿科学	农光民

高等教育出版社医学分社
2005 年 3 月

序　　言

　　组织学与胚胎学专科用教材是教育部高等教育出版社组织编写并首次发行,为本专业的专科教材建设揭开了新的一页。作为多年从事组织学与胚胎学教学和科研的工作者,我认为专科教材应结合学生的实际情况,在讲述基本内容的基础上应该注意以下问题,首先要反映这门学科的特点,即本学科重点讲述的是光学显微镜及电子显微镜下的组织结构,应做到图文并茂,便于学生掌握;其次在注重科学性及反映本专业变化及学科发展的同时,应多为教师和学生着想,文字描述要言简意赅,用图要适当,模式图和组织切片相结合,写活形态学内容,增加学生对形态学科的兴趣。

　　本书是2003年出版的组织学与胚胎学本科教材的姊妹教材。本科教材受到了许多医学院校广大教师和学生的好评,这本书吸取了本科教材的编写经验,在编写过程中注重内容的科学性、先进性和实用性,针对不同院校医学专科生的要求,注意与其他基础学科和相关临床学科的联系,便于教学和学生自学,并为今后进一步深造打下良好基础。

　　我国多年来一直把组织学与胚胎学作为同一门医学基础课程,50多年来,从学科发展和教学效果考虑,我们一直在探讨组织学与胚胎学的教学模式,力求使多年来相互渗透、共同推进的两门学科的教学内容有机融合,便于学生的理解和掌握。教学实践证明,教材建设至关重要。本教材图文并茂,图随文排,每章配有内容提要和思考题,并附有光盘,是目前难得的好教材之一。

　　参加本教材编写的编者,有我的同事和学生,有些编者从事几十年教学工作,有着多次教材编写的经验,非常值得信赖。

　　多出版现代化、立体化、系统化精品医学教材是我们医学教育工作者的渴望和期待,相信组织学与胚胎学的教材建设今后会取得更大的进展。

刘　斌

2005年4月

前 言

本书为全国高等学校医学规划教材（专科）之一，在高等教育出版社的直接指导下，由7所医学院校具有丰富教学经验的13名专家编写，全书共分23章。

本教材结合全国高等医学院校专科教育的现状和特点，对专科生需要掌握的内容作了系统的重点突出的阐述，以便使学生能系统掌握本专业的基本知识，为今后进一步深造打下良好的基础。根据专科教学的特点，该书对学生需要掌握的基本内容描述得比较详细，对于应该了解的内容进行了简明扼要、深入浅出的介绍。部分章节还适度地介绍了应该了解的相关领域最新发展动态。在每一章还设立了内容提要和思考题，以便提高学生综合分析问题和解决问题的能力。本书插图采用了模式图和照片相结合的方式，便于同学理解和掌握理论课内容。考虑到大部分专科学生升本科、读硕士的需要，书中的英文专业名词比以往的教材有所增加。本教材综合了全国各地各类医学院校的教学经验和需要，不仅适用于临床医学专业，也适用于护理学、麻醉学、临床影像学、口腔等专科专业及中医学、中药学、中西医结合本科专业。

高等教育出版社对该书的编写十分重视，参编单位的各级领导给予了大力的支持和帮助。第一次全体编写人员会议在延边大学召开，延边大学的校领导亲自到会指导，延边大学医学院、教务处、科研处、组织学与胚胎学教研室对会议做出了周密安排。承德医学院院长办公室、教务处及相关科室为教材的编写工作提供了许多方便条件。解剖学界的刘斌教授等资深专家对本书的编写给予了精心指导。在本书出版发行之际，全体编者向支持关心本书编写工作的单位和同仁致以诚挚的谢意！

由于编者经验不足，水平有限，书稿中难免存在疏漏或错误，敬请同仁和读者批评指正。

高福禄
2005年4月

目　　录

第一章　绪论 ………………………………… 1
　一、组织学与胚胎学的研究内容和意义 ……… 1
　二、组织学与胚胎学的研究方法 ……………… 1
　　（一）一般光学显微镜术 …………………… 2
　　（二）几种特殊光学显微镜的应用 ………… 2
　　（三）电子显微镜术 ………………………… 3
　　（四）组织化学和细胞化学技术 …………… 4
　　（五）组织培养 ……………………………… 6
　　（六）其他技术方法 ………………………… 6
　三、组织学与胚胎学学习方法 ………………… 6

第二章　细胞 ………………………………… 8
　一、细胞的结构 ………………………………… 8
　　（一）细胞膜 ………………………………… 9
　　（二）细胞质 ………………………………… 10
　　（三）细胞核 ………………………………… 14
　二、细胞周期 …………………………………… 15
　　（一）细胞周期概念 ………………………… 15
　　（二）分裂间期细胞各期特点 ……………… 15

第三章　上皮组织 …………………………… 17
　一、被覆上皮 …………………………………… 17
　　（一）被覆上皮的类型和结构 ……………… 17
　　（二）上皮组织的特殊结构 ………………… 20
　二、腺上皮与腺 ………………………………… 23
　　（一）腺的分类 ……………………………… 23
　　（二）多细胞外分泌腺的结构 ……………… 23

第四章　固有结缔组织 ……………………… 25
　一、疏松结缔组织 ……………………………… 25
　　（一）细胞 …………………………………… 26
　　（二）细胞间质 ……………………………… 28
　二、致密结缔组织 ……………………………… 29
　三、脂肪组织 …………………………………… 30

　四、网状组织 …………………………………… 30

第五章　软骨和骨 …………………………… 31
　一、软骨 ………………………………………… 31
　　（一）透明软骨 ……………………………… 31
　　（二）纤维软骨 ……………………………… 32
　　（三）弹性软骨 ……………………………… 32
　　（四）软骨的生长 …………………………… 33
　二、骨 …………………………………………… 33
　　（一）骨组织的结构 ………………………… 33
　　（二）长骨的结构 …………………………… 35
　三、骨的发生 …………………………………… 36
　　（一）膜内成骨 ……………………………… 36
　　（二）软骨内成骨 …………………………… 36
　　（三）骨的生长 ……………………………… 36

第六章　血液和血细胞发生 ………………… 38
　一、血液 ………………………………………… 38
　　（一）红细胞 ………………………………… 38
　　（二）白细胞 ………………………………… 39
　　（三）血小板 ………………………………… 41
　二、骨髓和血细胞发生 ………………………… 42
　　（一）骨髓的结构 …………………………… 42
　　（二）造血干细胞和造血祖细胞 …………… 43
　　（三）血细胞发生过程的形态演变 ………… 43

第七章　肌组织 ……………………………… 45
　一、骨骼肌 ……………………………………… 45
　　（一）骨骼肌纤维的光镜结构 ……………… 46
　　（二）骨骼肌纤维的超微结构 ……………… 46
　　（三）骨骼肌纤维的收缩机制 ……………… 48
　二、心肌 ………………………………………… 48
　　（一）心肌纤维的光镜结构 ………………… 49
　　（二）心肌纤维的超微结构 ………………… 49
　三、平滑肌 ……………………………………… 50

（一）平滑肌纤维的光镜结构 ………… 50
　　（二）平滑肌纤维的超微结构 ………… 51
　　（三）平滑肌纤维的收缩机制 ………… 51

第八章　神经组织 ……………………… 52
　一、神经元 ………………………………… 52
　　（一）神经元的形态结构 ……………… 52
　　（二）神经元的分类 …………………… 54
　二、突触 …………………………………… 55
　三、神经胶质细胞 ………………………… 56
　　（一）中枢神经系统的胶质细胞 ……… 56
　　（二）周围神经系统的胶质细胞 ……… 57
　四、神经纤维和神经 ……………………… 57
　　（一）神经纤维 ………………………… 57
　　（二）神经 ……………………………… 58
　五、神经末梢 ……………………………… 59
　　（一）感觉神经末梢 …………………… 59
　　（二）运动神经末梢 …………………… 60

第九章　循环系统 ……………………… 63
　一、血管壁的组成和一般结构 …………… 63
　　（一）内膜 ……………………………… 63
　　（二）中膜 ……………………………… 64
　　（三）外膜 ……………………………… 64
　二、动脉 …………………………………… 64
　　（一）中动脉 …………………………… 64
　　（二）小动脉和微动脉 ………………… 65
　　（三）大动脉 …………………………… 65
　三、毛细血管 ……………………………… 66
　　（一）毛细血管的基本结构 …………… 66
　　（二）毛细血管的分类 ………………… 67
　四、静脉 …………………………………… 67
　五、微循环的概念 ………………………… 68
　六、心脏 …………………………………… 68
　　（一）心壁的微细结构 ………………… 68
　　（二）心脏传导系统 …………………… 69
　七、淋巴管系统 …………………………… 70

第十章　免疫系统 ……………………… 71
　一、免疫细胞 ……………………………… 71
　　（一）淋巴细胞 ………………………… 71
　　（二）抗原呈递细胞 …………………… 72
　二、淋巴组织 ……………………………… 72
　三、淋巴器官 ……………………………… 72
　　（一）胸腺 ……………………………… 72
　　（二）淋巴结 …………………………… 74
　　（三）脾 ………………………………… 77
　　（四）扁桃体 …………………………… 79
　四、单核吞噬细胞系统 …………………… 79

第十一章　皮肤 ………………………… 81
　一、表皮 …………………………………… 81
　　（一）角质形成细胞的分层 …………… 82
　　（二）非角质形成细胞 ………………… 83
　二、真皮 …………………………………… 83
　三、皮下组织 ……………………………… 84
　四、皮肤的附属器 ………………………… 84
　　（一）毛 ………………………………… 84
　　（二）皮脂腺 …………………………… 84
　　（三）外泌汗腺 ………………………… 85
　　（四）顶泌汗腺 ………………………… 85
　五、皮肤的再生 …………………………… 86

第十二章　消化管 ……………………… 87
　一、消化管壁的一般结构 ………………… 87
　　（一）黏膜 ……………………………… 87
　　（二）黏膜下层 ………………………… 88
　　（三）肌层 ……………………………… 88
　　（四）外膜 ……………………………… 88
　二、口腔 …………………………………… 88
　　（一）口腔黏膜的一般结构 …………… 88
　　（二）舌 ………………………………… 88
　　（三）牙 ………………………………… 89
　三、咽 ……………………………………… 90
　四、食管 …………………………………… 90
　五、胃 ……………………………………… 91
　　（一）黏膜 ……………………………… 91
　　（二）黏膜下层 ………………………… 93
　　（三）肌层 ……………………………… 93
　　（四）外膜 ……………………………… 93
　六、小肠 …………………………………… 93

（一）黏膜 …………………………… 93
　　（二）黏膜下层 ………………………… 96
　　（三）肌层 …………………………… 96
　　（四）外膜 …………………………… 96
七、大肠 ………………………………… 96
　　（一）盲肠与结肠 ……………………… 96
　　（二）阑尾 …………………………… 96
八、消化管的淋巴组织及其免疫功能 ……… 97
九、胃肠的内分泌细胞 …………………… 98

第十三章　消化腺 …………………… 100
一、大唾液腺 …………………………… 100
　　（一）大唾液腺的一般结构 …………… 100
　　（二）三种大唾液腺的结构特点 ……… 101
　　（三）下颌下腺分泌的生物活性多肽 …… 102
二、胰腺 ………………………………… 102
　　（一）外分泌部 ……………………… 102
　　（二）内分泌部 ……………………… 103
三、肝 …………………………………… 103
　　（一）肝小叶 ………………………… 103
　　（二）肝门管区 ……………………… 106
　　（三）肝内血液循环 ………………… 106
　　（四）肝内胆汁排出途径 ……………… 106
四、胆囊 ………………………………… 106

第十四章　呼吸系统 ………………… 108
一、呼吸道的一般结构 …………………… 108
　　（一）黏膜 …………………………… 108
　　（二）黏膜下层 ……………………… 108
　　（三）外膜 …………………………… 109
二、鼻 …………………………………… 109
　　（一）前庭部 ………………………… 109
　　（二）呼吸部 ………………………… 109
　　（三）嗅部 …………………………… 109
三、气管和主支气管 ……………………… 110
四、肺 …………………………………… 110
　　（一）肺导气部 ……………………… 111
　　（二）肺呼吸部 ……………………… 111
　　（三）肺的血管 ……………………… 113
　　（四）肺的代谢功能 ………………… 114

第十五章　泌尿系统 ………………… 115
一、肾 …………………………………… 115
　　（一）肾单位 ………………………… 115
　　（二）集合小管系 ……………………… 118
　　（三）球旁复合体 ……………………… 119
　　（四）肾的血液循环 ………………… 120
二、输尿管及膀胱 ………………………… 121

第十六章　眼和耳 …………………… 122
一、眼 …………………………………… 122
　　（一）眼球壁 ………………………… 122
　　（二）眼球内容物 ……………………… 127
二、耳 …………………………………… 127
　　（一）外耳 …………………………… 127
　　（二）中耳 …………………………… 127
　　（三）内耳 …………………………… 128

第十七章　内分泌系统 ……………… 132
一、甲状腺 ……………………………… 132
　　（一）甲状腺滤泡 ……………………… 133
　　（二）滤泡旁细胞 ……………………… 134
二、甲状旁腺 …………………………… 134
　　（一）主细胞 ………………………… 134
　　（二）嗜酸性细胞 ……………………… 135
三、肾上腺 ……………………………… 135
　　（一）皮质 …………………………… 135
　　（二）髓质 …………………………… 136
　　（三）肾上腺皮质与髓质的功能关系 …… 136
四、垂体 ………………………………… 137
　　（一）腺垂体 ………………………… 137
　　（二）神经垂体 ……………………… 139
　　（三）下丘脑与垂体的关系 …………… 139
五、弥散神经内分泌系统 ………………… 141

第十八章　男性生殖系统 …………… 142
一、睾丸 ………………………………… 142
　　（一）生精小管 ……………………… 143
　　（二）睾丸间质 ……………………… 146
　　（三）直精小管和睾丸网 ……………… 146
二、生殖管道 …………………………… 147

（一）附睾 …………………………… 147
　　（二）输精管 ………………………… 147
　三、附属腺 …………………………………… 148

第十九章　女性生殖系统 …………………… 150
　一、卵巢 ……………………………………… 150
　　（一）卵泡的发育与成熟 …………… 150
　　（二）排卵 …………………………… 152
　　（三）黄体 …………………………… 153
　　（四）卵泡闭锁与间质腺 …………… 153
　二、输卵管 …………………………………… 154
　三、子宫 ……………………………………… 154
　　（一）子宫壁的组织结构 …………… 155
　　（二）子宫内膜的周期性变化 ……… 155
　四、乳腺 ……………………………………… 157

第二十章　人体胚胎学总论 ………………… 158
　一、胚胎学绪论 ……………………………… 158
　　（一）胚胎学的研究内容 …………… 158
　　（二）胚胎学发展简史与现代胚胎学 … 158
　　（三）学习人体胚胎学的意义和方法 … 159
　二、人胚发生和早期发育 …………………… 160
　　（一）生殖细胞和受精 ……………… 160
　　（二）胚泡形成和植入 ……………… 161
　　（三）胚层的形成 …………………… 164
　　（四）三胚层的分化和胚体的形成 … 165
　　（五）胎膜和胎盘 …………………… 168
　　（六）胚胎龄的推算 ………………… 172
　　（七）双胎、多胎和联体双胎 ……… 173
　三、畸形学概论 ……………………………… 174
　　（一）先天性畸形的发生原因 ……… 175
　　（二）致畸敏感期 …………………… 176
　　（三）先天性畸形的预防 …………… 176
　　（四）先天性畸形的宫内诊断和治疗 … 177

第二十一章　颜面、消化与呼吸系统
　　　　　　　的发生 ……………………… 179
　一、颜面与腭的发生 ………………………… 179
　　（一）鳃器的发生 …………………… 179
　　（二）颜面的形成 …………………… 180
　　（三）腭的发生 ……………………… 180
　　（四）颜面与腭的常见畸形 ………… 181
　二、消化系统的发生 ………………………… 182
　　（一）消化管的形成和分化 ………… 182
　　（二）咽囊的形成与演变 …………… 182
　　（三）消化管的发生 ………………… 183
　　（四）消化腺的发生 ………………… 185
　　（五）消化系统先天性畸形 ………… 185
　三、呼吸系统的发生 ………………………… 186
　　（一）喉、气管和肺的发生 ………… 186
　　（二）呼吸系统先天性畸形 ………… 187

第二十二章　泌尿系统和生殖系统
　　　　　　　的发生 ……………………… 188
　一、泌尿系统的发生 ………………………… 188
　　（一）肾和输尿管的发生 …………… 188
　　（二）膀胱与尿道的发生 …………… 190
　　（三）常见泌尿系统先天性畸形 …… 190
　二、生殖系统的发生 ………………………… 191
　　（一）生殖腺的发生 ………………… 191
　　（二）生殖管道的发生 ……………… 192
　　（三）生殖系统的先天性畸形 ……… 194

第二十三章　心血管系统的发生 …………… 196
　一、原始心血管系统的建立 ………………… 196
　二、心脏的发生 ……………………………… 197
　　（一）原始心脏的形成 ……………… 197
　　（二）心脏外形的建立 ……………… 198
　　（三）心脏内部的分隔 ……………… 199
　三、胎儿血液循环和出生后的变化 ………… 202
　　（一）胎儿血液循环途径 …………… 202
　　（二）胎儿出生后血液循环的变化 … 203
　四、心血管系统的常见畸形 ………………… 204
　　（一）房间隔缺损 …………………… 204
　　（二）室间隔缺损 …………………… 204
　　（三）法洛四联症 …………………… 204
　　（四）动脉导管未闭 ………………… 205

第一章 绪 论

内容提要
- 组织学与胚胎学的研究内容
- 石蜡切片、HE染色
- 组织化学和免疫组织化学
- 细胞培养术
- 组织和器官
- 光学显微镜术和电子显微镜术
- 原位杂交
- 组织学与胚胎学的学习方法

一、组织学与胚胎学的研究内容和意义

组织学(histology)与胚胎学(embryology)是两门相互关联而研究内容不同的学科。组织学是研究机体微细结构及其相关功能的科学。微细结构必须借助于光学显微镜(简称光镜)和电子显微镜(简称电镜)进行观察,电镜下所观察到的结构称超微结构。光、电镜的分辨率分别为 0.2 μm(微米)和 0.2 nm(纳米),因此,组织学与胚胎学常使用的长度单位为微米和纳米(1 mm=1000 μm,1 μm =1000 nm)。

组织(tissue)由细胞(cell)和细胞外基质(extracellular matrix)组成。细胞是构成机体最基本的结构和功能单位,是各种生命活动的形态学基础。细胞外基质包括纤维、基质及组织液等成分,它们参与构成细胞生存的微环境,起支持、营养、调控和保护细胞的作用;对细胞的分化、运动、信息传递也有重要影响。在发育过程中,由形态结构相似、功能相近的细胞和细胞外基质形成组织。按结构和功能把机体的组织分为上皮组织、结缔组织、肌组织和神经组织。四大组织有机地组合起来构成器官(organ)。功能相关的一些器官组成系统(system),共同完成连续的生理功能。

胚胎学是研究个体发生、发育及生长变化规律的科学,其研究内容包括生殖细胞形成、受精、胚胎发育、胚胎与母体的关系、先天性畸形等。

组织学与胚胎学和其他基础医学课程及临床各学科都有一定联系,尤其是与解剖学、生理学、生物化学、遗传学、病理学、分子生物学等基础学科联系更为紧密。人体胚胎学为妇产科学、男性学、生殖工程学、儿科学等临床学科提供了必要的基础理论知识。

二、组织学与胚胎学的研究方法

组织学与胚胎学学科的建立及发展与其研究方法有关,特别是新技术、新设备不断涌现,使组织学与胚胎学的研究进入广阔而深入的境地。熟悉其研究方法是理解和掌握这两门课程的前

提,下面介绍几种常用的研究方法和技术。

(一) 一般光学显微镜术

一般光学显微镜下观察组织切片是组织学最基本的研究方法。应用光学显微镜技术,需要把组织制备成薄片,以便光线透过,观察放大的组织结构。最常用的组织学标本制备方法是石蜡切片法,其制作过程如下:取动物或人体的新鲜组织块,将其放入固定剂中固定(fixation),使组织中的蛋白质迅速凝固,防止细胞自溶和组织腐败。常用的固定剂有酒精、甲醛、醋酸、苦味酸及混合固定液等。固定后的组织块经脱水后用石蜡包埋(embedding)成硬块,用切片机切成 5~10 μm 厚的组织切片(tissue section),切片贴在载玻片上经脱蜡等步骤后进行染色。组织学中最常用的是苏木精(hematoxylin)和伊红(eosin)染色法,简称 HE 染色法。苏木精为碱性染料,使细胞核和胞质内的核糖体等酸性物质染成蓝紫色;伊红为酸性染料,使细胞质和细胞外基质中的碱性蛋白成分染成淡红色。细胞和组织的酸性物质或结构与碱性染料亲和力强者,称嗜碱性(basophilia);而碱性物质或结构与酸性染料亲和力强者,称嗜酸性(acidophilia);若与两种染料的亲和力均不强者,称中性(neutrophilia)。此外,还有某些结构成分如肥大细胞的胞质颗粒、结缔组织和软骨基质中的糖胺聚糖,用甲苯胺蓝(toluidine blue)等碱性染料染色后呈紫红色,这种现象称为异染性(metachromasia)。银染法中有些组织结构可直接使硝酸银还原而显示,称此为亲银性(argentaffin);有些结构无直接还原作用,需加入还原剂方能显色,则称为嗜银性(argyrophilia)。

制作较大组织块,如脑、眼球等切片时,常用火棉胶包埋。也可以使组织块快速冷冻变硬,进行冷冻切片,以保存蛋白质的活性。

除了切片外,还可以把不同的组织制成涂片、铺片、磨片等在光学显微镜下观察。如血细胞、分离培养的细胞可直接涂在玻片上,制成涂片;疏松结缔组织和肠系膜等软组织可撕成薄片铺在玻片上制成铺片;牙和骨等坚硬组织可磨成薄片,称磨片。组织切片、涂片、铺片等标本经染色、脱水、透明后,以封固剂和盖片封固,即可长期保存,镜下观察。

(二) 几种特殊光学显微镜的应用

1. **荧光显微镜** 荧光显微镜(fluorescence microscope)用于观察标本中的自发荧光物质或以荧光素标记的结构。荧光显微镜以紫外光为光源,并配有激发、阻断、吸热和吸收紫外线等滤片系统,标本中的荧光物质在紫外线激发下产生各种颜色的荧光,借以研究该荧光物质在细胞和组织内的分布。

2. **相差显微镜** 相差显微镜(phase contrast microscope)用于观察体外培养中活细胞的形态结构。活细胞无色透明,一般光镜下不易分辨细胞轮廓及其结构。相差显微镜的特点是将活细胞不同厚度及细胞内各种结构对光产生的不同折射作用,转换为光密度差,使活细胞的不同结构反差明显,影像清晰。观察培养的活细胞时使用这种显微镜,常把它的光源安装在载物台的上方,物镜安装在载物台的下方,称之为倒置相差显微镜(inverted phase contrast microscope)。

3. **暗视野显微镜** 暗视野显微镜(dark-field microscope)主要用于观察反差小或分辨力不足的微小颗粒。此种显微镜主要是有一个暗视野集光器,使光线不直接进入物镜,故呈暗视野。

4. **共聚焦激光扫描显微镜** 共聚焦激光扫描显微镜(confocal laser scanning microscope,

CLSM)是具有高光敏度、高分辨率的新型仪器。它以激光为光源,激光束经聚焦后落在样品上,对样品的不同深度作移动扫描,通过电信号将彩色图像显示在荧光屏上,同时可通过计算机图像分析系统进行二维和三维结构图像分析处理,从而开展一系列亚细胞水平的结构与功能研究。

(三) 电子显微镜术

电子显微镜(electron microscope,EM)其基本原理与光镜相似,所不同的是电镜以电子束代替光源,用电磁场代替玻璃透镜。常用的电子显微镜术分为透射电子显微镜术和扫描电子显微镜术。

1. **透射电镜术** 透射电镜(transmission electron microscopy,TEM)是以电子束穿透标本,经电磁场的会聚、放大后,在荧光屏上显像,或将影像投射到照相机底片,进行观察或摄片(图1-1)。电镜标本制备较光镜切片更严格,新鲜组织固定、包埋后,以超薄切片机切成厚50~80 nm的超薄切片,经醋酸铀和柠檬酸铅等重金属电子染色后,置于电镜下观察,标本在荧光屏上呈黑白反差的结构影像。被重金属深染呈黑色的结构,称电子密度高;反之,浅染的部分称电子密度低。

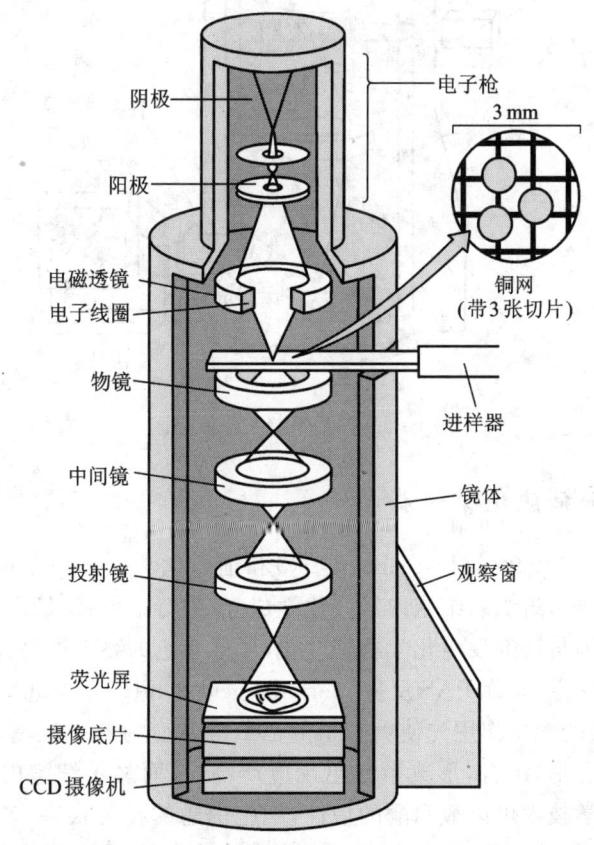

图 1-1 透射电镜工作原理示意图

2. **扫描电镜术** 扫描电镜(scanning electron microscopy,SEM)用于观察细胞、组织表面的

立体细微结构。用于扫描电镜观察的组织块经固定、脱水、干燥后,在标本表面及内部喷镀一层碳膜和合金膜,即可置于镜下观察。扫描电镜的景深长,样品表面的金属膜可提高其导电性和图像反差,在荧光屏上扫描成像,呈现清晰而富有立体感的表面图像(图1-2)。

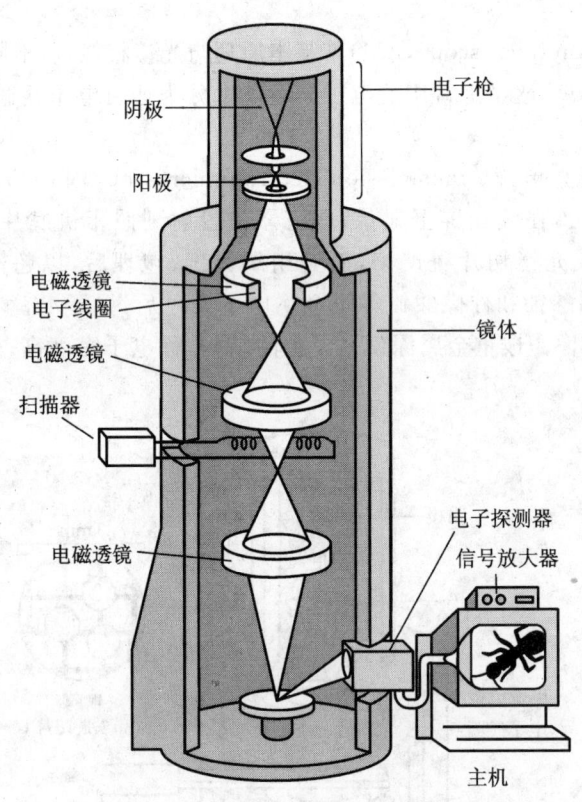

图1-2 扫描电镜工作原理图

(四)组织化学和细胞化学技术

1. **一般组织化学**　组织化学(histochemistry)和细胞化学(cytochemistry)技术是通过化学反应、物理变化等原理显示组织和细胞内某些化学成分,进行定位、定量及其与功能相关的研究。如糖类、脂质、酶、核酸等与试剂发生化学物理变化,形成有色的终末产物,在光镜或电镜下观察。例如常用过碘酸-希夫反应,简称 PAS 反应(periodic acid-Schiff reaction),显示细胞内多糖或糖原。基本原理是过碘酸的氧化作用先使糖分子的乙二醇基变为乙二醛基,后者继而与 Schiff 试剂(无色亚硫酸品红复合物)结合,形成紫红色反应产物,从而显示细胞内的糖原或糖胺聚糖成分。应用组织、细胞化学技术可以显示酶的活性,细胞内酶的种类很多,各种不同的酶有不同的显示方法。酶组织化学的基本原理是:将组织切片放在相应的酶底物中孵育,形成初级反应产物,然后再使它与某种捕捉剂结合,形成沉淀或有色的最终产物,在光镜或电镜下观察该酶在组织或细胞内的分布及活性强弱。

2. **免疫组织化学**　组织细胞中多肽、蛋白质及膜表面抗原和受体等大分子物质种类繁多,具有抗原性。免疫组织化学(immunohistochemistry)是应用抗原与抗体结合的免疫学原理,检测这些大分子物质的存在与分布。该方法首先将分离纯化的人或动物组织的某种蛋白质,作为抗原注入另一种动物体内,制备出相应的特异性抗体(免疫球蛋白)。从被免疫动物的血清中提取出该抗体,再以荧光素、酶、铁蛋白或胶体金标记,用这种标记抗体处理组织切片或细胞,标记抗体即与细胞的相应抗原发生特异性结合,此方法即免疫组织化学直接法(图1-3)。

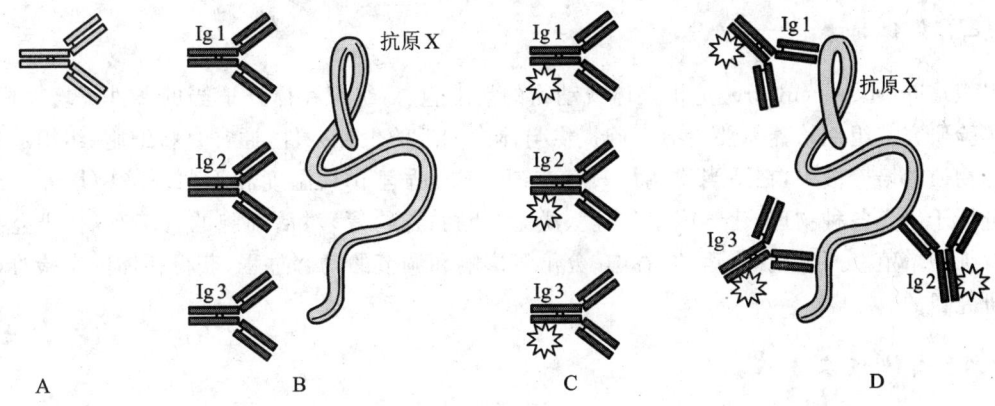

图1-3 免疫组织化学直接法
A. 免疫球蛋白分子;B. 多克隆抗体的产生;C. 标记抗体;D. 免疫组织化学反应

免疫组织化学间接法的基本原理与直接法相似,在间接法中,第一抗体不标记,以第一抗体作为抗原免疫另一动物,制备抗第一抗体的抗体,即第二抗体,并标记第二抗体。染色时,顺次以第一抗体和标记的第二抗体处理标本,在抗原存在的部位形态抗原-第一抗体-标记的第二抗体复合物,以达到检测抗原的目的(图1-4)。间接法因第二抗体的放大作用而敏感性高。目前常用的间接法有过氧化物酶-抗过氧化物酶法(PAP法)、亲和素-生物素-过氧化物酶复合物法(ABC法)。

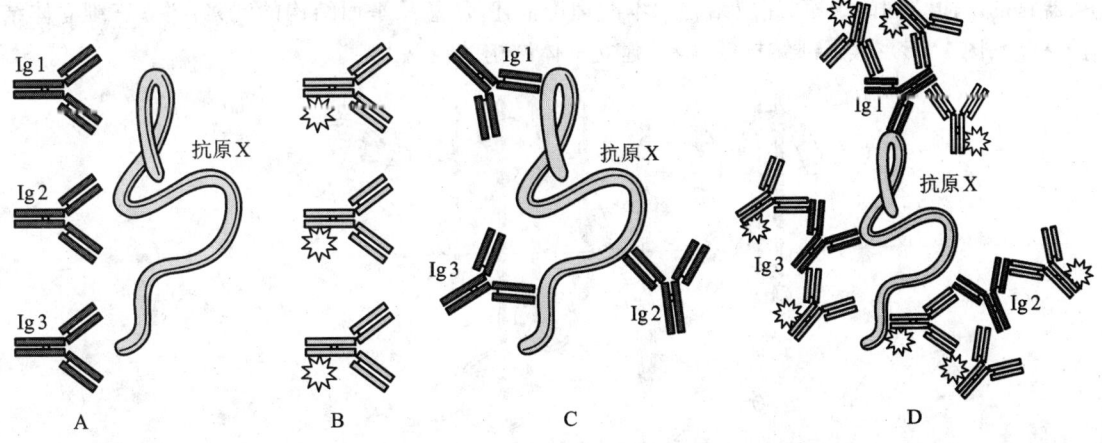

图1-4 免疫细胞化学间接法
A. Ⅰ抗的产生;B. Ⅱ抗的产生;C. 免疫组织化学反应第一步;D. 免疫组织化学反应第二步

3. 原位杂交组织化学 原位杂交组织化学(in situ hybrization histochemistry)简称原位杂交,是一种在组织细胞原位进行的核酸分子杂交技术,敏感度高,特异性强,是当前分子生物学研究的重要手段。其原理是两条单核苷酸链通过碱基互补原则紧密结合,形成稳定的杂交体。根据这一原理,用一条已知的碱基序列、经特定标记的核苷酸链为探针,与细胞内待检DNA片段或mRNA进行杂交,然后显示标记物,从而分析待测核酸的分布和含量。

(五) 组织培养

组织培养(tissue culture)是将人体或动物的活细胞、活组织在体外适当的条件下培养成活,进行实验研究。组织培养需要给活细胞提供与体内相近的生存条件,通常是将细胞、组织放在富含营养物质的培养液中,在适当比例的氧和二氧化碳、适宜pH、温度和无菌环境中培养。组织培养可用于研究各种物理、化学因素(温度、激素、药物、毒物等)对活细胞的直接影响,研究某种因素对细胞增殖、分化、代谢、运动、吞噬、分泌等影响和调节的动态过程,获得在体内实验难以达到的研究目的。

(六) 其他技术方法

随着科学技术的迅猛发展,许多新技术、新设备不断涌现并用之于组织学与胚胎学的研究,如同位素示踪术、细胞和细胞化学定量术、细胞融合术、图像分析与立体计量术、流式细胞术以及分子重组与基因工程等。

三、组织学与胚胎学学习方法

学习组织学与胚胎学应注意以下几方面:

1. 平面与立体的关系 光镜观察的组织切片及透射电镜照片所显示的是细胞、组织和器官的平面结构,由于所选切面不同,相同器官、组织可呈现出一定的形态结构差异;通过对细胞、组织、器官的平面结构的观察,还应结合课本的理论描述,注意从平面结构的观察,树立三维立体结构的概念(图1-5);从局部结构的观察,建立整体结构的概念。

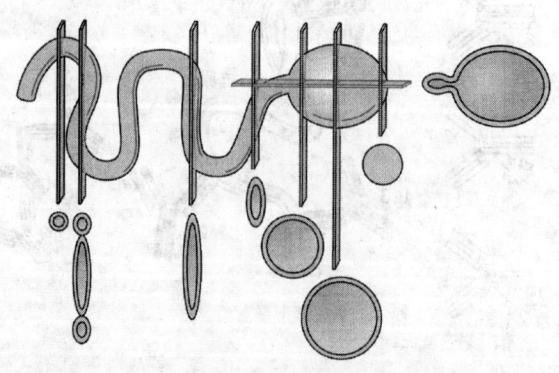

图1-5 三维结构不同切面上差异示意图

2. 结构与功能相联系 组织、器官的形态结构和它们所行使的功能密切相关。例如,分泌蛋白质的腺细胞富含粗面内质网和发达的高尔基复合体,巨噬细胞则含有较多的溶酶体;肌细胞形态细长,含有大量肌丝,是细胞收缩的物质基础;神经细胞所具有的细而长的突起,有利于传递神经冲动。红细胞含有大量血红蛋白,具有携带氧的功能。因此,在学习时注意结构联系功能,可以达到深入理解,融会贯通,掌握本门基础课知识的目的。

3. 从静态结构发现动态变化规律　生活的细胞和组织是始终处于动态变化之中的,在细胞分化、代谢和功能活动过程中,其微细结构也有相应变化,细胞还不断增殖、运动、死亡和更新。即使是非细胞的间质成分,也不断地被吸收和重建。胚胎时期的生长发育变化则更为明显。我们从光镜组织切片和透射电镜图片所观察到的结构都是某一时刻的静态形象,所以要善于从组织的静态时相理解其动态变化,分析其动态过程。

4. 理论结合实践,讲究学习方法　组织学与胚胎学属于形态学科,其教学过程包括理论和实习两部分。从基本组织至各器官系统,许多内容前后关联。理论课所描述的内容,通过实习课观察切片、标本等,验证理论内容。所以,一定要讲究学习方法,重视实习课,通过实习更好地理解、消化理论课内容,理论结合实践才能牢固掌握本门课程,为今后学习其他相关学科打下坚实基础。

思 考 题

1. 组织学和胚胎学主要的研究内容是什么?
2. 人体有哪几种基本组织?
3. 什么叫嗜碱性、中性、嗜酸性、嗜银性和亲银性?
4. 简述 HE 染色方法及步骤。

(高福禄)

第二章 细 胞

内容提要
- 细胞的结构
- 各种细胞器的结构和主要功能
- 细胞核的构成和形态
- 细胞膜的分子结构
- 细胞的分裂周期

细胞(cell)是人体形态结构和生理功能的基本单位。人体细胞种类繁多,大小不一,形态各异,功能不同(图 2-1)。

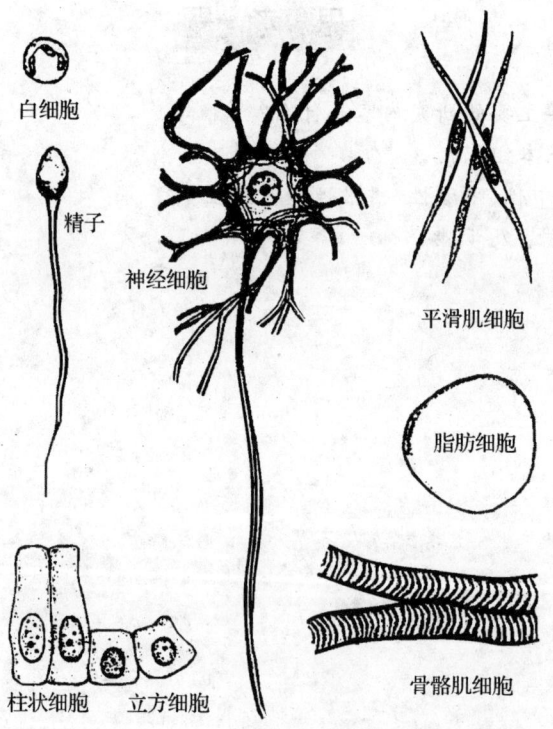

图 2-1 各种细胞结构模式图

一、细胞的结构

人体细胞由细胞膜(cell membrane)、细胞质(cytoplasm)、细胞核(nucleus)三部分组成(图2-2)。

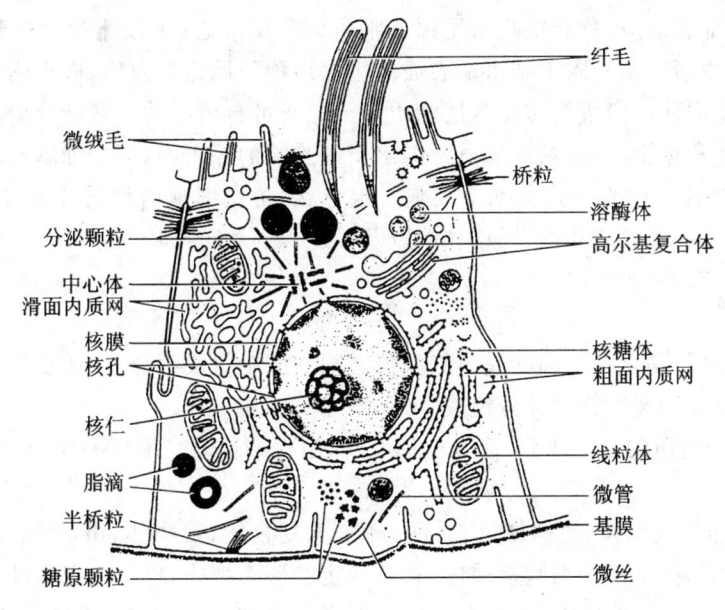

图2-2 细胞的超微结构模式图

（一）细胞膜

1. **细胞膜的结构** 细胞膜（cell membrane）是指细胞外周的一层薄膜或称质膜，在光镜下难以分辨。在电镜下质膜可分为三层，内、外两层电子密度较高，中间层电子密度较低。每层厚约 2.5 nm，全层厚约 7.5 nm，这种"两暗夹一明"三夹板式的结构称之为单位膜或生物膜。它不仅存在于细胞表面，也存在于细胞内部的许多膜性结构。

2. **细胞膜的分子结构** 细胞膜主要由脂质、蛋白质和糖类组成。关于细胞膜的分子结构目前公认的是"液态镶嵌模型"学说（图2-3）。该学说认为，细胞膜是以液态的脂双层为基架，其中镶嵌着各种不同生理功能的蛋白质。膜中的脂质分子以磷脂为主，是极性分子，呈长杆状，一端为头部（亲水端），朝向膜的内、外表面，称脂质亲水头部；另一端为尾部（疏水端），朝向膜的中

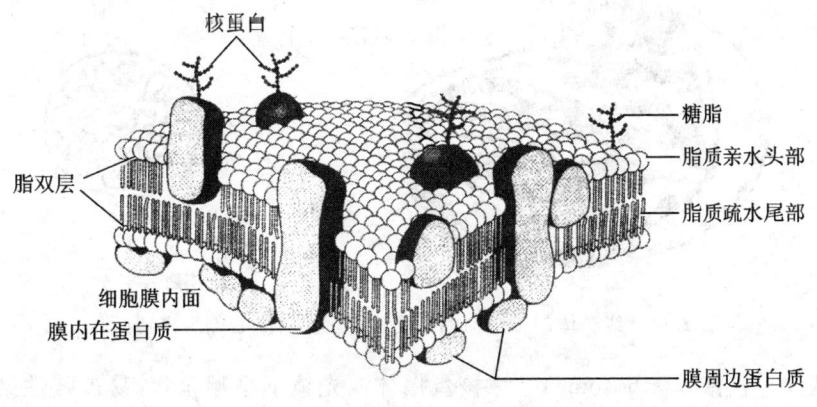

图2-3 细胞膜分子结构模式图

心,双层分子的尾部相对应,称脂质疏水尾部。脂质分子呈液态,可以流动。在脂质分子之间镶嵌着蛋白质分子(膜蛋白质),附于亲水端表面的蛋白质称膜周边蛋白质,嵌入脂质双分子层中的蛋白质称膜内在蛋白质。膜蛋白质在双层脂质分子之间可自由移动。多糖成分与细胞膜的脂质及蛋白结合成糖脂和糖蛋白,其糖链部分常突出于细胞膜的外表面,形成细胞衣。

3. 细胞膜的功能　细胞膜具有维持细胞一定形状、防止细胞内物质外流等屏障作用,还具有物质运输功能、选择性通透功能、通讯功能以及细胞识别和防御功能。

（二）细胞质

细胞质又称胞质,是存在于细胞膜与细胞核之间的细胞组成部分,生活状态下为透明的胶状物质,由基质、细胞器和包含物三部分组成。

1. 基质　是细胞质的基本成分,呈无定形胶状,由可溶性蛋白质、糖、脂质、无机盐和大量水分组成。

2. 细胞器　包括线粒体、核糖体、内质网、高尔基复合体、溶酶体、微丝、微管、中间丝、中心体和微体等。这些结构悬浮于细胞基质内,具有一定的形态结构,执行一定生理功能。

(1) 线粒体　光镜下线粒体(mitochondria)形态为杆状或颗粒状。电镜下线粒体为大小不等的具有内、外两层单位膜包裹的圆形或椭圆形小体(图2-4)。外膜光滑,内膜折入线粒体内形成许多板层状或管状小嵴,称为线粒体嵴,嵴上有含ATP酶的基质颗粒。在线粒体腔内充满基质,其中含有DNA、RNA及物质代谢的多种酶系。线粒体是细胞生物氧化的主要结构。

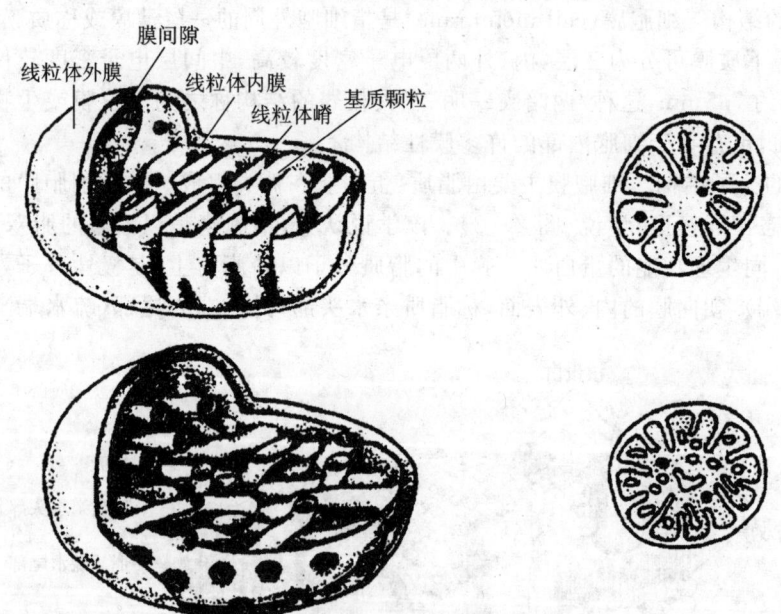

图2-4　线粒体超微结构模式图(左侧为立体,右侧为横切面)

(2) 核糖体　核糖体(ribosome)又称核蛋白体。光镜下呈颗粒状,易被碱性染料着色。电镜下为电子密度高的球形体,由大小不等的两个亚单位组成(图2-5),其功能是合成蛋白质。

核糖体以两种形式存在,一种游离于细胞质内称游离核糖体,主要合成结构蛋白和细胞结构更新所需要的酶,如膜蛋白、抗原蛋白、受体蛋白、血红蛋白等;另一种则附着在内质网和核膜上称附着核糖体,主要合成分泌蛋白,如抗体、激素等。

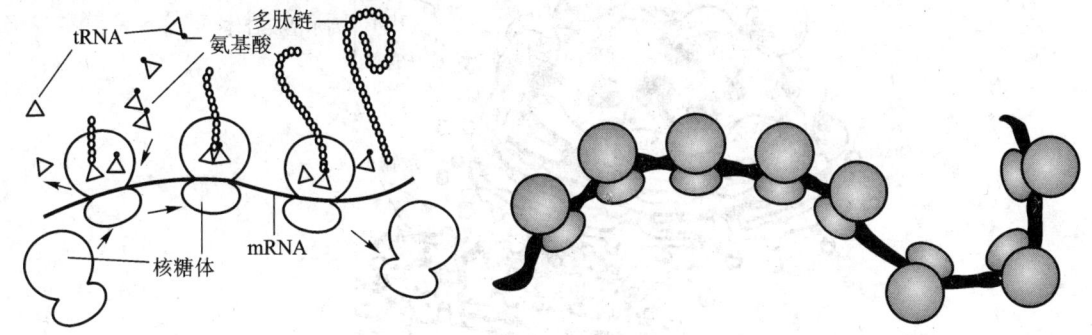

图 2-5 核糖体模式图

(3) 内质网　电镜下内质网(endoplasmic reticulum)是一种由单位膜包裹的管状或扁囊状结构,与核膜和质膜相连续,是多功能的膜性小管系统。根据其表面是否附有核糖体而分为以下两种。

1) 粗面内质网(RER)　为平行排列的膜性管囊,表面粗糙,附有核糖体,是合成分泌蛋白质的主要场所。

2) 滑面内质网(SER)　表面没有核糖体附着,电镜下为分支的小管或小泡,其功能比较复杂,与多种代谢活动有关,主要功能是参与脂质代谢、合成固醇类激素、药物代谢及解毒等。

内质网不仅彼此互相沟通,而且与细胞膜、核膜的外层以及高尔基复合体相连接,形成一个膜系统,给细胞内的各种生物化学反应提供有利的空间(图 2-6)。

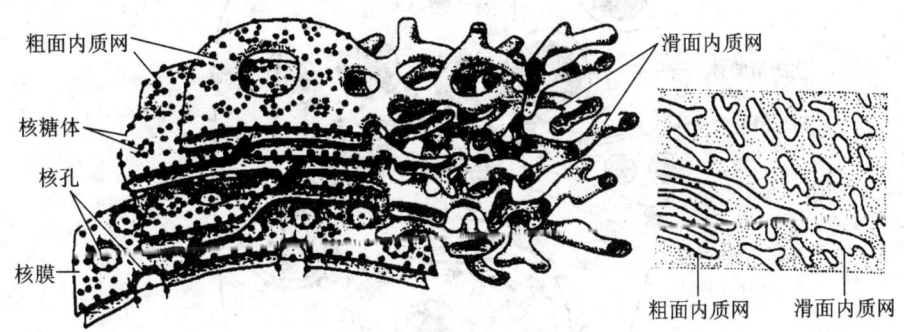

图 2-6 粗面内质网和滑面内质网立体结构模式图

(4) 高尔基复合体　高尔基复合体(Golgi complex)是由单位膜包裹的扁平囊群、大泡、小泡三部分组成。扁平囊群由 3~8 层相通连的扁平囊平行排列,面向细胞核的一面略凸称生成面,面向细胞表面的一面略凹称成熟面;小泡数量多,位于生成面,来自粗面内质网;大泡数量少,位于成熟面,由扁平囊周围膨大部脱落而成(图 2-7)。高尔基复合体是细胞的加工厂,浓缩加工分泌物,如参与糖蛋白的分泌颗粒和溶酶体的形成,以及黏多糖等物质的合成。

(5) 溶酶体　电镜下,溶酶体(lysosome)是由一层单位膜包裹的大小不等的圆形或卵圆形

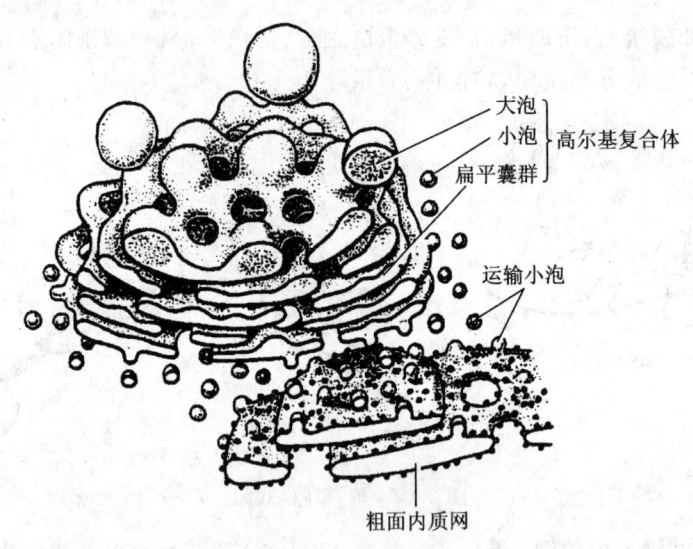

图 2-7 高尔基复合体和粗面内质网立体超微结构模式图

的囊状结构,内含多种酸性水解酶。如中性粒细胞的特殊颗粒,就是一种较大的溶酶体。当细菌被吞噬后,在细胞内形成有膜包围的吞噬体,溶酶体与吞噬体融合后,将细胞杀死并消化。溶酶体也是细胞内消化"器官",消化细胞本身衰老和损伤的细胞器,使细胞结构不断更新(图2-8)。

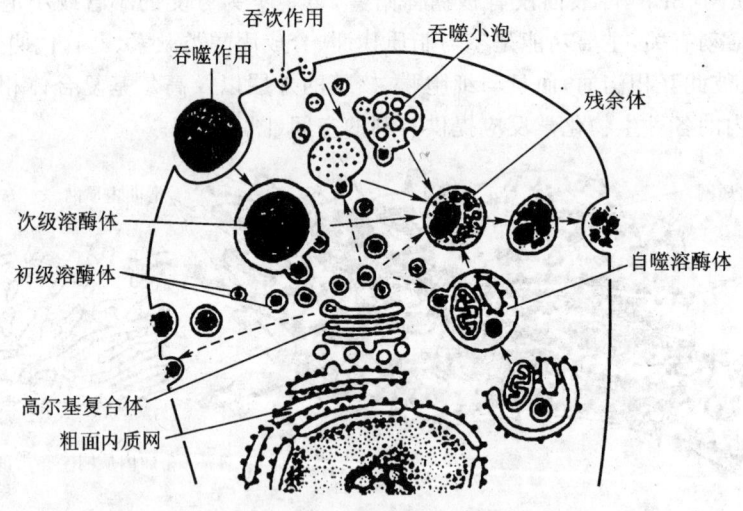

图 2-8 溶酶体的模式图

初级溶酶体是刚从高尔基复合体扁平囊形成的溶酶体,其内没有被消化的底物,是未进行消化活动的溶酶体。当初级溶酶体与来自细胞内、外物质相融合后称为次级溶酶体。次级溶酶体根据其融合物质来源的不同而分为吞噬溶酶体和自噬溶酶体,前者融合外源性物质,后者融合内源性物质。次级溶酶体对被消化的底物进行消化分解后,常常剩余一些不能消化的残物,这时的溶酶体称为残余体。残余体可以排出细胞外也可积累在细胞内,如脂褐素颗粒。

(6) 微体 微体(microbody)又称过氧化物酶体。电镜下由单位膜围成,呈圆形或椭圆形,电子密度中等,富含氧化酶和过氧化氢酶,其中过氧化氢酶(标志酶)能催化过氧化氢生成水并逸出氧,以清除细胞内过多的过氧化氢,起保护细胞的作用。微体与细胞内物质的氧化有关。

(7) 中心体　中心体(centrosome)位于细胞核的附近,由中心粒和中心球构成,在细胞进行有丝分裂时明显可见。电镜下中心粒是一对互相垂直的圆筒状小体,横断面每个中心粒均由九组三联微管围成(图2-9)。中心粒与细胞的分裂有关,通常作为有丝分裂的中心;中心粒也与纤毛和鞭毛的形成有关。中心球属细胞基质。

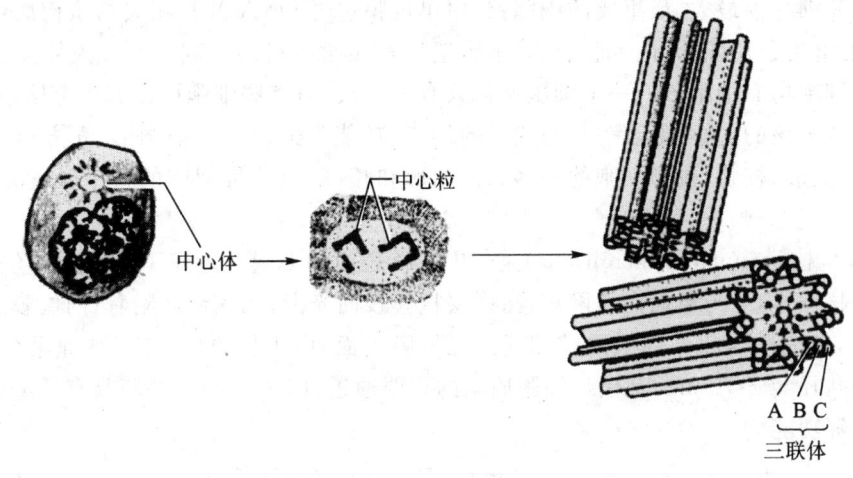

图2-9　中心体的结构模式图

(8) 细胞骨架　细胞骨架(cytoskeleton)是细胞胞质内细丝状结构的总称,包括微管、微丝、中间丝以及更细的微梁网络系统等。它们以不同形式存在于各种细胞胞质内,维持细胞的特定形态和细胞内各种成分的空间定位,并直接参与细胞运动、物质转运、细胞分裂分化和发育等,细胞的癌变也与细胞骨架的变化有关。

1) 微管　微管(microtubule)是一种不分支的空心小管,粗细均匀,由微管蛋白构成。对细胞具有支持和定型作用,是细胞的主要"骨骼"。细胞内微管的存在形式有三种:单微管、二联微管和三联微管。单微管存在较普遍,是构成细胞骨架的重要成分;二联微管主要见于纤毛和鞭毛内;三联微管是构成中心粒的基本成分。微管除参与构成细胞支架外,又与细胞运动、细胞分裂、细胞内物质运输、细胞分化等功能相关。

2) 微丝　微丝(microfilament)是普遍存在于细胞质内的一种与细胞运动直接相关的实心的丝状结构,由肌动蛋白构成,分为粗微丝与细微丝两种。微丝与肌肉的收缩,细胞的吞饮、吞噬,微绒毛收缩,伪足伸缩,颗粒移动及排泌等功能相关。

3) 中间丝　中间丝(intermediate filament)又称中间纤维,是介于微丝和微管之间的一种实心的细丝状结构,长短不一,散在或成束分布。上皮细胞中的张力原纤维、神经细胞中的神经丝均属中间丝。

4) 微梁网　微梁网(microtrabecular lattice)比微丝更细,呈细密的三维网络遍布于细胞基质内。以许多固着点与细胞质内的各种结构相连接,不仅支持细胞内所谓"自由悬浮"的各种结构,使其固定在一定的位置上进行各自的功能,而且还与其他细胞骨架成分交搭连接,共同构成细胞内复杂的支架系统。

3. 包含物　为存在于细胞质中的非细胞器结构,是一些代谢产物或储备的营养物质,包括糖原、脂滴、色素和分泌颗粒等。其数量可随细胞的功能状态不同而有所改变。例如:进食后肝细胞的糖原增多,饥饿时糖原减少。

(三) 细胞核

细胞核是细胞内最大、最重要的细胞器,由单位膜包裹 DNA 及其相关物质构成,可分核膜、核基质、核仁和染色质四部分。细胞核是细胞遗传和代谢活动的控制中心。人体除了成熟的红细胞外所有细胞均有细胞核。一个细胞通常只有一个核,但有些细胞可以有多个核,骨骼肌细胞可达数百个核。核的大小、形态一般与细胞的形态、功能相适应。例如圆形、立方形和星形细胞的核,一般为圆形;柱状、梭形细胞的核多为椭圆形和长杆状;幼稚细胞的核一般较大,衰老细胞核变小。

1. 核膜　核膜(nuclear membrane)是包围在核表面的薄膜。电镜下为双层单位膜,外层核膜表面附有核糖体,可与粗面内质网相连;内层核膜表面光滑,无核糖体附着;两层膜之间的间隙称为核周隙,核周隙与粗面内质网腔相通。在核膜表面,由于核膜内、外层彼此融合,形成许多孔,为核孔,孔径 50~70 nm,是核与细胞质间的重要通道(图 2-10)。核膜具有屏障、物质交换、支架和阀门等功能。

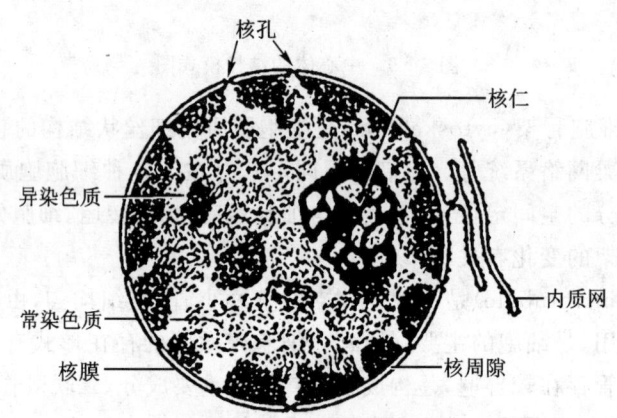

图 2-10　细胞核电镜结构模式图

2. 核基质与核内骨架　为无定形的胶状物质,是核内代谢的微环境。其组成除含水、蛋白质和无机盐外,还有由酸性蛋白构成的核内骨架,电镜下可见细胞质骨架穿越核孔成为核内骨架的组成部分,对细胞核起支架作用。

3. 核仁　核仁(nucleolus)光镜下呈圆形或卵圆形,多数细胞有 1~4 个核仁,蛋白质合成旺盛的细胞,核仁多而大。电镜下核仁无膜包被,中心为细丝,周围呈颗粒状结构。核仁的化学成分主要是蛋白质和 RNA。它的功能是装配核糖体亚单位,参与核糖体的合成。

4. 染色质与染色体　染色质是分裂间期细胞遗传物质的存在形式。是蛋白质和核酸组成的核蛋白复合体。在细胞分裂间期,细胞核 DNA 分子的螺旋化程度不同,螺旋紧密的部分,光镜下观察着色深,呈颗粒状或团块状,叫异染色质;螺旋松散伸展伸长的部分,在光镜下较稀疏,染色淡,不易观察到,叫常染色质。染色质和染色体是同一种物质的两种不同的功能状态。

二、细胞周期

(一) 细胞周期概念

细胞周期是指连续分裂的细胞从一次细胞分裂结束,到下一次细胞分裂完成所经历的过程。它分为两个阶段:分裂间期和分裂期(表2-1,图2-11)。细胞分裂是细胞的增殖方式,是机体生长、发育、更新、修复的基础。

表2-1 细胞周期

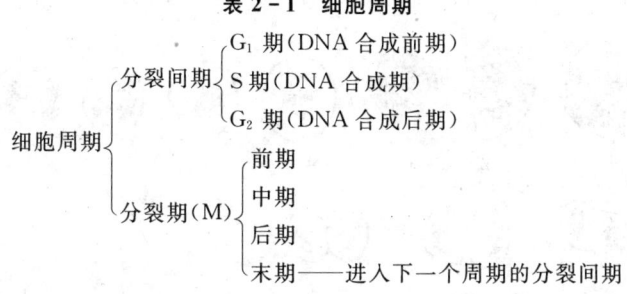

(二) 分裂间期细胞各期特点

细胞分裂方式有两种:有丝分裂和无丝分裂。有丝分裂是人类细胞分裂的主要方式。

1. **分裂间期** 细胞没有明显的形态学变化,但染色质处于最活跃的时期,主要的意义是合成、复制DNA。分裂间期分三个阶段:

DNA合成前期(G_1期)是细胞分裂后最长的一段时期,进行DNA合成所需的核苷酸、蛋白质和酶等各种物质的合成,为进入DNA合成期做准备。

DNA合成期(S期)此期DNA进行自我复制,约7~8小时,结果使DNA含量增加一倍。

DNA合成后期(G_2期)是细胞分裂前的一段时间,持续时间短,约为1至数小时。此期诱发细胞进入分裂期的各种生物化学变化,即合成RNA、蛋白质和其他物质。

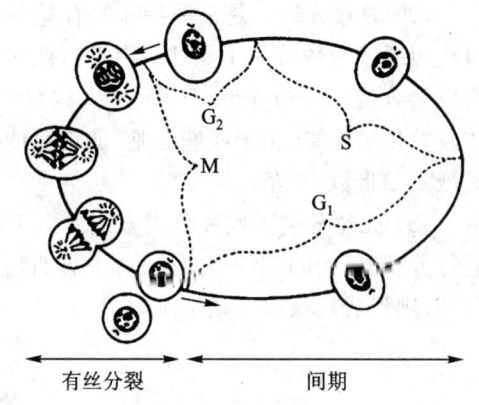

图2-11 细胞周期模式图

人体细胞的种类繁多,不同类型细胞的分裂能力是不同的。有些细胞分裂能力很低,如神经细胞,几乎不见分裂象;有些细胞如红细胞、精子细胞等则高度分化,完全丧失分裂能力,称之为终末细胞;有些细胞长期停滞于G_1期,在一定的条件下才出现增殖活动,如肝受损害或部分肝切除时,剩余肝细胞将分裂增殖;也有些细胞可持续进行分裂活动,分裂后的部分子细胞分化为成熟细胞,部分子细胞则一直保持连续增殖能力,称干细胞,如造血干细胞。

2. **分裂期(M期)** 细胞经间期的准备进入分裂期。细胞的分裂方式有有丝分裂、减数分裂和无丝分裂。分裂期有明显的形态变化,主要表现在染色体的形成过程。

(1) 有丝分裂　是一个连续变化过程,根据形态变化,将其分为四个时期:

前期　染色质DNA分子螺旋化,变短、增粗,开始形成具有一定形态和数目的染色体。核膜、核仁逐渐消失。中心粒复制成双,向细胞两极移动,纺锤体开始出现。

中期　核膜、核仁完全消失,染色体移到细胞中央赤道板上,每条染色体纵裂为两条单体,仍有着丝点连接,中心粒分别移到细胞两极,每一染色体的着丝点都与纺锤体微管相连。

后期　纺锤体微管变短,姐妹染色体单体分离,逐渐移向细胞两极,因此全部染色体分成相等的两群,分别积聚于两极。同时细胞中部的细胞膜出现环行缩窄,细胞质开始分开。

末期　染色体解除螺旋化,重新形成染色质。核膜、核仁重新出现。细胞中部继续变窄,完全分为两个子细胞(图2-12)。至此,细胞完成有丝分裂全过程。

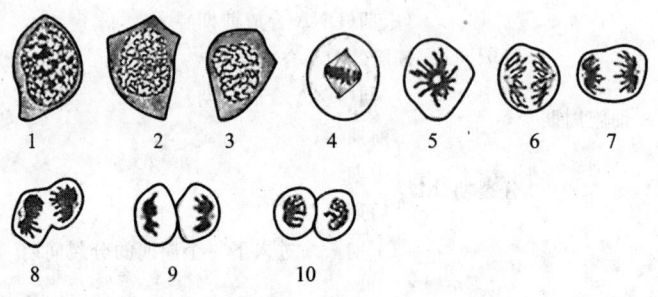

图2-12　有丝分裂
1. 分裂间期;2～3. 前期;4～5. 中期;6～7. 后期;8～10. 末期

(2) 减数分裂　是一种特殊的有丝分裂。如在生殖细胞成熟时进行两次连续的细胞分裂,过程包括了减数分裂Ⅰ和Ⅱ。由于这两次连续分裂发生在配子形成的成熟期,故减数分裂又称为成熟分裂(maturation division)。减数分裂Ⅰ、Ⅱ均可分前、中、后、末期。经过减数分裂后,人体成熟生殖细胞(精子或卵细胞)的染色体数为单倍数23条。受精后形成的受精卵中的染色体又恢复二倍数46条。

(3) 无丝分裂　此种分裂方式发生于高度分化的细胞,如肝细胞、肾小管上皮细胞等。细胞进行分裂时,细胞和细胞核拉长,中央凹陷,核与胞质均一分为二,形成两个子细胞。如细胞质不分开,则形成双核或多核细胞。

思 考 题

1. 试述细胞的基本结构。
2. 试述内质网的分类、电镜结构和主要功能。
3. 试述线粒体的结构和主要功能。
4. 试述细胞膜的基本结构和主要功能。
5. 试述细胞核的基本结构。

(金香子)

第三章 上皮组织

内容提要
- 上皮组织的特点
- 上皮组织游离面的特殊结构
- 上皮组织基底部的特殊结构
- 被覆上皮组织的类型及结构
- 上皮细胞侧面的特殊结构
- 腺上皮及腺

上皮组织(epithelial tissue)由大量排列密集的细胞及少量的细胞间质组成。依据其形态和功能的不同,上皮可分为被覆上皮、腺上皮和感觉上皮。大部分的上皮组织覆盖于人的体表或衬在体内各种管、腔及囊的内表面,称被覆上皮;还有一些以分泌功能为主的上皮称腺上皮(glandular epithelium)。另外体内有少量特化的上皮,如感觉上皮、肌上皮和生殖上皮等。上皮组织由于所处环境的不同,细胞的两端在结构和功能上具有明显的差别,称之为极性(polarity),朝向身体表面或有腔器官的腔面,称游离面;与其相对的一面,称为基底面。基底面通过很薄的基膜与深部的结缔组织相连,上皮组织内一般无血管,但神经末梢丰富,所需的营养依靠结缔组织中的血管透过基膜供给。

一、被覆上皮

(一) 被覆上皮的类型和结构

被覆上皮(covering epithelium)根据构成细胞的层数和细胞(或表层细胞)的形态进行分类和命名。可分为下列类型(表3-1)。

表3-1 被覆上皮的分类及其主要分布

分类		分布
单层上皮	单层扁平上皮 { 内皮 　　　　　　　 间皮 　　　　　　　 其他	心、血管和淋巴管的腔面 胸膜、心包膜和腹膜的表面 肺泡和肾小管壁层等上皮
	单层立方上皮	肾小管上皮、甲状腺滤泡上皮等
	单层柱状上皮	胃、肠和子宫等腔面
	假复层纤毛柱状上皮	呼吸管道等的腔面
复层上皮	复层扁平上皮 { 未角化 　　　　　　　 角化	口腔、食管和阴道等的腔面 皮肤的表皮
	复层柱状上皮	睑结膜、男性尿道等的腔面
	变移上皮	肾盏、肾盂、输尿管和膀胱等的腔面

1. 单层扁平上皮　单层扁平上皮(simple squamous epithelium)仅由一层扁平细胞组成。表面观,细胞呈不规则的多边形,细胞边缘呈锯齿状,彼此嵌合;核扁圆形,位于细胞中央;垂直切面观,细胞核扁长,胞质很薄,含核部略厚(图3-1)。衬于心脏、血管和淋巴管腔面的单层扁平上皮称为内皮。衬于胸膜、腹膜和心包膜表面的单层扁平上皮称间皮。

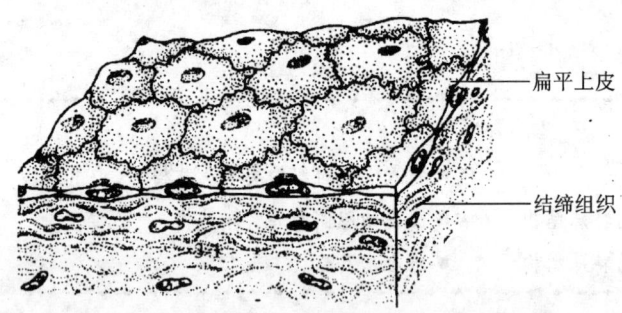

图3-1　单层扁平上皮模式图

2. 单层立方上皮　单层立方上皮(simple cuboidal epithelium)由一层立方形细胞组成。表面观,细胞呈多边形;垂直切面观,细胞呈立方形,核圆,位于细胞中央(图3-2)。单层立方上皮分布于肾小管等处。

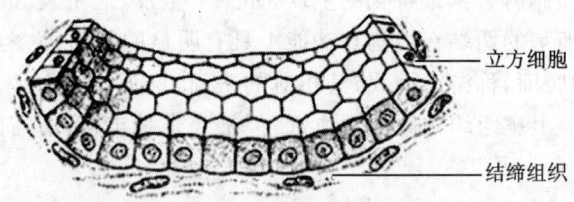

图3-2　单层立方上皮模式图

3. 单层柱状上皮　单层柱状上皮(simple columnar epithelium)由一层棱柱状细胞构成。表面观,细胞呈多边形;垂直切面观,细胞呈柱状,核椭圆,与细胞长轴相平行,多靠近细胞基底部。这种上皮大多有吸收或分泌功能。分布在肠壁的单层柱状上皮细胞之间,常夹有单个的杯状细胞,其形似高脚酒杯,细胞顶部膨大,胞质内充满黏原颗粒,基底部细长,核位于近基底部,常为着色较深、体积较小的三角形或扁圆形。杯状细胞是一种腺细胞,分泌黏液,有滑润和保护上皮的作用(图3-3)。

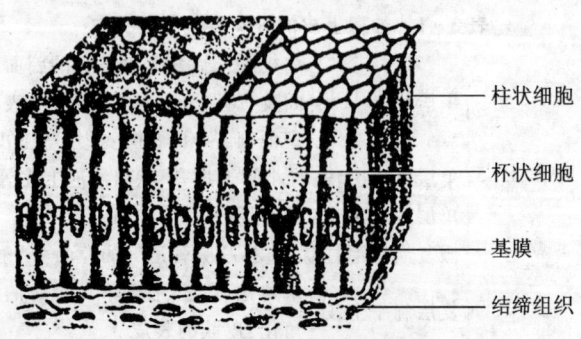

图3-3　单层柱状上皮模式图

4. 假复层纤毛柱状上皮　假复层纤毛柱状上皮(pseudostratified ciliated columnar epithelium),从垂直切面看很像复层上皮,实际上是由一层高矮不等的柱状细胞、梭形细胞和锥体细胞组成,并有杯状细胞。这些细胞的基底端均附于基膜上,其中只有柱状细胞和杯状细胞的顶端能达到上皮的游离面。由于细胞高矮不等,胞核的位置处在不同平面上,看似复层,实为单层;又由于柱状细胞游离面有纤毛,故称此上皮为假复层纤毛柱状上皮(图3-4)。

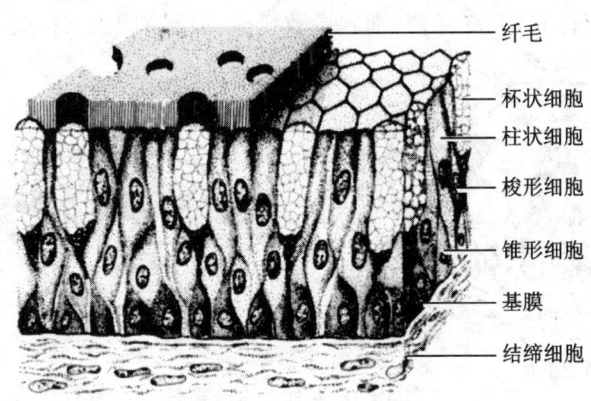

图 3-4　假复层纤毛柱状上皮模式图

5. 复层扁平上皮　复层扁平上皮(stratified squamous epilthelium)又称鳞状上皮,由多层细胞组成,只有靠近表面的几层细胞呈扁平状(图3-5);中间数层由浅至深分别为梭形和多边形细胞;紧靠基膜的一层细胞呈立方形或矮柱状,此层细胞具有较强的分裂增殖能力,故又称生发层。上皮基底面借基膜与深面的结缔组织相连,其连接面呈波浪形,扩大了两者的接触面。复层扁平上皮是最厚的一类上皮,表面的细胞角化,称角化的复层扁平上皮,具有很强的耐摩擦和保护功能。铺衬在口腔和食管等腔面的复层扁平上皮,浅层细胞不角化,称未角化的复层扁平上皮。

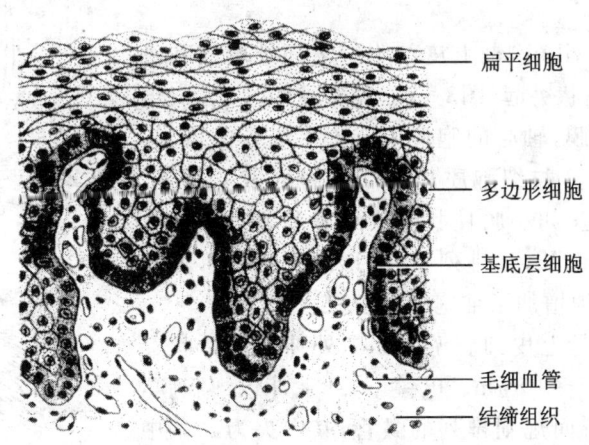

图 3-5　复层扁平上皮模式图

6. 复层柱状上皮　复层柱状上皮(stratified columnar epithelium)一般只有2~3层细胞组成,表层为排列整齐的柱状细胞,深层为一层矮柱状细胞。这种上皮仅见于眼睑结膜和男性尿道等少数部位,具有保护作用。

7. 变移上皮　变移上皮(transitional epithelium)又名移行上皮，主要分布于肾盂、肾盏、输尿管及膀胱的腔面。因该类上皮的细胞形状和层数可随所在器官功能状态的不同而发生变化，故称之为变移上皮。如当膀胱收缩时，上皮变厚，细胞层数增多，表层细胞呈大立方形，胞质丰富，常覆盖其深面的几个细胞，故称之为盖细胞。有的盖细胞可见双核，盖细胞近游离端的胞质浓缩，形成壳层，有防止尿液浸蚀的作用。中间数层细胞呈多边形或倒置梨形；基层细胞为矮柱状或立方形。当膀胱充盈时，上皮变薄，细胞层数变少，表层细胞变扁(图3-6)。

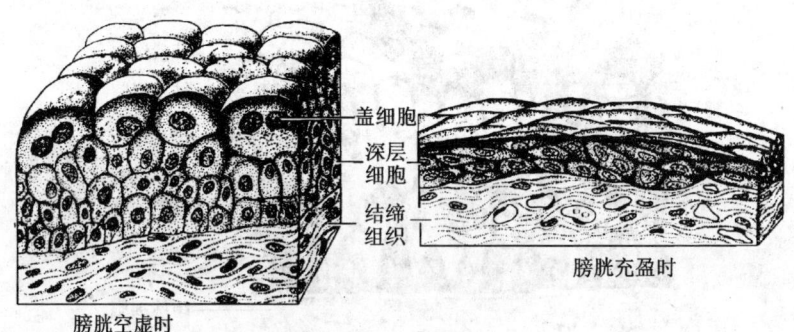

图3-6　变移上皮模式图

(二) 上皮组织的特殊结构

在上皮细胞的游离面、侧面和基底面常形成一些具有重要生理功能的特殊结构。

1. 上皮细胞的游离面

(1) 细胞衣(cell coat) 又称细胞外被，为一薄层绒毛状结构，是构成细胞膜的糖蛋白、蛋白聚糖和糖脂向外伸出的寡糖，基底面和侧面较不明显。细胞衣具有黏着、支持、保护、物质交换及识别等功能。

(2) 微绒毛(microvillus) 是上皮细胞游离面细胞膜和细胞质向外伸出的细小指状突起(图3-7)，其直径约0.1 μm。电镜下，微绒毛外包细胞膜，轴心的胞质中有许多纵行的微丝，微丝自微绒毛尖端下行，与细胞质顶部终末网的微丝相连。在吸收功能旺盛的细胞，如小肠柱状上皮细胞和肾近端小管的上皮细胞，微绒毛多而长，且排列整齐，形成光镜下可见的纹状缘或刷状缘，大大地增加了细胞的表面积。

(3) 纤毛(cilium) 是上皮细胞游离面向外伸出的指状突起，粗约0.2 μm，长约5～10 μm。电镜下，纤毛外包细胞膜，中轴的胞质内含有纵行而规则排列的微管，其中央为二条中央微管，周围为9组双联微管(图3-8)，纤毛的根部连于基体，基体的结构类似于中心粒。纤毛具有单向摆动能力，许多纤毛的协同摆动，犹如麦浪起伏，能将一些分泌物及黏附于上皮表面的细菌和灰尘等加以清除。

2. 上皮细胞的侧面

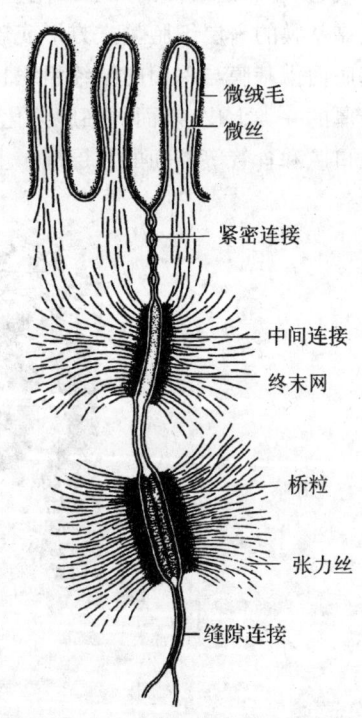

图3-7　单层柱状纤毛上皮的微绒毛及细胞连接超微结构模式图

(1) 紧密连接(tight junction) 又称闭锁小带,连接呈点状、斑状或带状。在单层柱状上皮和单层立方上皮内常见典型的带状紧密连接,呈箍状环绕细胞的顶端侧面(图3-7)。电镜下,相邻细胞膜上有网格状的嵴(实为成串排列的嵌入脂质双层膜的嵌入蛋白构成),嵴与嵴的顶端相互融合成封闭索,细胞间隙消失。紧密连接在相邻细胞顶部形成了一道闭锁屏障,可防止大分子物质通过细胞间隙进出,在保证内环境稳定方面起重要的作用;同时还具有机械性连接作用。

(2) 中间连接(intermediate junction) 又称黏着带。常位于紧密连接的下方环绕着上皮细胞(图3-7)。电镜下,相邻细胞膜有15~20 nm宽的间隙,间隙内的细丝状物质横向与相邻的细胞膜连接。在细胞膜的胞质面,有薄层致密物质和微丝,有的微丝参与构成终末网。中间连接有保持细胞形状和传递细胞收缩力的作用,同时也起着细胞间黏着连接作用。

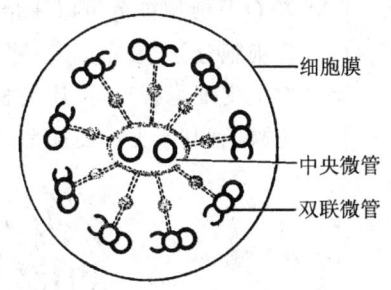

图3-8 纤毛超微结构模式图

(3) 桥粒(desmosome) 位于中间连接的深部,呈大小不等的斑状。电镜下,相邻细胞间有20~30 nm宽的间隙,内有电子密度较低的丝状物,丝状物在间隙中线处交织而形成一条纵向的中间线(图3-7)。此处细胞的胞质面有椭圆形的盘状致密物,称附着板。胞质中的若干张力丝附着于板上,又成襻状折回胞质。有微丝将这些张力丝襻固定于细胞膜上;还有一些起始于附着板内部的跨膜细丝伸入细胞间隙,与中间线的细丝网相连。通过这些细丝的机械性连接作用,使桥粒像铆钉一样将细胞牢固地连接在一起,在易受摩擦的复层扁平上皮中,桥粒特别发达。

(4) 缝隙连接(gap junction) 位于柱状上皮细胞侧面,呈斑块状。电镜下,相邻细胞膜平行,膜间的间隙仅2~3 nm,内有许多间隔大致相等的连接点。冷冻蚀刻复型方法显示,相邻两细胞膜内有许多规则排列的柱状颗粒,颗粒由6个亚单位环绕而成,其中央有一直径约2 nm管腔。相邻两细胞膜上的柱状颗粒彼此相对接,管腔连通,成为细胞间的交通管道(图3-9),细胞间可借这些管道进行小分子物质和离子交换,传递化学信息。因此,缝隙连接又称通讯连接。同时,这种连接的电阻低,有利于细胞间传递电冲动,调节细胞功能。

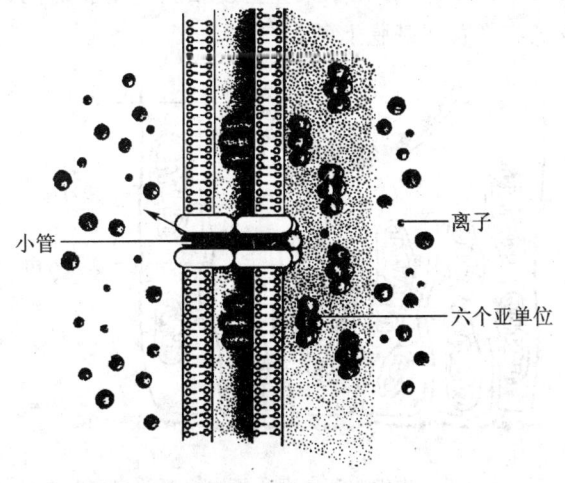

图3-9 缝隙连接模式图

上述细胞连接不仅存在于上皮细胞之间,其他细胞如心肌细胞、骨细胞和神经细胞间也有,但以上皮细胞最为发达。上述四种连接中,如果有两种以上的连接同时存在,称连接复合体。细胞连接的数量及存在于否,可因器官不同的发育阶段及病理改变而变化。

3. 上皮细胞的基底面

(1) 基膜(basement membrane)　又称基底膜,是上皮基底面与深部结缔组织间的一层薄膜,一般染色光镜下难以辨认,但假复层纤毛柱状上皮的基膜较厚,在光镜下可见其呈粉红色线状。PAS 染色及镀银染色可以清楚地显示基膜(图 3-10)。电镜下,基膜可分基板和网板两层。基板由上皮细胞分泌,紧靠上皮;网板由结缔组织的成纤维细胞合成分泌,主要含网状纤维和基质。基膜对上皮细胞有支持、连接和固着作用,并对细胞的增殖和分化有重要意义。基膜同时又是一种半透膜,有利于上皮与深部结缔组织进行物质交换。

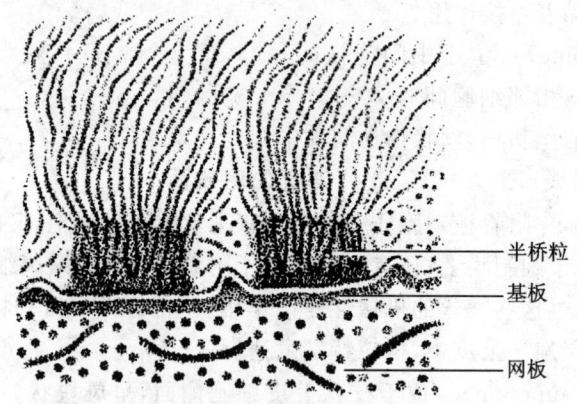

图 3-10　基膜和半桥粒模式图

(2) 质膜内褶(plasma membrane infolding)　是上皮细胞基底面的细胞膜向细胞质内凹陷所形成的皱褶(图 3-11)。内褶两侧的胞质内含有较多与之平行排列的线粒体,共同构成了光镜下所见的基底纵纹。质膜内褶扩大了细胞基底面的表面积,增强了上皮细胞进行物质交换的能力。

(3) 半桥粒(hemidesmosome)　存在于某些上皮细胞与基膜之间,通过上皮细胞基底面上形成的半个桥粒,将上皮细胞固着在基膜上(图 3-10)。

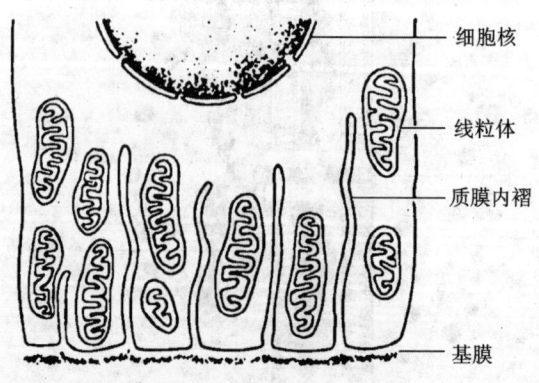

图 3-11　上皮细胞基底面质膜内褶超微结构模式图

二、腺上皮与腺

以分泌功能为主的上皮称腺上皮（glandular epithelium），以腺上皮为主要成分所构成的、具有分泌功能的一类器官称为腺（gland）。

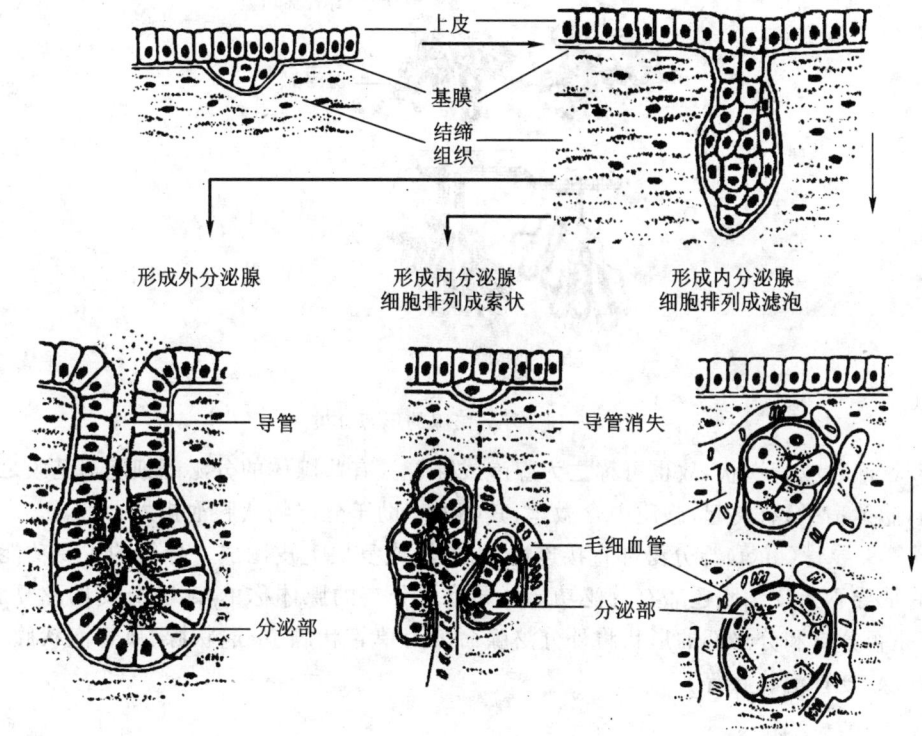

图 3-12 腺发生模式图

（一）腺的分类

1. 根据腺有无导管可将腺体分为外分泌腺和内分泌腺。若腺有导管与表层上皮相连，腺的分泌物可经导管排出到体表或器官的腔面，则称之外分泌腺，又称有管腺，如汗腺、乳腺和唾液腺等；若腺没有导管形成，其分泌物（激素）进入毛细血管或淋巴管而运送到作用部位（图 3-12），这种腺体则称为内分泌腺或无管腺，如甲状腺、肾上腺和脑垂体等。

根据组成腺体的腺细胞数可分为单细胞腺和多细胞腺，如杯状细胞就属于单细胞腺。人体绝大多数外分泌腺属于多细胞腺。

2. 根据腺细胞分泌物性质的不同，分为蛋白质分泌腺，又称浆液腺；糖蛋白分泌腺，又称黏液腺；混合腺，即有浆液性腺细胞，又有黏液性腺细胞；固醇类分泌腺。

（二）多细胞外分泌腺的结构

多细胞外分泌腺由分泌部和导管部组成（图 3-13）。

1. 分泌部　分泌部（secretor portion）一般由单层腺细胞围成，中央为腺腔。分泌部的形状

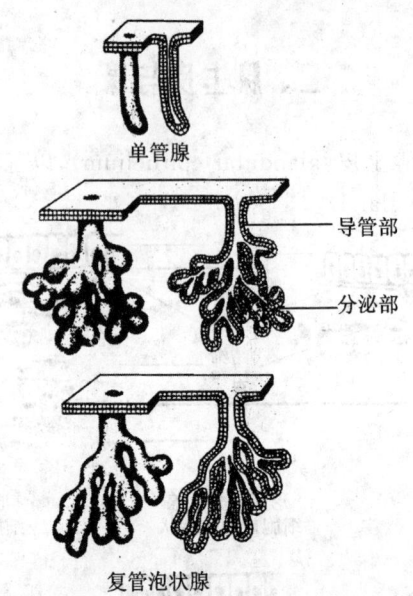

图 3-13 外分泌腺的形态分类

可以是管状、泡状或管泡状,故也可称之为腺泡或腺管。有些腺体的分泌部细胞与基膜之间有肌上皮细胞,胞体扁平,有突起,胞质内含微丝,其收缩有助于分泌物从腺泡排入导管。

2. 导管 导管(duct)与分泌部直接连通,由单层或复层上皮围成。导管的主要功能是排出分泌物,有的导管上皮细胞还兼有分泌功能。导管无分支的腺体称单腺,有分支的称复腺;通常根据导管是否分支和分泌部的形状将外分泌腺命名为单管状腺、单泡状腺、单管泡状腺、复管状腺、复泡状腺、复管泡状腺等。

思 考 题

1. 试述上皮组织的分布特点及分类。
2. 试述被覆上皮的分类及被覆上皮的结构特点和主要分布。
3. 试述上皮组织各种特殊结构的结构和功能特点。
4. 概述腺的分类原则及各种腺细胞的结构特点。

(沈新生)

第四章　固有结缔组织

内容提要

- 结缔组织的特点和分类
- 疏松结缔组织中的基质
- 致密结缔组织
- 疏松结缔组织中各种细胞的结构与功能
- 疏松结缔组织的纤维
- 网状组织

结缔组织(connective tissue)在人体内分布广泛,形态多样,可分为固有结缔组织(疏松结缔组织、致密结缔组织、脂肪组织、网状组织)、软骨组织、骨组织和血液。结缔组织由细胞和大量的细胞外基质组成。其结构特点是:细胞数量少,种类多,散在分布,无极性;细胞外基质多,包括基质、纤维和不断更新的组织液。结缔组织具有连接、支持、保护、防御、修复和营养等功能。

结缔组织来源于胚胎时期的间充质。间充质由间充质细胞和无定形基质组成。间充质细胞是一种分化程度很低的星形多突起细胞,细胞间以突起相互连接成细胞网。细胞核大,核仁明显,胞质呈弱嗜碱性。在胚胎时期,除能分化为各种结缔组织细胞外,间充质还能分化为平滑肌细胞和血管内皮细胞。

一、疏松结缔组织

疏松结缔组织由细胞、纤维和基质组成(表4-1),在体内广泛分布,填充在器官、组织以至细胞之间。疏松结缔组织内细胞分散,纤维较少,排列疏松,基质较多,整个组织如蜂窝状,又称蜂窝组织(图4-1)。疏松结缔组织具有连接、防御、保护、营养和创伤修复等功能。

表4-1　疏松结缔组织组成

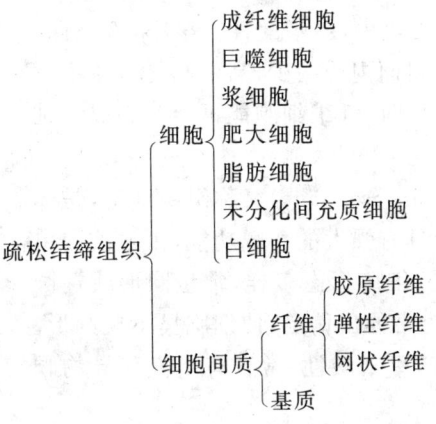

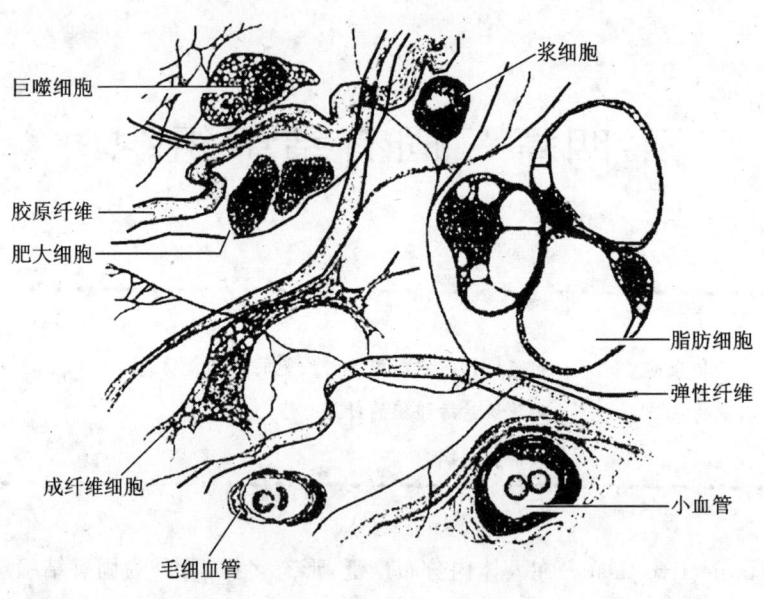

图 4-1 疏松结缔组织模式图

（一）细胞

疏松结缔组织的细胞种类较多，主要有成纤维细胞、浆细胞、巨噬细胞、肥大细胞、脂肪细胞和未分化的间充质细胞，还常见有从血液中游走出的中性粒细胞、嗜酸性粒细胞和淋巴细胞。各类细胞的数量和分布随存在的组织和功能状态而不同。

1. 成纤维细胞　成纤维细胞(fibroblast)是疏松结缔组织中的主要细胞，形态不规则，胞体大而扁平，突起多，呈星状，胞质较丰富，呈弱嗜碱性，核大，卵圆形，色淡，核仁明显(图 4-2)。HE 染色的标本上，细胞界限不清，紧贴于胶原纤维的边缘。电镜下，细胞表面有粗短的突起，胞质内有大量的粗面内质网、游离核糖体和发达的高尔基复合体。成纤维细胞具有产生纤维和基质的功能。

成纤维细胞其功能处于静止状态时，称纤维细胞(fibrocyte)。胞体较小，长梭形，胞质较少，弱嗜酸性。核小，着色深，核仁不明显。电镜下，胞质内粗面内质网少，高尔基复合体不发达。在创伤修复、结缔组织再生时，纤维细胞能再转变为成纤维细胞，形成新的细胞外基质成分。

2. 巨噬细胞　巨噬细胞(macrophage)又称组织细胞，是体内广泛存在的一种免疫细胞，具有强大的吞噬功能，由血液内单核细胞穿出血管后分化形成。细胞形态多样，常呈圆形或椭圆形，并有短小突起，功能活跃时常伸出伪足，使细胞呈不规则形。细胞核小，着色深。胞质丰富，呈嗜酸性，常含有空泡和异物颗

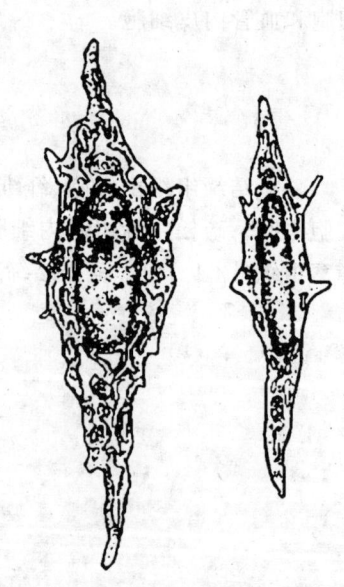

图 4-2　成纤维细胞(左)和纤维细胞(右)

粒。电镜下,细胞表面有许多皱褶、小泡和微绒毛。胞质中含有大量溶酶体、吞噬体、吞饮小泡、残余体、微丝、微管等(图4-3)。巨噬细胞具有重要的防御功能和强大的吞噬功能,又具有调节免疫应答和活跃的分泌功能,分泌物质包括溶菌酶、干扰素、白细胞介素Ⅰ及补体等。

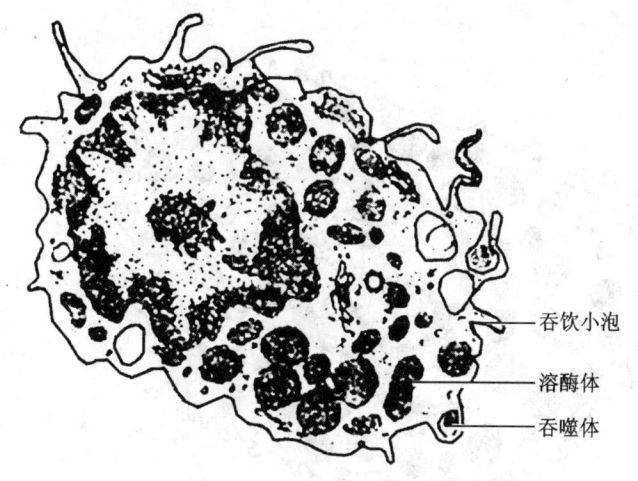

图4-3 巨噬细胞超微结构模式图

3. 浆细胞　浆细胞(plasma cell)在疏松结缔组织内较少,而在病原微生物易于侵犯的部位如消化道、呼吸道固有层结缔组织内较多。细胞呈圆形或卵圆形,大小不等,核小而圆,多偏于细胞一侧,染色质呈块状,沿核膜内面呈辐射状排列。胞质丰富,嗜碱性,核旁有一浅染区,电镜下,胞质内含大量平行排列的粗面内质网和丰富的游离核糖体,浅染区内有发达的高尔基复合体(图4-4)。

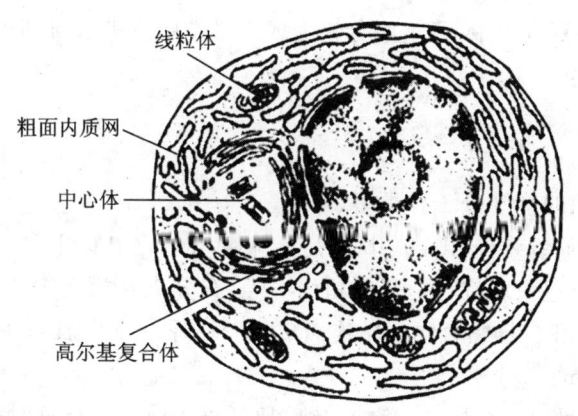

图4-4 浆细胞超微结构模式图

浆细胞来源于B淋巴细胞,其功能是合成与分泌免疫球蛋白(immunoglobulin,Ig)即抗体(antibody),能与抗原特异性结合形成抗原抗体复合物。

4. 肥大细胞　肥大细胞(mast cell)较大,呈圆形或椭圆形,核小而圆,染色深,位于中央。胞质内充满粗大的异染性颗粒,电镜下,颗粒有膜包裹,内部结构常呈指纹状或板层状(图4-5)。肥大细胞分布很广,常成群或散在于结缔组织中的小血管和小淋巴管周围。在身体与外界接触的部位,如皮肤、呼吸道和消化管的结缔组织内较多。肥大细胞颗粒中含有肝素(heparin)、组胺(histamine)和嗜酸性粒细胞趋化因子,胞质内还可合成白三烯。肝素有抗凝血作用;组胺和白三烯能使微静脉及毛细血管扩张,通透性增加;嗜酸性粒细胞趋化因子能吸引嗜酸性粒细胞聚集到过敏反应部位。

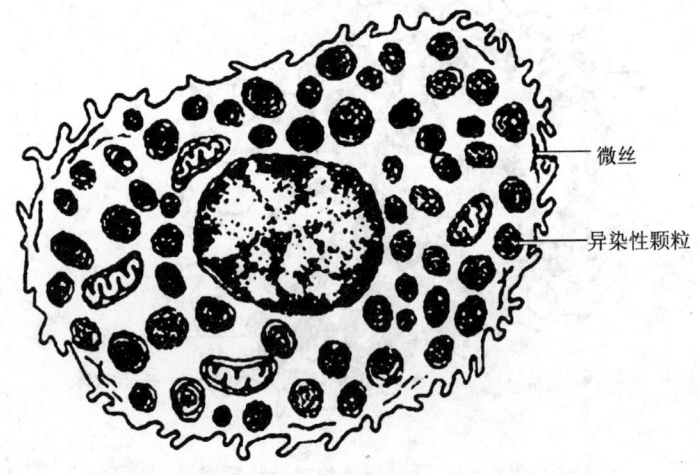

图4-5 肥大细胞超微结构模式图

5. 脂肪细胞 脂肪细胞(fat cell)体积大,呈球形或多边形,胞质中充满脂滴,胞质和细胞核被挤到细胞边缘。在HE标本中,脂滴被溶解而呈空泡状。脂肪细胞有合成和贮存脂肪的功能,参与能量代谢。

6. 未分化的间充质细胞 此细胞多分布在结缔组织的毛细血管附近,是保持有分化潜能的细胞。在炎症或创伤修复过程中,可增殖分化为成纤维细胞或平滑肌细胞等。

7. 白细胞 见后述。

(二) 细胞间质

1. 纤维 结缔组织的纤维分三种类型。

(1) 胶原纤维 胶原纤维(collage fiber)是结缔组织中的主要纤维。数量最多,新鲜时呈白色,又称白纤维。HE染色呈粉红色。纤维粗细不等,有分支互相交织成网(图4-6)。电镜下,胶原纤维由胶原原纤维和少量黏合物质粘连而成。胶原原纤维由胶原蛋白构成,有明暗相间的横纹,横纹周期约64 nm。

(2) 弹性纤维 弹性纤维(elastic fiber)比胶原纤维少而细。新鲜时呈黄色,又称黄纤维,其折光性较强。HE染色不易与胶原纤维区分,用特殊染色方可显示,如用醛复红或地衣红能将弹性纤维染成紫色或棕褐色。弹性纤维较细,分支交织成网,粗细不等。弹性纤维由弹性蛋白和微原纤维组成,弹性强,易拉长,除去外力后立即恢复原状。

(3) 网状纤维 网状纤维(reticular fiber)较细而分支多,相互交织成网。HE染色不易显示,用浸银法染成黑色,故又称嗜银纤维。主要分布在基膜的网板、淋巴器官和造血器官等处。

2. 基质　基质(ground substance)是无定形的胶状物质,具有一定的黏性,化学成分主要为蛋白聚糖。蛋白聚糖(proteoglycan)为基质的主要成分,是由糖胺聚糖分子与蛋白质结合成的复合物,是人体内相对分子质量最大的成分。糖胺聚糖(glycosaminoglycan,GAG),曾称黏多糖、氨基多糖。主要分硫酸化和非硫酸化两种类型。前一类有硫酸软骨素、硫酸角质素、硫酸皮肤素和硫酸肝素等;后一类为透明质酸。自然状态的透明质酸是曲折盘绕的长链大分子。大量蛋白聚糖聚合体形成有许多微小孔隙的分子筛(图 4-6),小于孔隙的水和营养物、代谢产物、激素和气体分子等可以通过,大于孔隙的大分子物质、细菌和肿瘤细胞等不能通过,使基质成为限制细菌等有害物扩散的防御屏障。溶血性链球菌和癌细胞等能产生透明质酸酶,破坏基质的防御屏障,因而可以扩散。

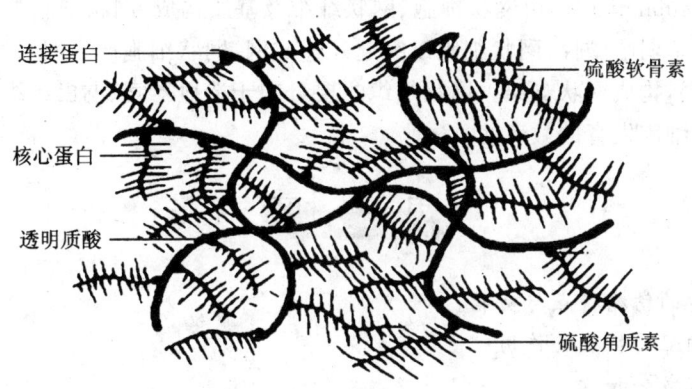

图 4-6　分子筛结构模式图

纤连蛋白(fibronectin)是结缔组织的基质中最主要的粘连性糖蛋白。这种大分子表面具有与多种细胞、胶原及蛋白聚糖相结合的部位(即化学基团),是将这三种成分有机连接的媒介;对于细胞的分化和迁移也具有一定作用。组织液(tissue fluid)是毛细血管动脉端的渗出液,进入基质称组织液。与组织细胞进行物质交换后,经毛细血管静脉端或毛细淋巴管回流入血液或淋巴。组织液是细胞生存的内环境,是细胞摄取营养物质和排出代谢产物的中介,细胞只有通过组织液才能与血液进行物质交换。

二、致密结缔组织

致密结缔组织(dense connective tissue)的特点是胶原纤维粗大,数量多而排列紧密,细胞成分和基质较少,其主要功能为支持和连接。致密结缔组织根据纤维的性质及排列方式可分为规则致密结缔组织、不规则致密结缔组织和弹性组织。不规则致密结缔组织分布在真皮、巩膜及许多器官的被膜。规则致密结缔组织主要分布在肌腱、腱膜。以弹性纤维为主的致密结缔组织称弹性组织,如项韧带和黄韧带。

机体某些部位的结缔组织,介于疏松结缔组织与致密结缔组织之间,纤维细密,细胞较多,如消化道和呼吸道黏膜的结缔组织,常称为细密结缔组织。

三、脂肪组织

脂肪组织的细胞以脂肪细胞为主,脂肪细胞之间有富含血管的疏松结缔组织,将脂肪组织分隔成许多脂肪小叶。脂肪组织主要分布在皮下、网膜和黄骨髓等处。脂肪组织具有贮存脂肪、参与能量代谢和维持体温的作用,还具有支持、保护和缓冲外来压力的功能。

四、网状组织

网状组织(reticular tissue)由网状细胞、网状纤维及基质构成,网状细胞为多突起的细胞,核大色浅,胞质丰富,呈弱嗜碱性,网状细胞以突起互连成网,网状细胞产生网状纤维。网状纤维细而有分支,交织成网,构成网状支架。网状组织主要分布于造血器官、淋巴组织等处,形成有利于血细胞发生和淋巴细胞发育的微环境。

思 考 题

1. 成纤维细胞的结构特点与功能。
2. 肥大细胞颗粒的特点及作用。
3. 基质的组成成分和意义。
4. 试述巨噬细胞的结构及功能。

（金香子）

第五章 软骨和骨

内容提要
- 透明软骨的结构和功能
- 弹性软骨与纤维软骨的特点
- 成骨细胞及破骨细胞在血钙调节中的作用
- 骨组织的结构
- 骨的发生形式及本过程及骨的改建

一、软 骨

软骨(cartilage)由软骨组织及其周围的软骨膜构成。软骨组织由软骨细胞和软骨基质构成。按基质中所含纤维的不同,将软骨分为透明软骨、纤维软骨、弹性软骨。软骨内无血管,软骨膜为致密结缔组织。

(一) 透明软骨

透明软骨(hyaline cartilage)呈半透明状,分布于肋软骨、关节软骨、气管的软骨环等处。

1. 透明软骨组织的结构

(1) 软骨细胞　软骨细胞(chondrocyte)位于软骨陷窝内。在软骨周边的细胞小而扁,常单个分布,中央的细胞大而圆,软骨囊明显,多为2~8个聚集在一起,它们由一个软骨细胞分裂而来,故称同源细胞群(isogenous group)。成熟软骨细胞的核小而圆,可见1~2个核仁,胞质弱嗜碱性(图5-1),电镜下可见丰富的粗面内质网和高尔基复合体,线粒体较少,常有糖原和脂滴(图5-2)。

(2) 软骨基质　是软骨细胞分泌的细胞外基质,由纤维成分和基质组成。纤维成分是交织排列的胶原原纤维,因基质染成淡蓝色,故HE染色切片中不能分辨纤维(图5-1)。基质中含大量水分,透明软骨有一定的弹性和韧性。基质呈凝胶状,主要成分是蛋白聚糖和水,蛋白聚糖由蛋白质和多糖物质结合而成。透明软骨软骨陷窝周围基质染色较深,称软骨囊,因含有较多的硫酸软骨素,故HE染色软骨囊呈强嗜碱性。

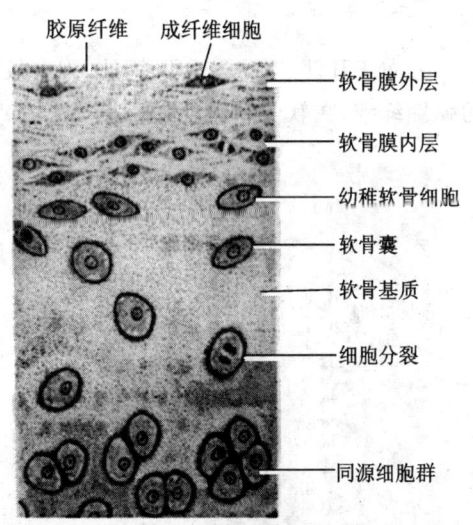

图5-1　透明软骨

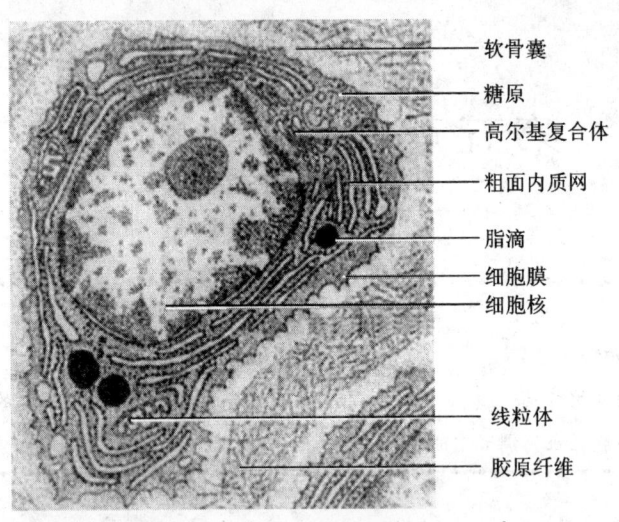

图 5-2 透明软骨超微结构模式图

2. **软骨膜** 除关节软骨外,软骨的表面均覆有软骨膜(perichondrium)。软骨膜分为两层,外层纤维多,细胞小,起保护作用;内层纤维少,细胞多,其中有梭形的骨原细胞(骨祖细胞)。软骨膜含有血管、淋巴管和神经,其血管可为软骨提供营养(图 5-1)。

(二)纤维软骨

分布于椎间盘、关节盘及耻骨联合等处。结构特点是有大量平行或交叉排列的胶原纤维束,故韧性大。软骨细胞较小而少,成行分布于纤维束之间,基质较少,为弱嗜碱性(图 5-3)。

(三)弹性软骨

分布于耳郭、咽喉及会厌等处,因有较强的弹性而得名。结构特点是基质中有大量交织分布的弹性纤维,在软骨中部更为密集(图 5-4)。

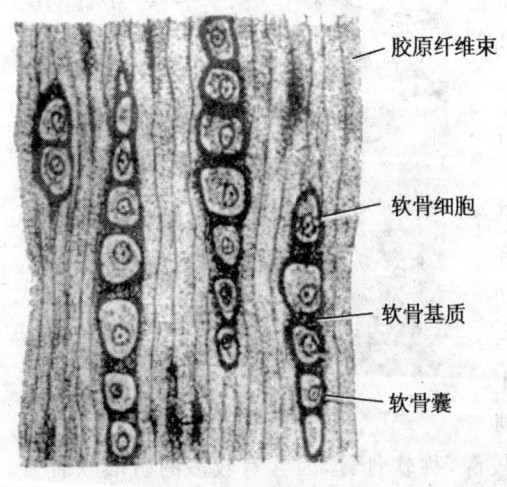

图 5-3 纤维软骨

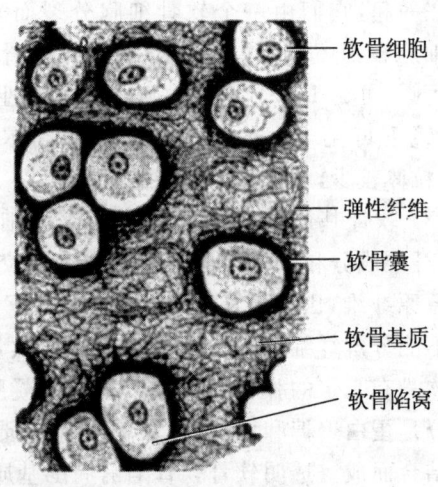

图 5-4 弹性软骨

（四）软骨的生长

1. **外加性生长** 由软骨膜内层的骨原细胞不断分裂增生而形成，添加在原有软骨的表面。
2. **内积性生长** 又称软骨内生长，软骨组织内的软骨细胞分裂增殖，并合成和分泌纤维和基质，使软骨从内部生长扩大。

二、骨

骨由骨组织、骨膜及骨髓等构成。骨组织是坚硬而有一定韧性的结缔组织。骨的血管丰富，并有神经分布。

（一）骨组织的结构

骨组织（osseous tissue）由细胞和大量钙化的细胞外基质组成，其特点是细胞外基质中有大量钙盐沉积，称骨基质。细胞类型包括骨原细胞、成骨细胞、骨细胞和破骨细胞。其中骨细胞最多，位于骨组织的内部，其余三种细胞均分布于骨组织边缘（图5-5）。

1. **骨组织的细胞**

（1）骨原细胞　骨原细胞（osteogenic cell）是骨组织的干细胞，位于骨膜内。细胞呈梭形，较小，核椭圆形或细长形。细胞质少，弱嗜碱性，骨原细胞可分化为成骨细胞（图5-5）。

（2）成骨细胞　成骨细胞（osteoblast）分布在骨组织的表面，细胞呈立方形或矮柱状，通常单层排列，相邻成骨细胞突起之间以及与骨细胞突起之间有缝隙连接。核圆形，多位于细胞的游离端（图5-5）。胞质嗜碱性，电镜下可见大量粗面内质网和发达的高尔基复合体。

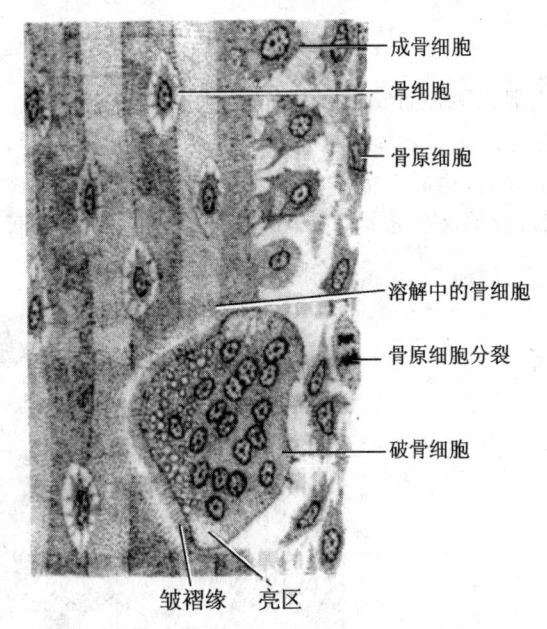

图5-5　骨组织的各种细胞

成骨细胞合成和分泌骨基质的有机成分，形成类骨质。成骨时，成骨细胞还释放基质小泡。成骨细胞分泌类骨质后自身被包埋于其内，转变为骨细胞。

（3）骨细胞　骨细胞（osteocyte）单个分散于骨板内或骨板之间。是一种多突起的细胞，胞体较小，呈扁椭圆形。骨细胞的胞体位于骨陷窝内，突起所在的腔隙称骨小管（图5-6）。相邻骨细胞的突起间以缝隙连接相连，骨小管则彼此通连。骨陷窝和骨小管内含少量组织液，可营养骨细胞和输送代谢产物。

（4）破骨细胞　破骨细胞（osteoclast）散在分布于骨组织边缘，是一种多核巨细胞，由血液单

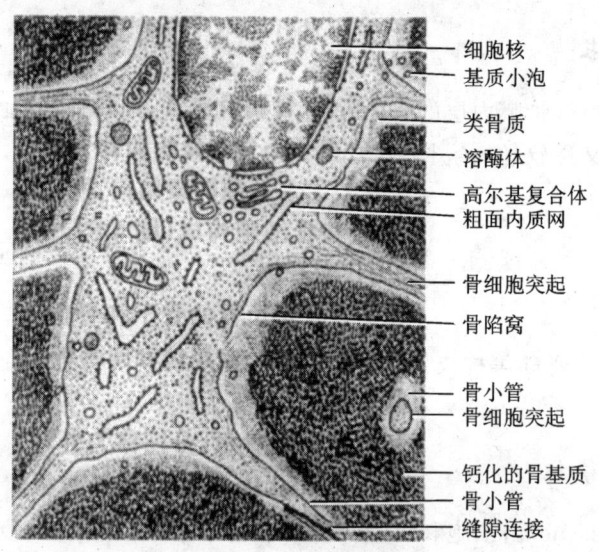

图 5-6 骨细胞超微结构模式图

核细胞融合而成,细胞直径约 100 μm,核 2~50 个,胞质为嗜酸性,细胞器丰富,尤以溶酶体和线粒体居多。功能活跃的破骨细胞有明显的极性,电镜下可见紧贴骨组织的一侧有许多不规则的微绒毛,构成光镜下的皱褶缘。在皱褶缘的周缘有一环行胞质区,内含大量微丝,而无其他细胞器,称亮区(clear zone)。亮区的细胞膜紧贴骨组织,使皱褶缘区封闭成一个特殊的环境(图 5-7)。

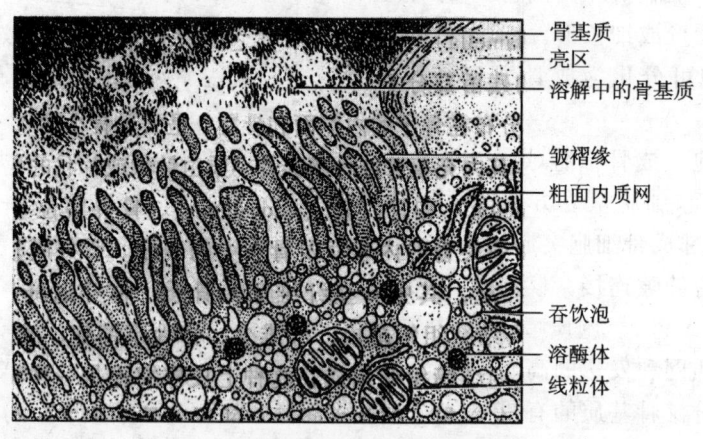

图 5-7 破骨细胞超微结构模式图

2. **骨基质** 骨基质(bone matrix)简称骨质,由有机成分和无机成分组成。

(1) 有机成分　由成骨细胞分泌形成,包括大量胶原纤维和少量基质,其中胶原纤维占 90%,化学成分为 I 型胶原蛋白。基质呈凝胶状,主要成分为黏蛋白,位于纤维之间,起黏合作用。

(2) 无机成分　又称骨盐,占人骨重量的 65%,以钙、磷元素为主。其化学成分为羟基磷灰石结晶,呈细针状,长 10~20 nm,沿胶原原纤维长轴规律排列并与之紧密结合。

骨质结构呈板层状,称骨板(bone lamella),同一骨板内的纤维相互平行,相邻骨板的纤维相互垂直,这种结构犹如多层木质胶合板。

骨质在最初形成时并无骨盐沉积,称类骨质(osteoid),类骨质钙化后变为坚硬的骨质。钙化是无机盐有序地沉积于类骨质的过程。

(二) 长骨的结构

长骨由骨密质、骨松质、骨膜、关节软骨、血管及神经构成。

1. 骨密质 分布于长骨骨干,骨板层数多,排列很有规律,根据骨板的排列方式可分为下列三种(图5-8)。

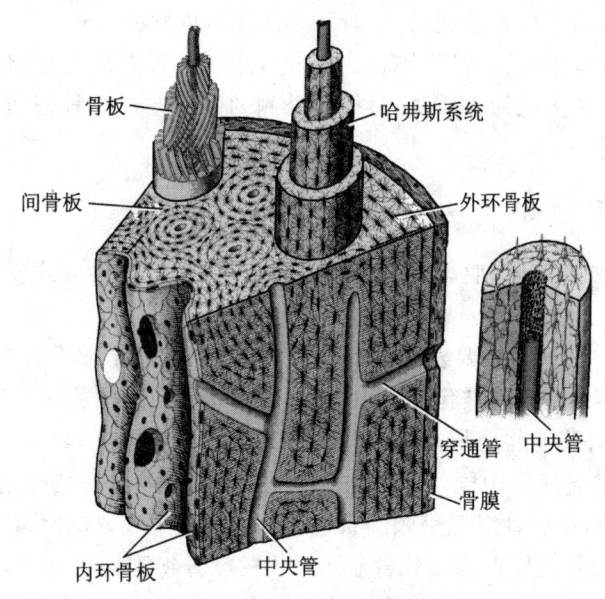

图 5-8 密质骨结构模式图

(1) 环骨板 分布于长骨干的外侧面及近骨髓腔的内侧面,分别称为外环骨板及内环骨板。外环骨板厚,位于骨干的外侧面,由数层或十多层骨板组成,沿长骨的表面平行排列;内环骨板薄,位于骨干的内侧面,环骨髓腔平行排列,仅有几层,排列不规则。横向穿越外环骨板和内环骨板的管道称穿通管,内含血管、神经及组织液。穿通管与纵向走行的中央管相通连。

(2) 哈弗斯骨板 哈弗斯骨板是构成骨单位的结构之一。骨单位(osteon)又称哈弗斯系统(Haversian system)是长骨骨干的主要结构单位,位于内、外环骨板之间,数量较多,呈筒状,由10~20层同心圆排列的哈弗斯骨板围绕中央管构成,骨单位的中心为一条纵行的中央管。中央管与穿通管相通,穿通管内的血管、神经以及结缔组织进入中央管(图5-8)。

(3) 间骨板 位于骨单位之间或骨单位与外环骨板之间,是退化的哈弗斯系统。

2. 骨松质 分布于长骨的骨骺和骨干内表面,数层不甚规则的骨板形成大量针状或片状骨小梁,它们交错成为多孔的立体网格样结构,网孔即骨髓腔。

3. 骨膜 分为骨外膜和骨内膜。骨外膜又分为内、外两层。外层较厚,为致密结缔组织,内层为薄层疏松结缔组织,富含血管、神经及骨原细胞。骨内膜很薄,分布在骨髓腔面、骨小梁的表面以及中央管及穿通管内表面,含骨原细胞及血管。骨膜的主要功能是营养骨组织,并为骨的生长和修复提供成骨细胞。

4. 骨髓　见血细胞的发生一章。

三、骨的发生

骨由胚胎时期的间充质分化而来,骨的发生有两种方式,即膜内成骨和软骨内成骨。

(一) 膜内成骨

是指在原始的结缔组织内直接成骨,扁骨和不规则骨以此种方式发生。在将要成骨的部位,部分骨原细胞分化为成骨细胞,成骨细胞在此生成骨组织。首先形成骨组织的部位称为骨化中心。骨小梁的范围逐渐扩大成为松质骨,骨松质外侧的区域改建成骨密质。成骨区周围的结缔组织相应地转变为骨膜。

(二) 软骨内成骨

人体的大多数骨,如四肢骨、躯干骨和部分颅底骨等,都以此种方式发生。现以长骨的发生为例简述如下:

1. 软骨雏形形成　在长骨将要发生的部位,间充质细胞分化形成骨原细胞,后者分化为软骨细胞,分泌软骨基质,细胞自身被包埋其中,成为软骨组织。周围的间充质分化为软骨膜,于是形成一块透明软骨,其外形与将要形成的长骨相似,故称软骨雏形。

2. 骨领形成　在软骨雏形中段,软骨膜内的骨原细胞增殖分化为成骨细胞,后者有软骨膜下形成薄层原始骨组织,这层骨组织呈领圈状包绕软骨雏形中段,故名骨领。

3. 初级骨化中心与骨髓腔形成　软骨雏形中央的软骨细胞停止分裂,其周围的软骨基质钙化,软骨细胞退化死亡,骨膜中的血管连同结缔组织穿越骨领,进入退化的软骨区。破骨细胞消化分解退化的软骨,形成许多与软骨雏形长轴一致的隧道。成骨细胞贴附于残存的软骨基质表面成骨,这种以钙化软骨基质为中轴、表面附以骨组织的结构称过渡型骨小梁,此部位即为初级骨化中心。初级骨化中心形成后,骨化继续向软骨雏形两端扩展,过渡型骨小梁也将被吸收,使许多初级骨髓腔融合成一个较大的骨髓腔。

4. 次级骨化中心与骨骺形成　次级骨化中心出现在骨干两端的软骨中央,此处将形成骨骺。其成骨过程与初级骨化中心相似,但骨化是从中央呈放射状向四周进行的。最终由软骨组织取代软骨,形成骨骺。

(三) 骨的生长

1. 骨的加长　从骨骺端到骨干的骨髓腔,骺板依次分为四个区。

(1) 软骨储备区　软骨细胞较小,呈圆形或椭圆形,分散存在,软骨基质呈弱嗜碱性。

(2) 软骨增生区　软骨细胞增殖活跃,细胞变大,同源细胞群成单行排列,形成一串串纵行排列的软骨细胞柱。

(3) 软骨钙化区　软骨细胞成熟肥大,变圆并逐渐退化死亡。软骨基质钙化,呈强嗜碱性。

（4）成骨区　靠近骨髓腔。破骨细胞不断破坏和吸收钙化的软骨基质，形成纵行隧道。成骨细胞成行排列于残留的钙化软骨基质表面不断造骨，形成许多过渡性骨小梁，由于过渡性骨小梁不断地形成和改建，使此区的软骨基质全被骨质所替换。

2. 骨的增粗　骨外膜中的骨祖细胞分化成为成骨细胞，在骨干表面添加骨组织，使骨干变粗，而骨干的内表面，破骨细胞吸收骨小梁，使骨髓腔横向扩大。

思　考　题

1. 透明软骨的分类及各类软骨的特点。
2. 叙述骨组织的结构特点。
3. 试述长骨骨密质的三种骨板结构。
4. 骨发生的形式及基本过程。

（高福禄　牛嗣云）

第六章 血液和血细胞发生

内容提要
- 血液的组成
- 红细胞的形态、微细结构和功能
- 血小板的微细结构和作用
- 血细胞的分类及正常值
- 各种白细胞的形态、微细结构及功能意义

一、血　液

血液(blood)是流动于心血管系统内的液状结缔组织。血液由血细胞和血浆组成。抽取少量血液加入抗凝剂,静置或离心沉淀后,血液可分为三层:上层为淡黄色的血浆,下层为红细胞,中间的薄层为白细胞和血小板。血浆(plasma)相当于细胞间质,其中90%是水,其余为血浆蛋白(包括白蛋白、球蛋白、纤维蛋白原)、无机盐、酶、维生素和各种代谢产物。在体外,血液静置后,则自然凝固成血块,并析出淡黄色清亮的液体,称血清(serum)。除不含纤维蛋白原外,血清其他成分与血浆相同。

血细胞包括红细胞、白细胞和血小板。血液中的血细胞陆续衰老死亡,骨髓则源源不断地输出新生血细胞,形成动态平衡。血细胞形态、数量、百分比和血红蛋白含量的测定称为血象。病理情况下,血象常有相应变化,因此临床血象检查有助于疾病的诊断。常用的光镜观察血涂片的染色方法为 Wright 或 Giemsa 染色。血细胞分类和计数的正常值如下:

$$
\text{血细胞}\begin{cases}\text{红细胞}(3.5\sim5.5)\times10^{12}/\text{L}\\ \text{白细胞}(4.0\sim10)\times10^{9}/\text{L}\begin{cases}\text{有粒白细胞}\begin{cases}\text{中性粒细胞 }50\%\sim70\%\\ \text{嗜酸性粒细胞 }0.5\%\sim3\%\\ \text{嗜碱性粒细胞 }0\sim1\%\end{cases}\\ \text{无粒白细胞}\begin{cases}\text{淋巴细胞 }20\%\sim30\%\\ \text{单核细胞 }3\%\sim8\%\end{cases}\end{cases}\\ \text{血小板}(100\sim300)\times10^{9}/\text{L}\end{cases}
$$

(一) 红细胞

红细胞(erythrocyte, red blood cell, RBC)是血细胞中数量最多的一种。正常成人红细胞正常值:男性 $(4.0\sim5.5)\times10^{12}/\text{L}$,女性 $(3.5\sim4.5)\times10^{12}/\text{L}$。红细胞外形为双凹圆盘状,直径7~8.5 μm,中央较薄,周缘较厚(图6-1),血涂片观察其中央染色较浅、周缘较深。这种形态使红细胞具有较大的表面积,以适应其携带 O_2 和 CO_2 功能。

成熟红细胞无细胞核,胞质内也无细胞器,而是充满血红蛋白(hemoglobin,Hb),血红蛋白具有结合与运输 O_2 和 CO_2 的功能。成人血红蛋白含量,男性约 120～150 g/L,女性约 105～135/L;当红细胞少于 $3.0×10^{12}$/L,血红蛋白低于 100 g/L 时称为贫血。贫血时常伴有红细胞形态的改变,如缺铁性贫血时红细胞平均直径小于 6 μm,同时因血红蛋白的含量降低,导致中央淡染区扩大。

红细胞正常形态的维持依赖 ATP 的供能和渗透压的平衡,当血浆渗透压低于细胞内渗透压时,过量水分进入细胞,红细胞膨胀甚至破裂,血红蛋白逸出,称为溶血(hemolysis),溶血后残留的红细胞膜囊称为血影(ghost);反之可使红细胞皱缩。红细胞膜上含有 ABO 抗原。

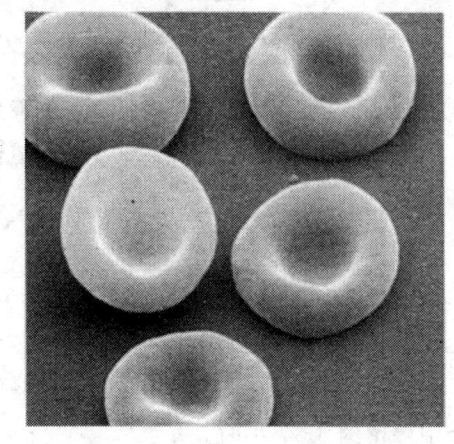

图 6-1 红细胞扫描电镜图

红细胞的平均寿命约 120 天。衰老的红细胞在经过脾和肝脏时,被巨噬细胞所吞噬。与此同时,每天红骨髓生成和释放一定数量幼稚红细胞进入外周血液,这种未成熟的红细胞,称为网织红细胞(reticulocyte)。在成人约为红细胞总数的 0.5%～1.5%,新生儿较多,可达 3%～6%。用煌焦油蓝染色时,可见网织红细胞的胞质内有少量染成蓝色的细网或颗粒,是胞质内残留的核糖体。

(二)白细胞

白细胞(leukocyte,white blood cell,WBC)为一类有核的球形细胞,主要执行防御和免疫功能。根据白细胞胞质内有无特殊颗粒,将其分为有粒白细胞和无粒白细胞两类。根据有粒白细胞胞质颗粒的嗜色性,又分为中性粒细胞、嗜酸性粒细胞和嗜碱性粒细胞(图 6-2);无粒白细胞有单核细胞和淋巴细胞两种(图 6-3)。

1. 中性粒细胞 中性粒细胞(neutrophilic granulocyte,neutrophil)占白细胞总数的 50%～70%,是白细胞中数量最多的一种。细胞球形,直径 10～12 μm,核呈深染的分叶状或弯曲杆状,分叶核可为 2～5 叶,叶间有细丝相连,多数为 2～3 叶。核分叶越多,表明细胞越衰老;1～2 核的细胞增多,称为核左移;4～5 叶核的细胞增多,称为核右移。中性粒细胞的胞质染成粉红色,含有许多淡红色细小颗粒。颗粒分为嗜天青颗粒和特殊颗粒两种。嗜天青颗粒较少,约占颗粒总数的 20%,光镜下着色略深,体积较大;电镜下呈圆形或椭圆形,直径 0.6～0.7 μm,电子密度较高(图 6-2),它是一种溶酶体,含有酸性磷酸酶和过氧化物酶等,能消化分解吞噬的细菌和异物。特殊颗粒数量多,约占颗粒总数的 80%,颗粒较小,直径 0.3～0.4 μm,呈哑铃形或椭圆形(图 6-2)。特殊颗粒是一种分泌颗粒,内含溶菌酶、吞噬素、碱性磷酸酶等。溶菌酶能溶解细菌表面的糖蛋白,吞噬素具有杀菌作用。

中性粒细胞具有很强的趋化作用和吞噬功能。当机体某一部位受到细菌侵犯时,中性粒细胞对细菌产物及受感染组织释放的某些化学物质具有趋化性,能穿出微血管聚集到细菌感染部位,并大量吞噬细菌。吞噬的细菌被各种水解酶、氧化酶、溶菌酶及其他具有杀菌作用的蛋白质等成分杀死并分解消化。中性粒细胞吞噬细胞后,自身也常坏死,成为脓细胞。中性粒细胞在血

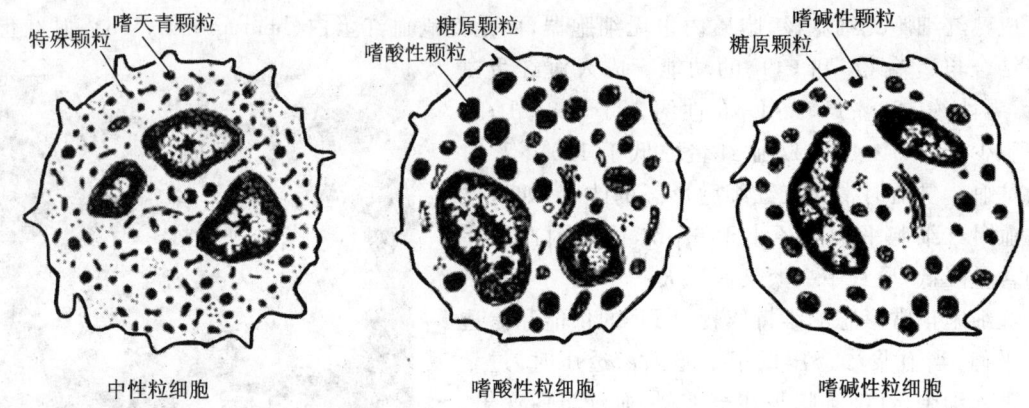

图 6-2　有粒白细胞超微结构模式图

液中停留约 6～7 小时。

2. **嗜酸性粒细胞**　嗜酸性粒细胞(eosinophilic granulocyte, eosinophil)占白细胞总数的 0.5%～3%。细胞呈球形,直径 10～15 μm,核为分叶核,常为 2 叶,胞质内充满嗜酸性颗粒。光镜观察颗粒染成橘红色,较粗大(直径 0.5～1.0 μm)、分布均匀、略带折光性。电镜下,颗粒圆形或椭圆形,颗粒状基质内含方形或长方形致密结晶体(图 6-2)。此颗粒是一种溶酶体,含有组胺酶、酸性磷酸酶、芳基硫酸酯酶和过氧化物酶等。

嗜酸性粒细胞也能作变形运动并具有趋化性。它能吞噬抗原抗体复合物,释放组胺酶灭活组胺,从而减弱过敏反应。嗜酸性粒细胞还能借助抗体与某些寄生虫表面成分结合,释放颗粒内物质,杀灭寄生虫。因此嗜酸性粒细胞具有抗过敏和抗寄生虫作用。在过敏性疾病或寄生虫病时,血液中嗜酸性粒细胞增多。它在血液中一般仅停留数小时。

3. **嗜碱性粒细胞**　嗜碱性粒细胞(basophilic granulocyte, basophil)数量最少,占白细胞总数的 0～1.0%。细胞呈球形,直径 10～12 μm。胞核分叶,呈 S 形或不规则形,着色较浅。胞质内含有嗜碱性颗粒,大小不等,分布不均,染成蓝紫色,可覆盖在核上。电镜下,嗜碱性颗粒内充满细小微粒,呈均匀状或螺纹状分布(图 6-2)。颗粒内含有肝素和组胺,细胞基质内含白三烯。肝素具有抗凝血作用,组胺和白三烯参与过敏反应。

嗜碱性粒细胞与肥大细胞都含有肝素、组胺和白三烯等成分,两种细胞功能相似,即参与过敏反应。但嗜碱性粒细胞与肥大细胞在分布、胞核形态及颗粒结构上有所不同,两者的关系尚未确定。

4. **单核细胞**　单核细胞(monocyte)占白细胞总数的 3%～8%。它是体积最大的白细胞,直径 14～20 μm,细胞圆形或椭圆形。胞核形态多样,可呈卵圆形、肾形、马蹄形或不规则形。核染色质颗粒细而松散,着色较浅。胞质较多,呈弱嗜碱性,染成灰蓝色,含有较多嗜天青颗粒。电镜下,细胞表面有皱褶和微绒毛,胞质内有许多吞噬泡、线粒体和粗面内质网,颗粒具溶酶体样结构(图 6-3)。颗粒内含有过氧化物酶、酸性磷酸酶、非特异性酯酶和溶菌酶。

单核细胞在血流中停留 1～5 天,然后穿出血管进入结缔组织或其他组织,分化为巨噬细胞。单核细胞与巨噬细胞功能相似,能吞噬侵入机体的细菌和异物颗粒,但其功能不及巨噬细胞强。

5. **淋巴细胞**　淋巴细胞(lymphocyte)占白细胞总数的 20%～30%,圆形或椭圆形。淋巴细胞大小不等,直径6~8 μm的为小淋巴细胞,9~12 μm的为中淋巴细胞,13~20 μm的为大淋巴细胞。小淋巴细胞数量最多,细胞核圆形,核一侧常有小凹陷,染色质致密着色深,细胞核占细胞的大部。胞质很少,在核周成一窄缘,嗜碱性,染成蔚蓝色,含少量嗜天青颗粒。中淋巴细胞和大淋巴细胞的核椭圆形,染色质较疏松,故着色较浅;胞质较多,可见少量嗜天青颗粒。电镜下,淋巴细胞的胞质内主要是大量的游离核糖体,其他细胞器不发达(图6-3)。

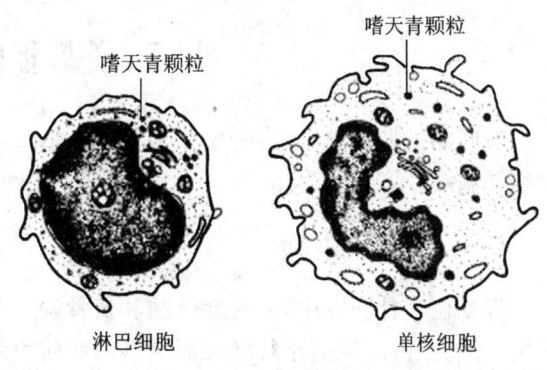

图6-3 无粒白细胞超微结构模式图

根据淋巴细胞的免疫功能、发生部位、表面特征和寿命的不同,可分为胸腺依赖淋巴细胞(T细胞)、骨髓依赖淋巴细胞(B细胞)、杀伤细胞(K细胞)和自然杀伤细胞(NK细胞)等几类。T细胞参与细胞免疫,并具有免疫调节功能。B细胞接受抗原刺激后,增殖分化为浆细胞,产生抗体,参与体液免疫(详见免疫系统)。

(三) 血小板

血小板(blood platelet)或称凝血细胞(thrombocyte),是骨髓中巨核细胞脱落的胞质小块,故无细胞核,但外包完整的细胞膜。血小板呈双凸扁盘状,体积最小,直径2~4 μm。血涂片中,血小板聚集成群,呈多角形。光镜下血小板中央部分有着蓝紫色的颗粒,称颗粒区;周边部呈均质浅蓝色,称透明区。血小板内有小管系、线粒体、微丝和微管等细胞器以及血小板颗粒、糖原颗粒等(图6-4)。血小板颗粒有两种:特殊颗粒和致密颗粒。特殊颗粒又称α颗粒,体积较大,圆形,电子密度中等,内含凝血因子Ⅳ、酸性水解酶等。致密颗粒较小,电子密度大,内含5-羟色胺、ADP、ATP、钙离子、肾上腺素等。两种颗粒内容物的释放均与血小板功能有关。

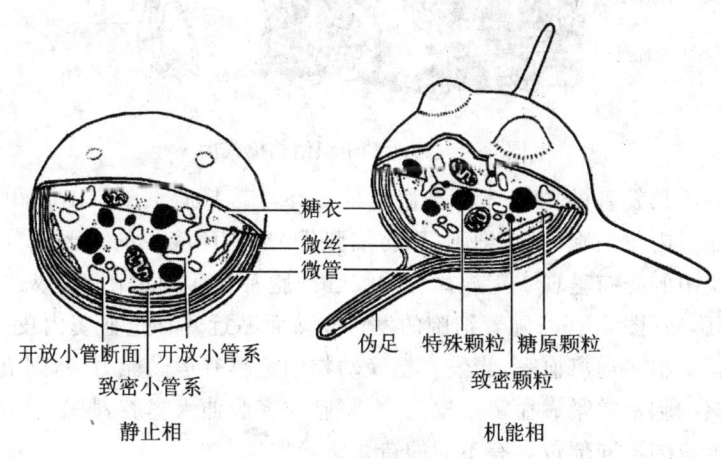

图6-4 血小板超微结构模式图

血小板在止血和凝血过程中起重要作用。当血管受损时,血小板由静止相变为机能相,表面黏度增大,凝聚成团;同时血浆内的凝血酶原变为凝血酶,后者催化纤维蛋白原变成纤维蛋白，与血细胞共同形成凝血块止血。血小板颗粒物质的释放，进一步促进止血和凝血。血小板寿命约 7～14 天。

二、骨髓和血细胞发生

人胚胎后期至出生后，骨髓作为主要的造血器官，能产生红细胞系、粒细胞系、单核细胞系和巨核细胞-血小板系。

（一）骨髓的结构

骨髓位于骨髓腔中，分为红骨髓和黄骨髓。胎儿及婴幼儿时期的骨髓都是红骨髓，约从 5 岁开始，骨髓腔内出现随年龄增长而增多的脂肪组织，红骨髓逐渐转变为黄骨髓。红骨髓主要分布在扁骨、不规则骨和长骨骺端的骨松质中，造血功能活跃。黄骨髓仍保持着造血潜能，当机体需要时可转变为红骨髓进行造血。红骨髓主要由造血组织和血窦构成。

1. 造血组织　主要由网状组织和造血细胞组成。网状细胞和网状纤维构成造血组织的网架，网孔中充满不同发育阶段的各种血细胞，以及少量造血干细胞、巨噬细胞、脂肪细胞和间充质细胞等（图 6-5）。

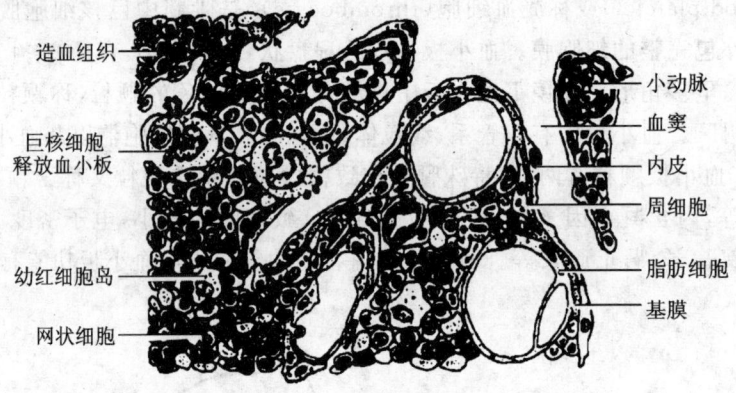

图 6-5　红骨髓组织结构模式图

造血细胞赖以生长发育的内环境称造血诱导微环境。基质细胞（stromal cell）包括网状细胞、成纤维细胞、血窦内皮细胞、巨噬细胞、脂肪细胞等，是微环境中的重要成分。发育中的各种血细胞在造血组织中的分布呈现一定规律。幼稚红细胞常位于血窦附近，成群嵌附在巨噬细胞表面，构成幼红细胞岛（图 6-6）；随着细胞的发育成熟而贴近并穿过血窦内皮，脱去胞核成为网织红细胞。幼稚粒细胞多远离血窦，当发育至晚幼粒细胞具有运动能力时，则借其变形运动接近并穿入血窦。巨核细胞常常紧靠血窦内皮间隙，将胞质突起伸入窦腔，脱落形成血小板。这种分布状况表明造血组织的不同部位具有不同的造血诱导作用。

2. 血窦　血窦腔大而迂曲，形状不规则。窦壁内皮有孔，内皮基膜不完整，呈断续状。血窦壁周围和血窦腔内的单核细胞和巨噬细胞，有吞噬清除血流中的异物、细菌和衰老死亡血细胞的功能。

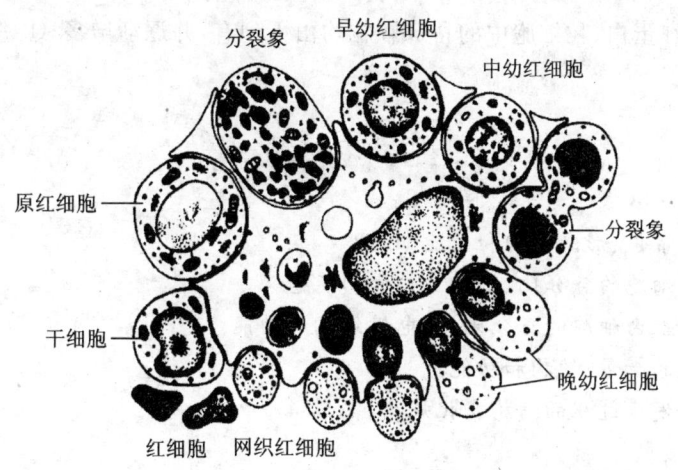

图 6-6　骨髓幼红细胞岛超微结构模式图

(二) 造血干细胞和造血祖细胞

造血干细胞(hemoplietic stem cell)又称多能干细胞,是生成各种血细胞的原始细胞。造血干细胞在一定的微环境和某些因素的调节下,增殖分化为造血祖细胞(hemopoietic progenitor cell),后者也是一种相当原始的具有增殖能力的细胞,但已失去多向分化能力,只能向一个或几个血细胞系定向增殖分化,故也称定向干细胞。

1. 造血干细胞　造血干细胞起源于人胚早期的卵黄囊血岛,胎儿肝含造血干细胞较多。出生后,造血干细胞主要存在于红骨髓,其次是脾和淋巴结,外周血中含量极少。关于造血干细胞的形态结构,至今尚无定论,多数学者认为类似小淋巴细胞。

大量实验证明,造血干细胞具有如下生物学特性:① 有很强增殖潜能,在一定条件下能反复分裂,大量增殖;一般生理状态下,多数细胞处于静止状态;② 有多向分化能力,能分化形成不同的祖细胞;③ 有自我复制能力,即细胞分裂后的子代细胞仍具原有特性,故造血干细胞可终身保持一定的数量。

2. 造血祖细胞　造血祖细胞依靠造血干细胞的增殖来补充。造血祖细胞可用体外培养的细胞集落法测定。在不同的集落刺激因子(colony stimulating factor,CSF)作用下,可分别出现不同的血细胞集落,目前已确认的造血祖细胞有:① 红细胞系造血祖细胞;② 中性粒细胞-巨噬细胞系造血祖细胞;③ 巨核细胞系造血祖细胞。

(三) 血细胞发生过程的形态演变

血细胞的发生是一连续发展过程,各种血细胞的发育大致可分为三个阶段:原始阶段、幼稚阶段(又分早、中、晚三期)和成熟阶段。

血细胞发生过程中形态变化的一般规律如下:① 胞体由大变小,巨核细胞的胞体则由小变大;② 胞核由大变小,红细胞核最后消失,粒细胞核由圆形逐渐变成杆状乃至分叶,巨核细胞的核由小变大呈分叶状;核内染色质由细疏逐渐变粗密,核仁由明显渐至消失;核的着色由浅变深;③ 胞质的量由少渐多,胞质嗜碱性渐弱,但单核细胞和淋巴细胞仍保持嗜碱性;胞质内的特殊结构如红细胞中的血红蛋白、粒细胞中的特殊颗粒均由无到有,并逐渐增多;④ 细胞分裂能力从有到无。

思 考 题

1. 红细胞的正常值、形态结构和功能如何?
2. 叙述有粒白细胞的百分比、微细结构和功能意义。
3. 简述两种无粒白细胞的百分比、光电镜结构和功能。
4. 叙述血小板的数量、结构和功能。
5. 叙述血细胞发生过程的结构变化规律。

(王春艳)

第七章 肌 组 织

内容提要
- 肌组织的组成和分类
- 骨骼肌纤维的收缩机制
- 平滑肌纤维的光镜结构和超微结构
- 骨骼肌纤维的光镜结构和超微结构
- 心肌纤维的光镜结构和超微结构特点

肌组织(muscle tissue)主要由具有收缩功能的肌细胞组成,肌细胞之间有结缔组织、血管和神经分布。肌细胞呈细长纤维状,故又称为肌纤维(muscle fiber)。肌细胞膜称肌膜,细胞质称肌浆,滑面内质网称肌浆网,肌浆中含有大量的肌丝,肌丝是肌纤维进行收缩运动的主要物质基础。肌组织分为三类:骨骼肌、心肌和平滑肌。光镜下见骨骼肌和心肌细胞胞质内有条状横纹,所以也叫横纹肌。骨骼肌收缩受人的意识支配,为随意肌;心肌和平滑肌收缩通常不受意识支配,为不随意肌。

一、骨 骼 肌

骨骼肌(skeletal muscle)因主要附着于骨骼而得名。每块肌肉均由许多平行排列的骨骼肌纤维与结缔组织结合在一起组成(图 7-1)。分布在每条肌纤维周围的少量结缔组织称肌内膜。若干肌纤维平行排列组成或大或小的肌束,肌束表面包着一层较厚的结缔组织称肌束膜。肌肉由若干肌束构成,包在整块肌肉外面的致密结缔组织称肌外膜,即解剖学上的深筋膜(图 7-1)。

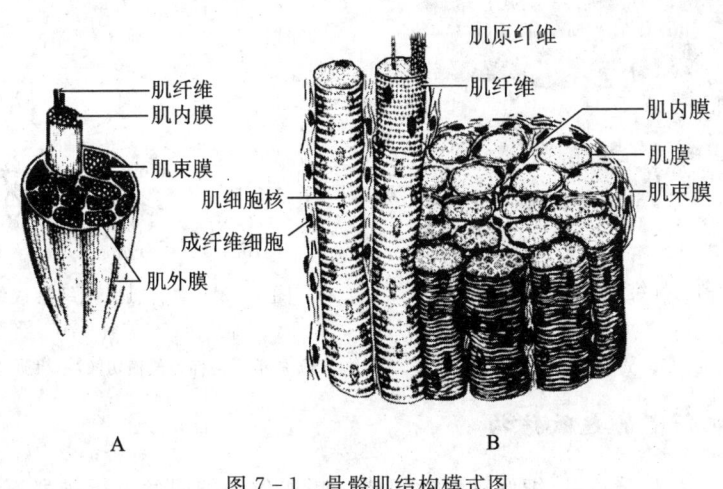

图 7-1 骨骼肌结构模式图

肌外膜、肌束膜和肌内膜相互延续,将肌组织连成一个整体。各层结缔组织膜均有血管和神经分布,对肌组织有支持、连接、营养和保护的作用,此外,还对肌肉运动起重要的协调作用。在骨骼肌纤维的表面紧贴着一种扁平有突起的细胞,称肌卫星细胞(muscle satellite cell),当肌纤维受损伤时,此种细胞可分化形成肌纤维。

(一) 骨骼肌纤维的光镜结构

骨骼肌纤维呈细长圆柱形(图7-2),直径10~100 μm,长1~40 mm。一条肌纤维含有几十个或几百个细胞核,分布于细胞周边即肌膜下方,核呈扁椭圆形,染色较浅。肌浆嗜酸性,含有许多与细胞长轴平行排列的肌原纤维,肌原纤维之间有丰富的线粒体、糖原颗粒,少量脂滴和肌红蛋白。肌原纤维(myofibril)呈细丝状,直径1~2 μm。每条肌原纤维上都有明、暗带相间排列,且各条肌原纤维的明带和暗带都相应地排列在同一平面上,因而构成骨骼肌纤维的周期性横纹(图7-2)。明带着色浅,又称I带;暗带着色深,又称A带。在暗带中部有一浅色带称H带,H带中央有一着色深的M线。明带中央有一着色深的细线,称Z线。相邻两条Z线之间的一段肌原纤维称为肌节(sarcomere)。每个肌节都由1/2 I带+A带+1/2 I带所组成(图7-3)。肌节长约2~2.5 μm,它是骨骼肌收缩的基本结构单位。

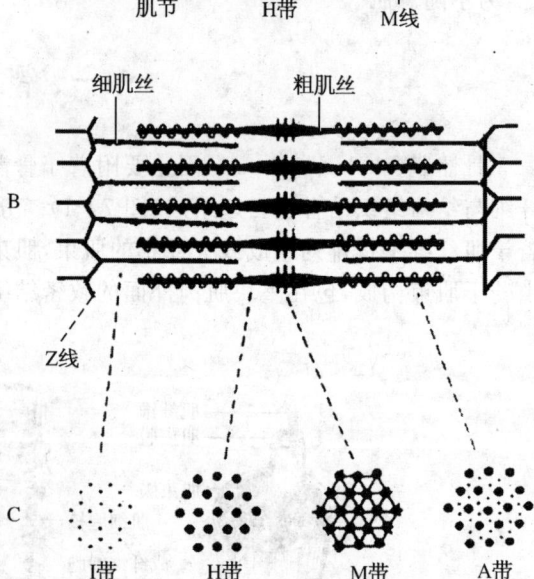

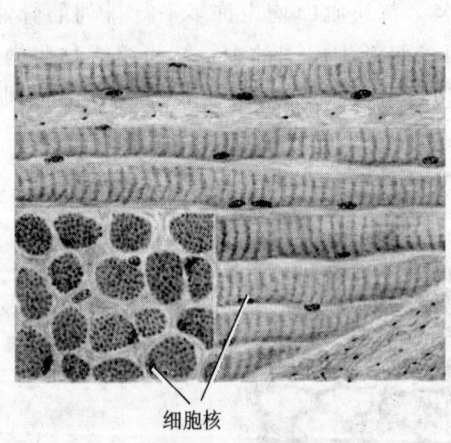

图7-2 骨骼肌纤维纵横切面光镜图

图7-3 骨骼肌肌原纤维逐级放大模式图
A.一条肌原纤维示肌节;B.一个肌节的纵切面;
C.肌节不同部位的横切面,示粗肌丝与细肌丝的分布

(二) 骨骼肌纤维的超微结构

1. 肌原纤维 由上千条粗、细两种肌丝组成。粗肌丝和细肌丝平行排列,部分重叠,组成了

光镜下所见的明带和暗带(图7-3)。粗肌丝位于肌节的A带,中部借M线固定,两端游离。细肌丝的一端固定在Z线上,另一端插到A带的粗肌丝之间,其末端游离,止于H带外侧。因此,明带内只有细肌丝,暗带中央的H带内只有粗肌丝,而H带两侧的A带内既有粗肌丝又有细肌丝(图7-3)。

(1)粗肌丝 粗肌丝(thick filament)由许多肌球蛋白分子有序排列组成(图7-4)。肌球蛋白(myosin)分子形似豆芽,由杆部和头部组成,头部形如豆瓣,杆部如同豆茎,在头和杆的连接点及杆上有两处类似关节,可以屈动。在一条粗肌丝中,杆朝向粗肌丝的中央,而头部则朝向粗肌丝的两端并突出表面,称横桥(cross bridge)(图7-4)。横桥能与细肌丝肌动蛋白上的位点结合,它本身又是一种ATP酶,能与ATP结合并分解ATP释放能量,使横桥产生屈伸运动,牵拉细肌丝滑动。

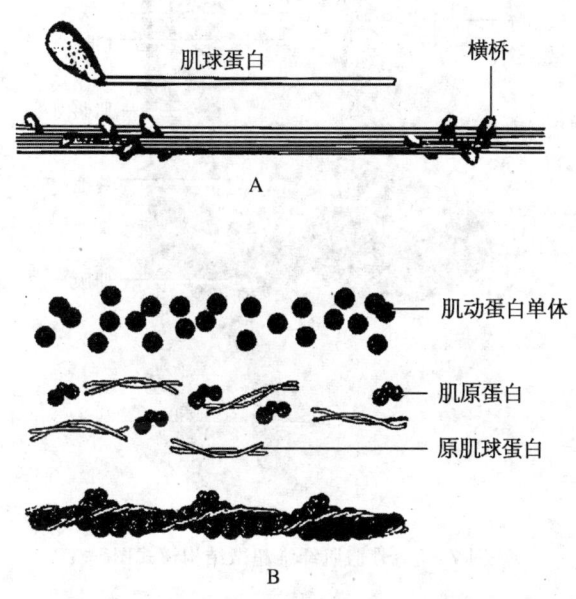

图7-4 粗、细肌丝分子结构模式图
A.粗肌丝;B.细肌丝

(2)细肌丝 细肌丝(thin filament)由肌动蛋白(actin)、原肌球蛋白(tropomyosin)和肌原蛋白(troponin)组成(图7-4)。肌动蛋白是细肌丝的主要成分,属结构蛋白,它由许多球形的肌动蛋白单体相互连接成串珠状的纤维链,由两条纤维链相互缠绕形成的双股螺旋链即肌动蛋白分子。每个球形肌动蛋白单体上都有一个能与肌球蛋白横桥相结合的位点。原肌球蛋白和肌原蛋白属于调节蛋白,在肌纤维收缩中起调节作用。原肌球蛋白由较短的双股螺旋多肽链组成,多肽链分子首尾相连,嵌于肌动蛋白双股螺旋链的浅沟内,在肌纤维处于舒张状态时,掩盖肌动蛋白单体上与肌球蛋白头部相结合的位点。肌原蛋白由三个球形亚单位组成,分别简称为TnT,TnI和TnC。肌原蛋白通过TnT附着于原肌球蛋白分子上,TnC是能与Ca^{2+}相结合的亚单位。

2.横小管 横小管(transverse tubule)是肌膜内陷形成的管状结构,它的走向与肌纤维长轴垂直,称为横小管,又称T小管。人与哺乳动物的横小管位于A带与I带交界处,同一水平的横小管在细胞内分支吻合环绕在每条肌原纤维周围(图7-5)。横小管可将肌膜的兴奋迅速传到每个肌节。

3. 肌浆网　肌浆网（sarcoplasmic reticulum）是肌纤维内特化的滑面内质网，位于横小管之间，纵行包绕在每条肌原纤维周围，又称纵小管。位于横小管两侧的肌浆网末端膨大称终池。每条横小管与其两侧的终池共同组成三联体（图7-5）。肌浆网具有贮存和释放 Ca^{2+} 的作用，其膜上含有丰富的钙泵和钙通道，能调节肌浆中 Ca^{2+} 浓度。当肌纤维兴奋时，钙从肌浆网中释放到肌浆触发肌纤维收缩。

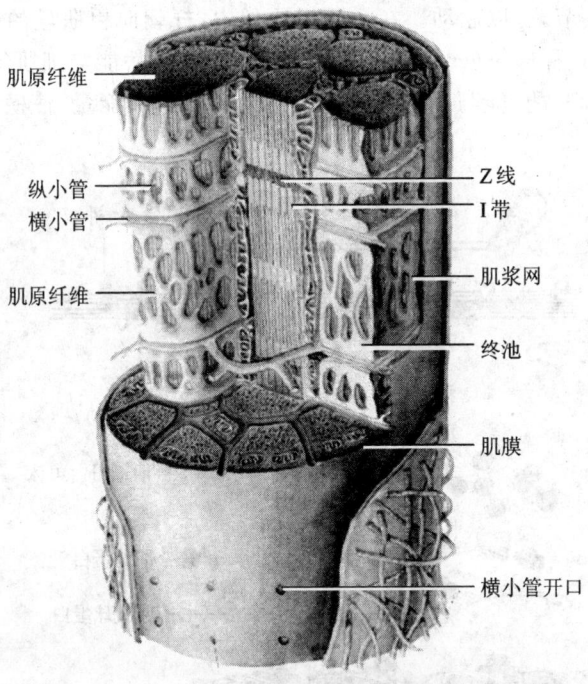

图7-5　骨骼肌纤维超微结构模式图

（三）骨骼肌纤维的收缩机制

骨骼肌纤维的收缩机制目前公认的是肌丝滑动原理。当运动神经末梢将神经冲动传递给肌膜时，兴奋经横小管传向肌浆网终池，肌浆网内 Ca^{2+} 释放到肌浆，Ca^{2+} 与肌原蛋白结合后，使肌原蛋白分子发生构型和位置的改变，进而使原肌球蛋白的位置变化，暴露出肌动蛋白上与肌球蛋白的结合位点，横桥与细肌丝接触，横桥上 ATP 酶瞬间被激活，分解 ATP 并释放能量，横桥发生屈伸运动，牵拉细肌丝向 M 线滑动。结果是肌节中 I 带变窄，A 带长度不变，H 带因细肌丝的插入可消失，肌节缩短，肌纤维收缩。收缩完毕后，Ca^{2+} 从肌浆内重新泵入肌浆网内，使肌浆内 Ca^{2+} 浓度降低，肌原蛋白恢复原来构型，原肌球蛋白恢复原位又掩盖肌动蛋白与肌球蛋白结合的位点，肌球蛋白横桥与肌动蛋白脱离接触，骨骼肌处于松弛状态（图7-6）。

二、心　肌

心肌（cardiac muscle）主要分布于心脏。少量心肌细胞存在于近心脏的大血管近段。心肌

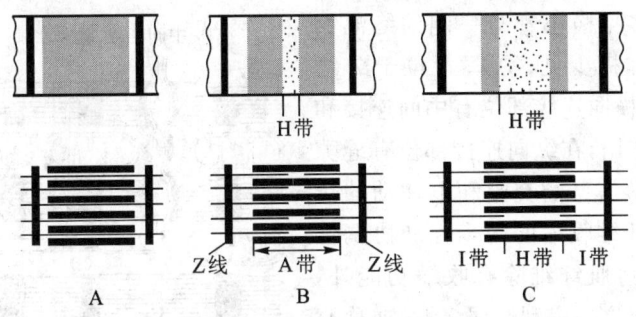

图 7-6 骨骼肌纤维收缩和舒张时肌节变化示意图
A.完全收缩状态；B.不完全收缩状态；C.舒张状态

收缩具有自动节律性，缓慢而持久，不易疲劳。

(一) 心肌纤维的光镜结构

与骨骼肌纤维比较，心肌纤维有下列特点：① 心肌纤维呈短圆柱状，有分支，并相互连接成网状；② 心肌纤维的连接处有着色深的粗线称闰盘(intercalated disc)；③ 核呈卵圆形，1~2个，居细胞中央；④ 肌浆较丰富，多聚在核两端，含丰富的线粒体、糖原，少量脂滴和脂褐素，肌原纤维和横纹不如骨骼肌明显(图7-7)。

(二) 心肌纤维的超微结构

心肌纤维的肌丝在肌节内的排列方式与骨骼肌相同，也具有横小管和肌浆网等结构(图7-8)。与骨骼肌纤维比较，心肌纤维超微结构有下列特点：① 肌原纤维不明显，肌丝组成粗细不等的肌丝束；② 横小管较粗，位于Z线水平；③ 肌浆网不甚发达，终池小而少，横小管两侧的终池

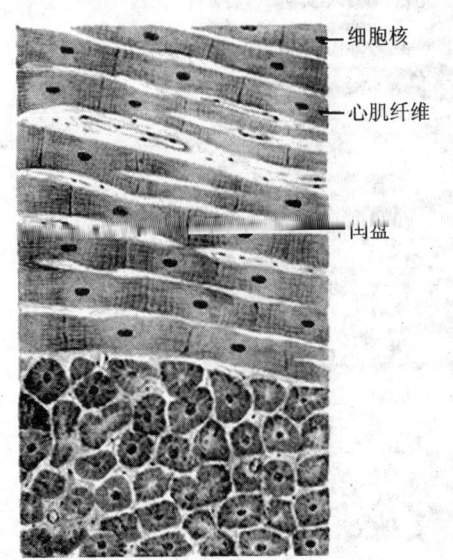

图 7-7 心肌纤维纵横切面光镜图

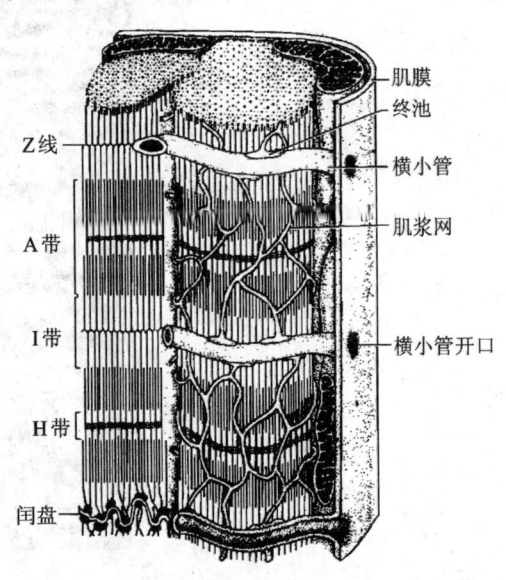

图 7-8 心肌纤维超微结构模式图

往往不能同时存在,多见横小管与一侧的终池相贴形成二联体,三联体极少见;④闰盘位于Z线水平,常呈阶梯状,在横向连接部位有中间连接和桥粒,起牢固的连接作用,在纵向连接部位有缝隙连接,便于细胞间化学信息的交流和电冲动的传导,以保证许多心肌纤维收缩的同步性和协调性(图7-9)。此外,心房肌纤维除有收缩功能外,还有内分泌功能,可分泌心房利钠尿多肽,或称心钠素,具有排钠、利尿和扩张血管、降低血压等作用。

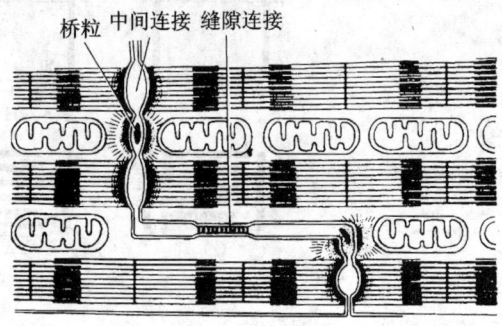

图7-9 心肌纤维闰盘超微结构模式图

三、平 滑 肌

平滑肌(smooth muscle)广泛分布于血管壁和内脏器官,又称内脏肌。平滑肌纤维收缩缓慢,但持续时间长。

(一) 平滑肌纤维的光镜结构

平滑肌纤维呈长梭形,大小不一,一般长200 μm(妊娠子宫的平滑肌纤维可长达500 μm),中央横径8 μm。细胞核一个,呈椭圆形或杆状,位于细胞中央,细胞收缩时核常扭曲呈螺旋状(图7-10)。肌浆较丰富,无横纹。

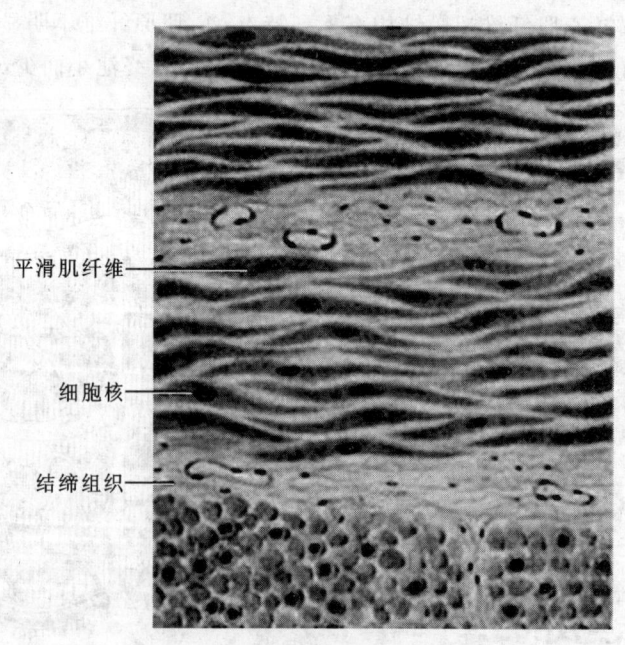

图7-10 平滑肌纤维纵横切面光镜图

(二) 平滑肌纤维的超微结构

平滑肌纤维肌膜向下凹陷形成许多小凹(caveola)。多数学者认为小凹相当于横纹肌的横小管。肌浆内无肌原纤维及肌节的结构，含有粗肌丝、细肌丝，大量的密斑、密体和中间丝(图7-11)。

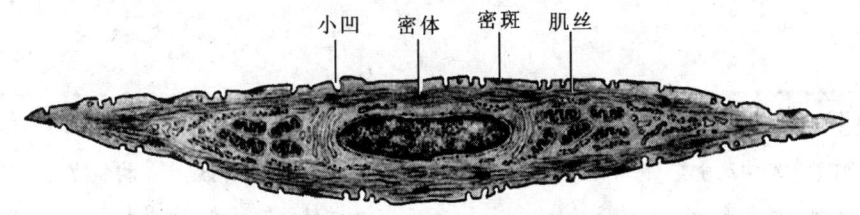

图7-11 平滑肌纤维超微结构模式图

密斑、密体和中间丝构成平滑肌纤维的细胞骨架系统。密斑和密体都是电子致密的小体，密斑(dense patch)位肌膜的内面，为细肌丝的附着点。密体(dense body)位于细胞质内，为梭形小体，是细肌丝和中间丝的共同附着点。密体相当于横纹肌的Z线。相连密体之间由直径10 nm的中间丝相连，构成菱形的细胞骨架(图7-12)。

粗肌丝、细肌丝构成平滑肌纤维的收缩系统。粗、细肌丝不形成肌节的结构，细肌丝呈花瓣状环绕在粗肌丝周围，粗肌丝则均匀分布于细肌丝之间。粗肌丝呈圆柱形，表面有成行排列的横桥，相邻的两行横桥摆动方向相反。若干条粗肌丝和细肌丝聚集形成肌丝单位，又称收缩单位(contractile unit)。平滑肌纤维之间存在有缝隙连接，有利于众多平滑肌纤维同时收缩而形成功能整体。

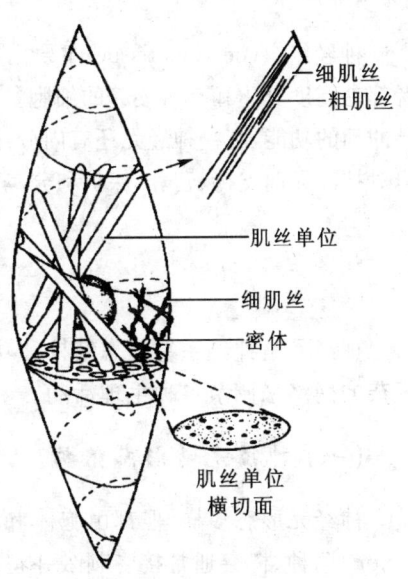

图7-12 平滑肌纤维超微结构图解

(三) 平滑肌纤维的收缩机制

平滑肌纤维的收缩也是通过"肌丝滑动"原理进行收缩的。由于肌丝单位在肌纤维内倾斜排列，相连的两排横桥摆动方向相反，肌丝滑动时，肌纤维呈螺旋状扭曲，增粗并变短。

思 考 题

1. 试比较三种肌纤维光镜下的形态结构特点。
2. 何谓肌节？试述肌节的结构及功能意义。
3. 试联系肌原纤维的超微结构和肌丝的分子组成，说明骨骼肌的收缩机制。
4. 骨骼肌纤维和心肌纤维在超微结构方面有何异同？

(郑小桃)

第八章 神经组织

内容提要
- 神经元的形态结构及分类
- 神经胶质细胞的种类、形态结构及功能
- 神经末梢的类型,各类神经末梢的结构和功能
- 化学性突触的超微结构和功能
- 神经纤维和神经的结构

神经组织(nervous tissue)主要由神经细胞(nerve cell)和神经胶质细胞(neuroglial cell)组成,两者都是高度分化和具有突起的细胞。神经细胞又称神经元(neuron),具有感受刺激、整合信息和传导冲动的功能,有些神经元还有内分泌功能。神经胶质细胞分布于神经元之间,无传递信息功能,但对神经元起支持、营养、保护和分隔等作用。当神经受损时,它们也参与神经组织的再生活动。

一、神 经 元

神经元是神经系统形态结构和功能的基本单位,神经元的突起通过突触彼此连接,形成极其复杂的网络来调节各种生理活动。

(一) 神经元的形态结构

神经元形态多样,但都由胞体和突起两部分构成(图 8-1)。突起分树突(dendrite)和轴突(axon)两种,树突通常接受刺激并将兴奋传至胞体,轴突则将兴奋从胞体传出。

1. 胞体　神经元胞体是细胞的营养和代谢中心,主要集中在中枢神经系统的大脑和小脑皮质、脑干和脊髓的灰质,以及周围神经系统的脑神经节、脊神经节和自主神经节。胞体有球形、星形、锥形和梭形等。胞体大小不一,小的直径仅 5~6 μm,大的可达 100 μm 以上(图 8-2)。胞体的结构与其他细胞相似,由细胞膜、细胞核和细胞质组成。

(1) 细胞膜　神经元的细胞膜与其他细胞的膜相似,也是单位膜结构,但膜上含有丰富的离子通道、载体和膜受体蛋白,对神经元感受刺激和传导冲动起重要作用。

(2) 细胞核　核大而圆,位于胞体中央,核膜清晰,异染色质少,着色浅,核仁大而明显。

(3) 细胞质　胞体的细胞质称核周质(perikaryon),除了含有一般细胞器外,光镜下最具有特征性的结构是尼氏体(Nissl body)和神经原纤维(neurofibril)。

尼氏体又称嗜染质,呈斑块状或颗粒状,分布在核周胞质,并延伸入树突内,在 HE 染色标本上,染成紫蓝色(图 8-3)。电镜观察,尼氏体由许多平行排列的粗面内质网及游离核糖体构成。尼氏体的功能是合成细胞器更新所需的结构蛋白、合成神经递质(neurotransmitter)所需的酶类

以及肽类的神经调质(neuromodulator)。

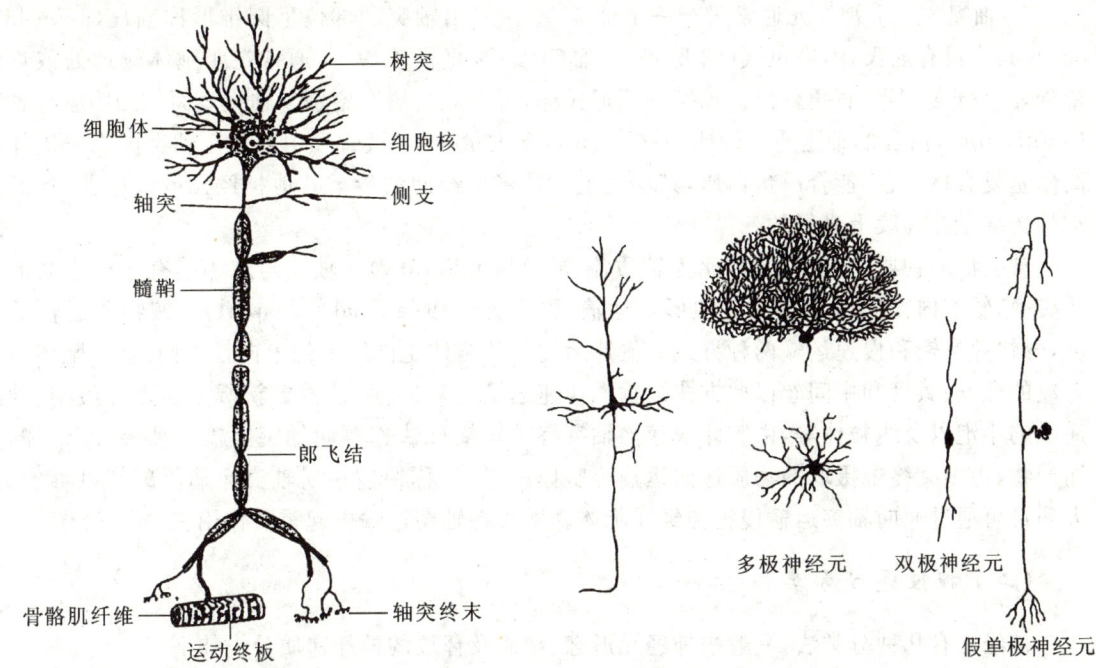

图 8-1 神经元模式图　　　　　　　　图 8-2 神经元的各种形态

在镀银染色切片中,神经原纤维被染成棕黑色,相互交织成网,接近胞突处,分别集中伸入树突和轴突内平行排列(图 8-4)。电镜观察,神经原纤维是由微丝、微管和中间丝(又称神经丝)成束分布而成,它们构成细胞骨架,并与细胞运动、物质运输和信息转导有关。

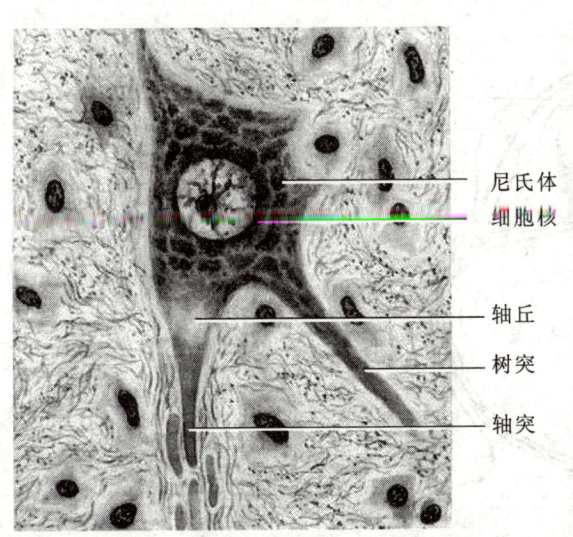

图 8-3 神经元的尼氏体和轴丘

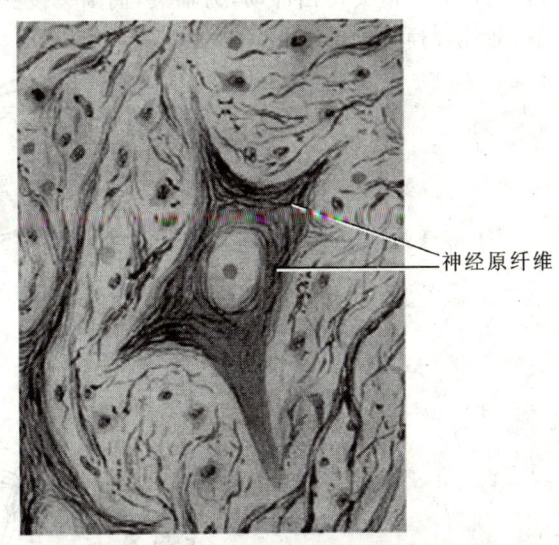

图 8-4 神经元的神经原纤维(银染)

2. 树突　神经元有1个或多个树突,比较短,呈树枝状分支,在树突表面常有多种形状的小突起,通称树突棘。树突棘是形成突触的主要部位。树突内的胞质与核周质的结构基本相同,也含有尼氏体和神经原纤维。树突的功能主要是接受刺激,神经冲动沿树突传入胞体。

3. 轴突　一个神经元通常只有一个轴突,胞体发出轴突的部位呈圆锥形称轴丘(axon hillock),其内没有尼氏体,染色浅(图 8-3)。轴突细长,直径较均一,通常在距胞体较远处或近终末处才有分支,多呈直角分出。轴突内无尼氏体,可借此与树突鉴别。轴突表面的细胞膜称轴膜(axolemma),内含的细胞质称轴质(axoplasm),含大量微丝、微管和中间丝。轴突内无尼氏体和高尔基复合体,故不能合成蛋白质,其功能主要是将神经冲动传至其他神经元或效应器,神经冲动的传导是在轴膜上进行的。

轴突内的物质是流动的,称此为轴质流(axoplasmic flow)。轴突与胞体间有连续不断的物质交换,轴突内物质以一种双向性形式运输,称轴突运输(axonal transport)。按物质运输的速度,分快速运输和慢速运输两种方式。慢速运输是从胞体走向终末的单向性顺向运输,胞体内新合成的微丝、微管和中间丝以此方式运输。快速运输为双向性,轴膜更新所需的蛋白质、含神经递质的小泡以及线粒体等,由胞体快速向轴突终末运输称快速顺向轴突运输。轴突终末内的代谢产物、由轴突终末摄取的物质逆向运输至胞体的过程,称快速逆向轴突运输。破伤风毒素、狂犬病毒可通过逆向轴突运输侵犯神经元胞体。微管在轴突运输中起重要作用。

(二) 神经元的分类

神经元有几种分类法,一般按神经元形态、功能及释放的神经递质分类如下:

1. 按神经元突起数目　可分三类:多极神经元(multipolar neuron),有一个轴突和多个树突;双极神经元(bipolar neuron),有两个突起,一个是树突,另一个是轴突;假单极神经元(pseudounipolar neuron),从胞体发出一个突起,距胞体不远又呈"T"形分为两支,一支分布到周围的其他器官,称周围突,另一支进入中枢神经系统,称中枢突(central process)。按神经冲动的传导方向,中枢突传出冲动,为轴突,周围突接受刺激,为树突,但因周围突细而长,与轴突形态类似,故往往通称轴突(图 8-2)。

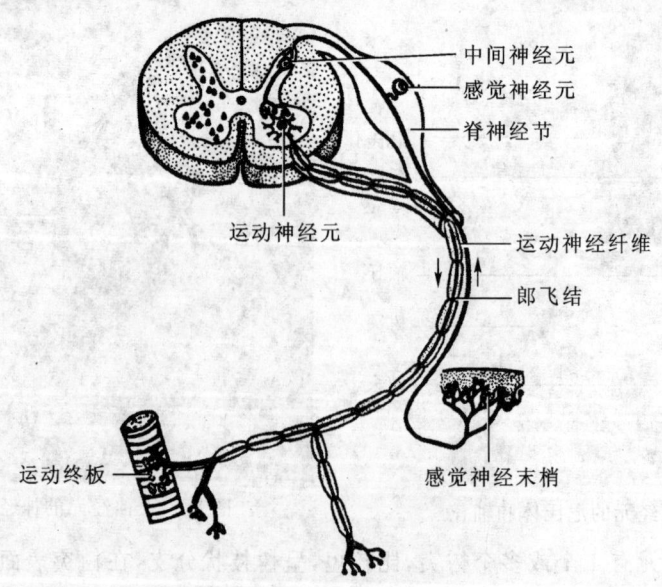

图 8-5　感觉、运动、中间神经元的关系

2. 按神经元功能　可分三类：1) 感觉神经元(sensory neuron)，多为假单极神经元，能感受各种刺激，将刺激传向中枢；2) 运动神经元(motor neuron)，多为多极神经元，能把神经冲动传给肌肉和腺体，支配肌肉的运动和腺细胞的分泌；中间神经元(interneuron)，位于前两种神经元之间，起信息加工和传递作用(图 8-5)。

3. 按神经元释放的神经递质或神经调质的化学性质　可分四类：胆碱能神经元；胺能神经元；肽能神经元；氨基酸能神经元。

二、突　　触

突触(synapse)是指神经元与神经元之间，或神经元与效应细胞(肌细胞，腺细胞)之间的一种特化的细胞连接，是神经元传递信息的功能部位。最常见的连接方式是一个神经元的轴突终末与另一个神经元的树突、树突棘或胞体连接，分别构成轴-树突触、轴-棘突触和轴-体突触，此外还有轴-轴和树-树突触等(图 8-6)。神经元通过突触相互衔接组成复杂的神经网络和神经传导通路(图 8-5)，从而完成神经系统的各种功能活动。

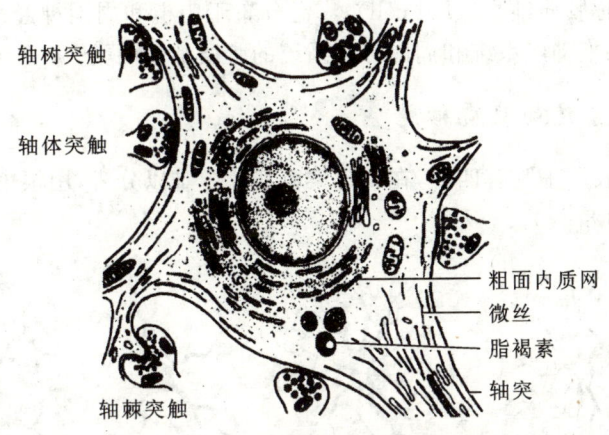

图 8-6　突触的连接方式模式图

根据突触传导信息的方式，可把突触分为化学性突触和电突触两类。前者是以释放神经递质传导冲动，后者通过缝隙连接以电讯号传导冲动。化学性突触最常见，通常所说的突触是指化学性突触而言。

电镜观察，化学性突触的结构由突触前成分(presynaptic element)、突触间隙(synaptic cleft)和突触后成分(postsynaptic element)三部分组成(图 8-7)。突触前、后成分相对的细胞膜分别称突触前膜和突触后膜，其特点是细胞膜特化增厚，胞质面附有一些致密物质。

突触前成分是轴突终末的膨大部分，表面为突触前膜。膨大部分轴质中含许多突触小泡(synapsin vesicle)，还有少量线粒体、微丝和

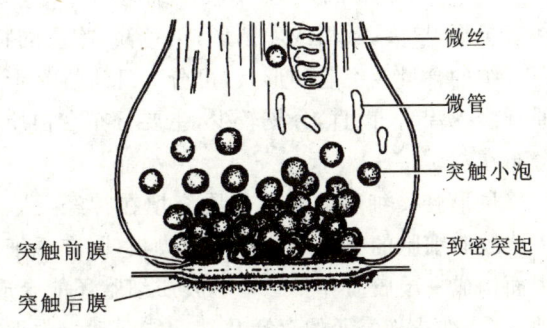

图 8-7　化学性突触超微结构模式图

微管等。突触小泡内含神经递质或神经调质,突触小泡的形状和大小因含不同的神经递质而各不相同。突触小泡表面附有一种特殊的磷蛋白,称突触素I(synapsin I),它具有使突触小泡聚集并连接在细胞骨架上的作用。

突触间隙是突触前膜和突触后膜之间的狭小间隙,宽约15～30 nm。

突触后成分主要为特化增厚的突触后膜,膜上含有能与神经递质特异性结合的受体蛋白,一种受体只能与一种神经递质结合,所以,不同递质对突触后膜所起的作用不同。

当神经冲动传导到轴突终末时,突触前膜Ca^{2+}通道开放,Ca^{2+}由细胞外进入突触前成分,在ATP的参与下,突触素I发生磷酸化,促使突触小泡与细胞骨架脱离,移至突触前膜并与之融合,神经递质以出胞作用释放到突触间隙内,与突触后膜上的相应受体结合,从而引起后一神经元的膜电位发生变化,产生神经冲动并传导。使突触后膜发生兴奋的突触称兴奋性突触,反之,使突触后膜发生抑制的突触称抑制性突触,突触的兴奋或抑制,与神经递质及其受体的种类有关。

三、神经胶质细胞

神经胶质细胞简称胶质细胞(glial cell),广泛分布于中枢和周围神经系统,根据胶质细胞分布位置的不同,可分中枢神经系统和周围神经系统的胶质细胞两类。

(一) 中枢神经系统的胶质细胞

中枢神经系统的胶质细胞有四种,在HE染色切片中难以分辨,用银染或免疫组织化学方法可显示细胞的全貌(图8-8)。

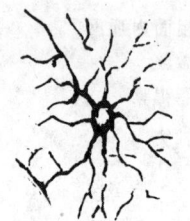
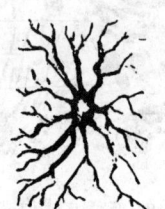
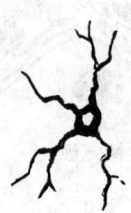
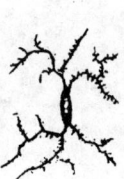

纤维性星形胶质细胞　原浆性星形胶质细胞　少突胶质细胞　小胶质细胞

图8-8 中枢神经系统的几种胶质细胞(银染)

1. **星形胶质细胞**　星形胶质细胞(astrocyte)是胶质细胞中体积最大、数量最多的细胞。胞体呈星形,核大,圆形或卵圆形,染色浅,胞质的特点是含有许多微细交错排列的胶质原纤维。按原纤维的含量及突起的形状,可分为纤维性星形胶质细胞和原浆性星形胶质细胞两种,前者富含原纤维,突起长而直,分支较少,主要分布在白质,后者含原纤维较少,突起粗而短,分支多,主要分布在灰质。

星形胶质细胞的突起伸展充填在神经元胞体及其突起之间,起支持和分隔神经元的作用。一些胶质细胞的突起末端膨大称脚板,附在毛细血管壁上,参与血-脑屏障的构成,或在脑和脊髓表面构成一层胶质界膜。星形胶质细胞还能合成和分泌多种生长因子(如神经营养因子)和细胞外基质,维持神经元的存活及其功能活动。中枢神经系统损伤时,星形胶质细胞可增生并释放大量神经营养因子和细胞因子,刺激神经元及其突起的生长。但大量增生的星形胶质细胞可形成胶质瘢痕,阻碍髓鞘的形成和再生轴突的延伸。

2. 少突胶质细胞 少突胶质细胞(oligodendrocyte cell)胞体较小,核卵圆形,染色较深,突起短,分支少,其突起末端扩展成扁平薄膜,包卷神经元的轴突形成髓鞘,它是中枢神经系统的髓鞘形成细胞。

3. 小胶质细胞 小胶质细胞(microglia cell)是胶质细胞中最小的一种。胞质少,核染色深,突起细长有分支,分支表面有许多小棘突。中枢神经系统损伤时,小胶质细胞可转变为巨噬细胞,清除组织溃变区的血块及死亡细胞碎屑。

4. 室管膜细胞 室管膜细胞(ependymal cell)是一层立方、柱状或扁平的上皮细胞,分布在脑室及脊髓中央管的腔面,称室管膜。室管膜细胞可分泌脑脊液。

(二) 周围神经系统的胶质细胞

1. 施万细胞 施万细胞(Schwann cell)又称神经膜细胞。细胞呈薄片状,胞质较少,细胞表面有基膜。施万细胞是周围神经系统的髓鞘形成细胞,此外,还能分泌多种神经营养因子和细胞外基质,对神经元突起的生长及神经再生均有促进作用。

2. 卫星细胞 卫星细胞(satellite cell)又称被囊细胞,是神经节内包裹神经元胞体的一层扁平或立方形细胞。

四、神经纤维和神经

(一) 神经纤维

神经纤维(nerve fiber)是由神经元的长轴突外包胶质细胞所组成。包裹中枢神经纤维轴突的胶质细胞是少突胶质细胞,包裹周围神经纤维轴突的是施万细胞。根据神经元突起是否有髓鞘(myelin sheath)包裹,神经纤维可分为有髓神经纤维(myelinated nerve fiber)和无髓神经纤维(unmyelinated nerve fiber)两大类(图8-9)。神经纤维主要构成中枢神经系统的白质和周围神经系统的脑神经、脊神经和自主神经。

1. 有髓神经纤维 这类神经纤维的特点是轴突外包有髓鞘(图8-9)。周围神经系统的有髓神经纤维髓鞘呈节段性包绕轴突,相邻节段间无髓鞘的缩窄处称郎飞结(Ranvier node)。相邻两个郎飞结之间的一段称结间体(internode)。每一结间体的髓鞘是由一个施万细胞形成。在髓鞘形成中,施万细胞表面出现一条沟,轴突陷于沟内,沟两边的

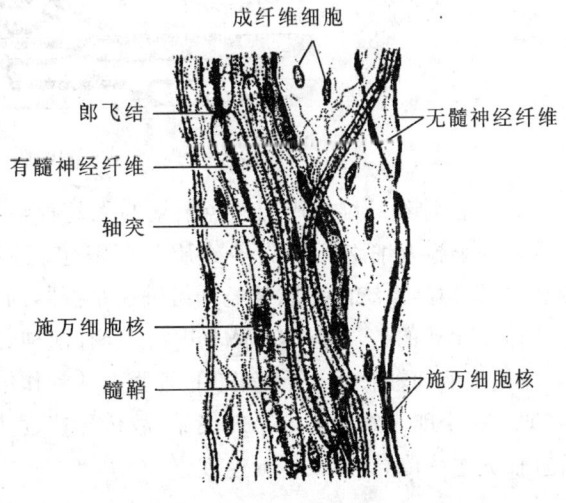

图 8-9 周围神经纤维

细胞膜相贴融合形成系膜,并呈同心圆包卷轴突而形成髓鞘。

电镜下髓鞘呈明暗相间的同心圆板层结构,髓鞘的化学成分主要是脂质和蛋白质,脂质含量很高,约占80%,在常规染色标本上,因脂质被有机溶剂溶解,仅见残留的染成浅红色的网状蛋白质(图8-10)。在髓鞘外面包有神经膜,它由施万细胞最外面的一层细胞膜和基膜构成。

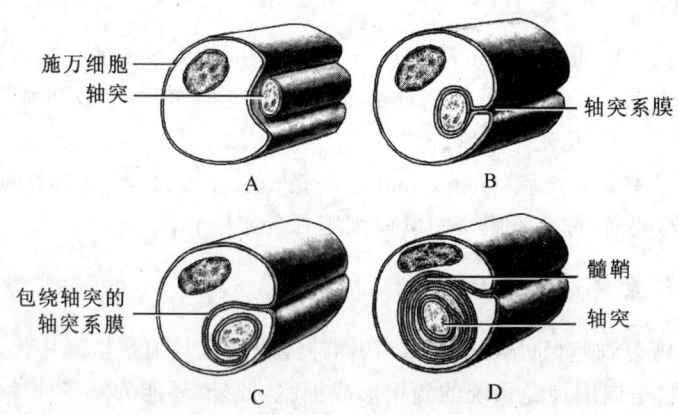

图8-10 周围神经纤维髓鞘形成示意图

中枢神经系统的有髓神经纤维,由少突胶质细胞突起末端的扁平薄膜包卷轴突而形成。一个少突胶质细胞有多个突起可分别包卷多个轴突,其胞体位于神经纤维之间(图8-11)。

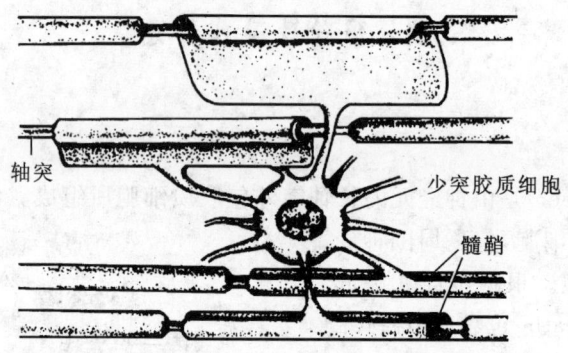

图8-11 少突胶质细胞与中枢有髓神经纤维

2. 无髓神经纤维　周围神经系统的无髓神经纤维由较细的轴突和包在它外面的施万细胞组成。一个施万细胞可形成多处质膜凹陷包绕多个轴突,但不形成髓鞘,故无郎飞结(图8-12)。中枢神经系统的无髓神经纤维轴突是裸露的。

神经冲动的传导是在轴膜上进行的,有髓神经纤维的髓鞘含有大量脂质具有疏水性,电阻大,在组织液和轴膜间起绝缘作用,轴膜上的动作电位只能在郎飞结处发生,轴膜的兴奋呈跳跃性,即从一个郎飞结到另一个郎飞结,故传导速度快。无髓神经纤维因无髓鞘和郎飞结,电流是沿着轴突连续传导的,故传导速度慢。

(二) 神经

周围神经系统的神经纤维集合在一起,外包结缔组织、血管和淋巴管而成的索状结构称神经

(nerve)。包裹在神经外面的致密结缔组织称神经外膜。神经内的神经纤维,又被结缔组织分隔成大小不等的神经纤维束,包裹每束神经纤维的结缔组织称神经束膜。神经纤维束内的每条神经纤维又有薄层疏松结缔组织包裹,称神经内膜(图 8-13)。

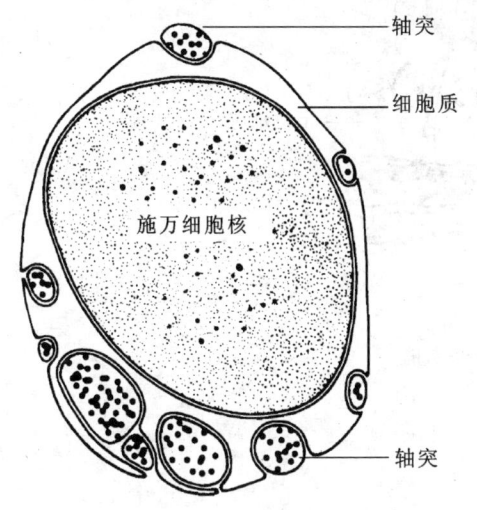

图 8-12 无髓神经与施万细胞的关系模式图

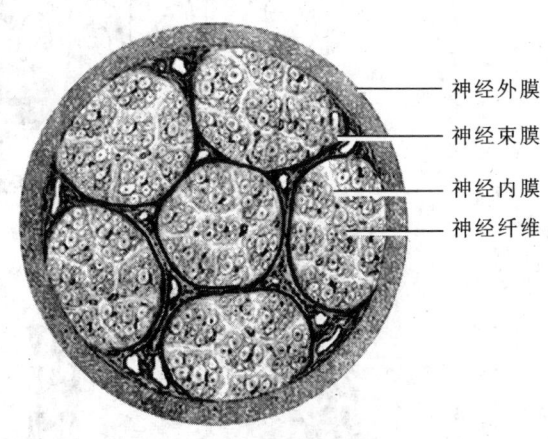

图 8-13 神经结构图

五、神经末梢

神经末梢(nerve ending)　是指周围神经纤维的终末部分与其他组织一起形成的特有结构。包括接受体表和内脏感觉的感觉神经末梢(sensory nerve ending)以及支配肌肉或腺细胞等效应器官的运动神经末梢(motor nerve ending)。

(一) 感觉神经末梢

感觉神经末梢是感觉神经元(假单极神经元)周围突的终末部分,该终末与其他结构共同组成感受器,接受内、外环境的各种刺激,并将刺激转化为神经冲动传向中枢。感觉神经末梢按其结构可分为游离神经末梢和有被囊神经末梢两类。

1. 游离神经末梢　游离神经末梢(free nerve ending)感觉神经元周围突终末失去髓鞘后分成细支,分布在表皮,角膜和毛囊等的上皮细胞间(图 8-14),或分布在各型结缔组织内,能感受冷热、疼痛和轻触的刺激。

2. 有被囊神经末梢　此类神经末梢有结缔组织被囊包裹,它们的种类很多,常见的有三种类型:

(1) 触觉小体　触觉小体(tactile corpuscle)呈卵圆形,长轴与皮肤表面垂直,外包有结缔组织被囊,内有很多横列的结缔组织扁平细胞,裸露的轴突分成细支盘绕在扁平细胞间(图 8-15)。分布在皮肤真皮乳头内,以触觉灵敏的口唇、指尖处最为丰富。触觉小体感受触觉。

(2) 环层小体　环层小体(lamellar corpuscle)呈圆形或卵圆形,体积较大,小体的被囊是由数十层呈同心圆排列的扁平细胞组成,小体中央为一均质状的圆柱体,裸露的轴突伸入圆柱体内(图 8-16)。分布在皮下组织、肠系膜、韧带等处,环层小体感受压觉和振动觉。

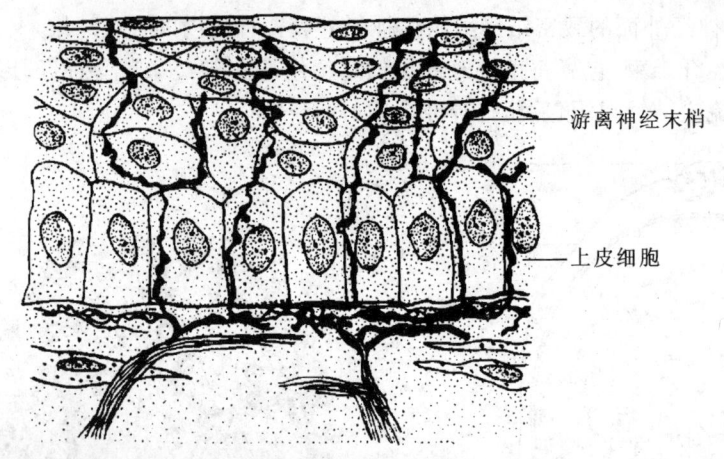

图 8-14 游离神经末梢

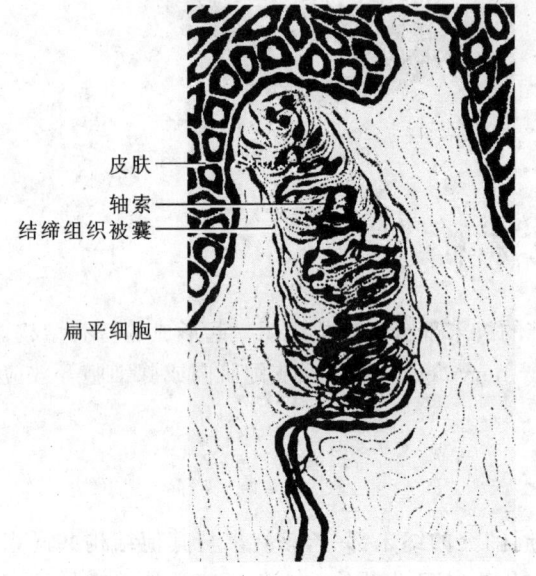

图 8-15 触觉小体模式图

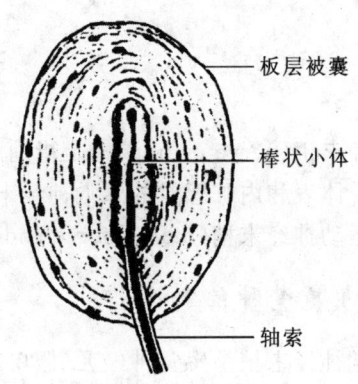

图 8-16 环层小体模式图

(3) 肌梭　肌梭(muscle spindle)是分布于骨骼肌内的梭形小体。外面为结缔组织被囊,内含几条细小骨骼肌纤维,称为梭内肌纤维,梭内肌纤维的中段肌浆较多,肌原纤维较少,有些肌纤维的细胞核排列成串,有些肌纤维的细胞核聚集在中段而使中段膨大。感觉神经纤维进入肌梭时失去髓鞘,其轴突细支呈环状包绕梭内肌纤维的中段,在梭内肌纤维的两端分布有运动神经末梢(图 8-17)。肌梭是一种本体感受器,主要感受骨骼肌肌纤维的伸缩、牵拉变化。

(二) 运动神经末梢

运动神经末梢是运动神经元的轴突终末部分,它分布于肌组织及腺体内,支配肌纤维的收缩和腺细胞的分泌。可分为躯体和内脏运动神经末梢两类。

1. 躯体运动神经末梢　躯体运动神经末梢(somatic motor nerve ending) 分布于骨骼肌。

神经元胞体位于脊髓灰质前角或脑干。有髓神经纤维抵达骨骼肌时失去髓鞘，其轴突反复分支，每一分支形成葡萄状终末，与一条骨骼肌纤维建立突触连接，此连接区域呈椭圆形板状隆起，称运动终板（motor end plate）或称神经肌连接（图8-18）。一个运动神经元所支配的全部骨骼肌纤维合称一个运动单位（motor unit）。

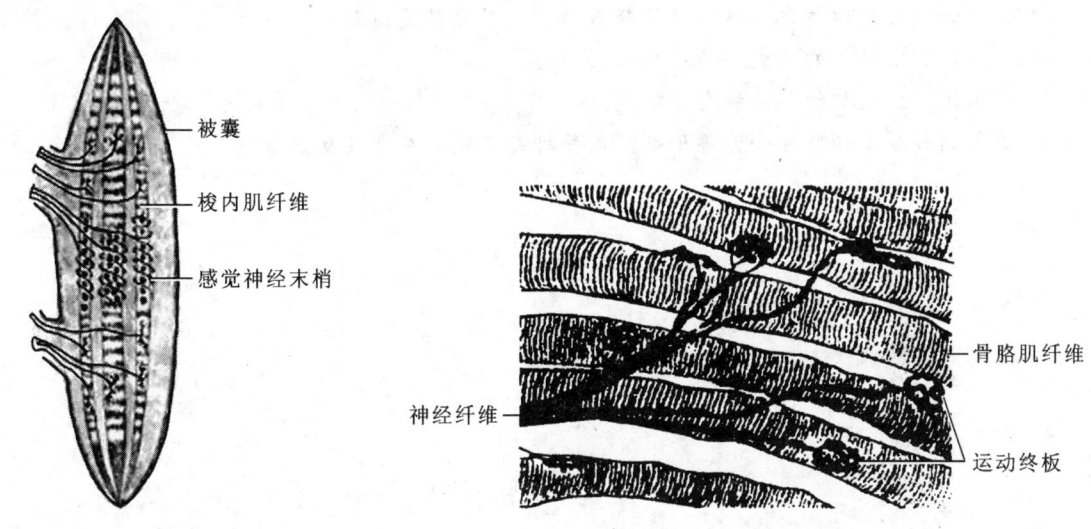

图8-17 肌梭模式图　　　　　　　　图8-18 运动终板光镜模式图

运动终板实际上是一种化学性突触（图8-19）。电镜下，运动终板处的骨骼肌纤维表面凹陷成浅槽，轴突终末膨大嵌入浅槽内，槽底肌膜即突触后膜，突触后膜上有乙酰胆碱的受体。当神经冲动到达运动终板时，轴突终末释放乙酰胆碱到突触间隙。并与肌膜上的乙酰胆碱受体结合，导致离子通道开放，引起Na^+内流和K^+外流，使肌膜上电位发生变化，引发肌纤维收缩。

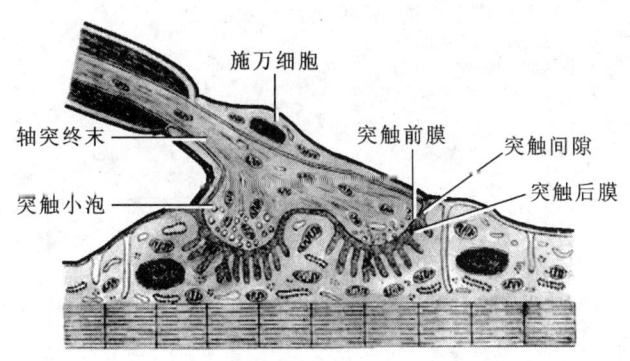

图8-19 运动终板超微结构模式图

2. 内脏运动神经末梢　内脏运动神经末梢（visceral motor nerve ending）分布于心肌、内脏和血管的平滑肌、腺体等处，是由自主神经节发出的无髓神经纤维末梢，轴突终末分支成串珠状或膨大的小结称膨体（varicosity），与效应细胞构成突触结构。膨体内含有许多突触小泡和线粒体，小泡内神经递质释放可引起平滑肌的收缩和腺细胞的分泌。

思 考 题

1. 试述一个多极神经元的形态结构。
2. 何谓突触？试述化学性突触的超微结构及信息传递过程。
3. 试述神经纤维的构成、分类、结构及功能。
4. 试述神经胶质细胞的种类及功能。
5. 何谓神经末梢？可分为哪几类？各种神经末梢的分布及功能如何？

(郑小桃)

第九章 循环系统

内容提要

- 血管壁的一般结构及功能
- 毛细血管的结构及分类
- 各类毛细血管的结构特点
- 心脏传导系统组成细胞的结构特点
- 大、中、小动脉的结构及功能
- 心脏壁的结构及功能
- 静脉的结构特点

循环系统包括心血管系统和淋巴管系统两部分,是一个连续而封闭的管道系统。心血管系统由心脏、动脉、毛细血管和静脉组成。心脏是输送血液的泵,心脏搏出的血液经动脉到毛细血管,再经静脉回流到心脏。淋巴管系统是一个辅助的管道系统,由毛细淋巴管、淋巴管和淋巴导管组成。循环系统的功能主要是参与气体交换、物质运输,一些细胞还具有内分泌功能。

一、血管壁的组成和一般结构

血管壁从内向外依次分为内膜、中膜和外膜(图9-1)。

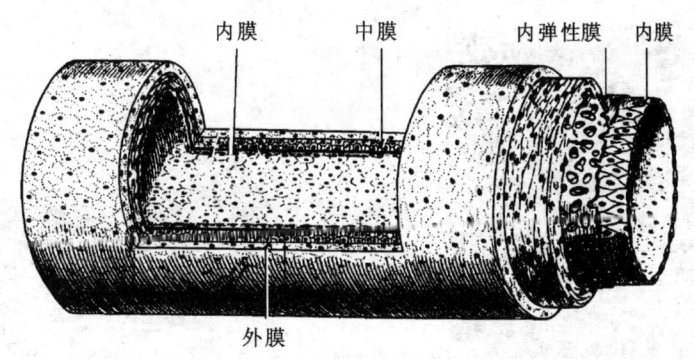

图9-1 血管壁一般结构模式图

(一) 内膜

内膜(tunica intima)为血管壁的最内层,由内皮和内皮下层组成,是三层结构中最薄的一层。

1. 内皮 为衬贴于血管腔面的单层扁平上皮,表面光滑,有利于血液流动。内皮细胞的长轴多与血流方向一致,含核部位略隆起。电镜观察,可见内皮细胞游离面有稀疏的大小不一的胞质突起,细胞间可见紧密连接、缝隙连接等细胞连接,胞质内含吞饮小泡,参与物质转运。

· 63 ·

2. 内皮下层　是位于内皮下的薄层结缔组织,内含少量胶原纤维。有的部位还有少许纵行平滑肌。

某些动脉的内皮下层深面还有一层由弹性蛋白组成的内弹性膜,膜上有许多微小窗孔。

(二) 中膜

中膜(tunica media)位于内膜和外膜之间,其厚度及组成成分因血管种类而异。动脉的中膜明显厚于静脉;动脉的平滑肌又远多于静脉。中膜主要由平滑肌和弹性组织构成,平滑肌细胞可产生胶原纤维、弹性纤维和基质,具有类似成纤维细胞的功能。在病理状况下,动脉中膜的平滑肌可移入内膜、增生并产生结缔组织成分,使内膜增厚,是动脉硬化发生的重要病理过程。

(三) 外膜

外膜(tunica adventitia)主要由疏松结缔组织组成,管壁较厚的血管的外膜中,含有小的营养血管和神经。有的血管,在外膜靠中膜处有外弹性膜。

二、动　脉

动脉分为大动脉、中动脉、小动脉和微动脉。

(一) 中动脉

除大动脉外,解剖学中有名称的动脉多属中动脉。其中膜的平滑肌发达,可调节管径的大小,从而调节分配到身体各部和各器官的血流量(图9-2)。

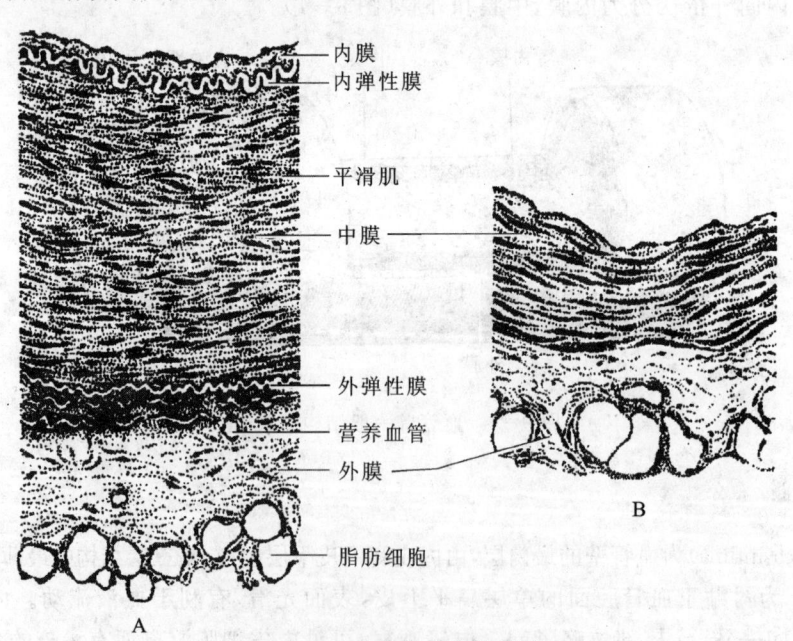

图9-2　中动脉与中静脉(低倍)
A. 中动脉；B. 中静脉

1. 内膜　内皮下层薄,内含少量纵行平滑肌。内弹性膜明显,内膜与中膜分界清楚。在血管横切面上,因血管壁收缩,内弹性膜常呈波浪状。

2. 中膜　较厚,主要由10～40层环形排列的平滑肌纤维组成,其间有少量弹性纤维、胶原纤维和基质,故中动脉又称肌性动脉(图9-2)。

3. 外膜　厚度与中膜大致相等,其中含有营养血管、淋巴管和神经。多数中动脉的中膜和外膜交界处有外弹性膜。

(二) 小动脉和微动脉

1. 小动脉　小动脉(small artery)管径在0.3～1 mm之间,也属肌性动脉。较大的小动脉,有明显的内弹性膜,中膜有数层平滑肌,外膜厚度与中膜相近,一般没有外弹性膜(图9-3)。

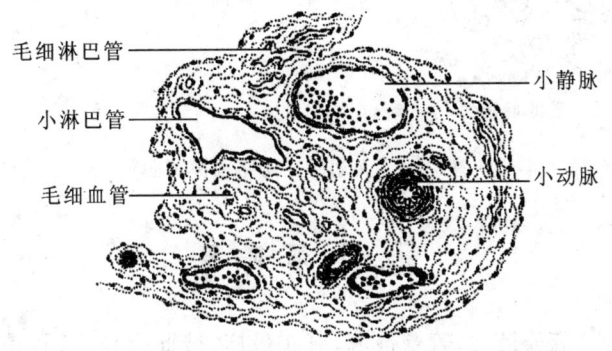

图9-3　小动静脉、毛细血管和小淋巴管光镜结构模式图

2. 微动脉　微动脉(arteriole)管径在0.3 mm以下,无内弹性膜,中膜仅由1～2层平滑肌组成,外膜较薄。

小动脉和微动脉的舒缩能显著地调节器官和组织的血流量,正常血压的维持在相当程度上取决于外周阻力,而外周阻力的变化主要在于小动脉和微动脉平滑肌收缩的程度,故又称小动脉和微动脉为外周阻力血管。

(三) 大动脉

大动脉(large artery)包括主动脉、肺动脉、无名动脉、颈总动脉、锁骨下动脉、椎动脉和髂总动脉等,因其中膜富含弹性膜和弹性纤维,故又称弹性动脉(elastic artery)。具有极大的弹性回缩能力,既可在心脏收缩期扩张,缓冲压力,又可在心脏舒张期弹性回缩,继续推动血液流动,起到一个辅助泵的作用。大动脉管壁各层的结构特点如下(图9-4)。

1. 内膜　内皮下层较厚,靠近中膜处有纵行平滑肌束。由于内弹性膜与中膜的弹性膜相连,故大动脉内膜与中膜的分界不清楚。

2. 中膜　主要由40～70层弹性膜构成,各层弹性膜由弹性纤维相连,故大动脉又称弹性动脉。弹性膜之间有环行平滑肌,少量胶原纤维和基质。

3. 外膜　较薄,为疏松结缔组织,含有小的营养血管、淋巴管及神经束等。

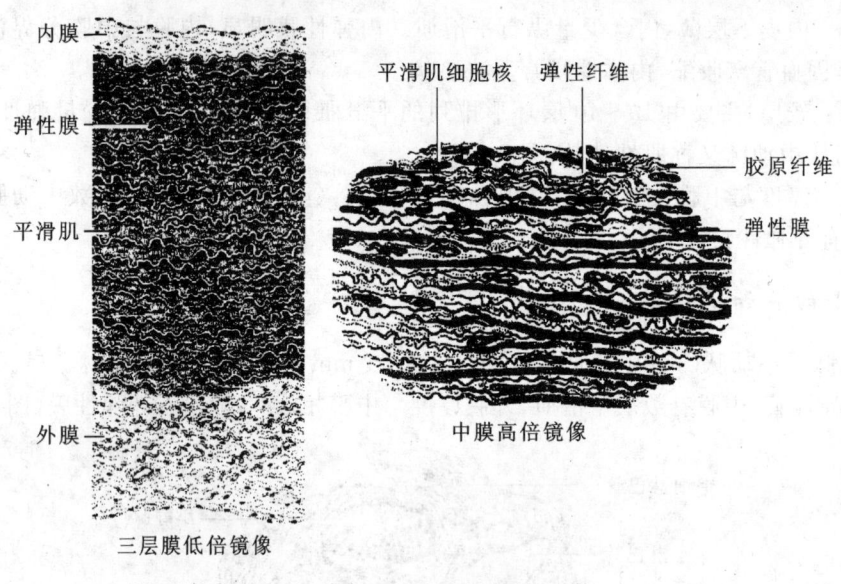

图 9-4 大动脉三层结构模式图

三、毛细血管

毛细血管（capillary）管径最细，管壁最薄，分布最广，彼此吻合成网，是血液与周围组织进行物质交换的主要场所。代谢旺盛的组织和器官，如骨骼肌、心、肺、肝和肾等，毛细血管网丰富而稠密；而代谢率较低的组织和器官，如平滑肌、骨、肌肉及韧带等，其毛细血管网的密度较低。

（一）毛细血管的基本结构

毛细血管管径约为 6~8 μm，管壁由内皮、基膜和周细胞组成，外有少许结缔组织（图 9-5）。细的毛细血管横切面仅由 1 个内皮细胞围成，较粗的毛细血管可由 2~3 个内皮细胞围成。内皮细胞呈扁平梭形，其长轴与血管长轴平行，基膜只有基板，没有网板。周细胞（pericyte）是一种扁平多突的细胞，位于内皮细胞与基膜之间，具有收缩功能。在血管生长或再生时，可分化为内皮细胞、平滑肌细胞或成纤维细胞。

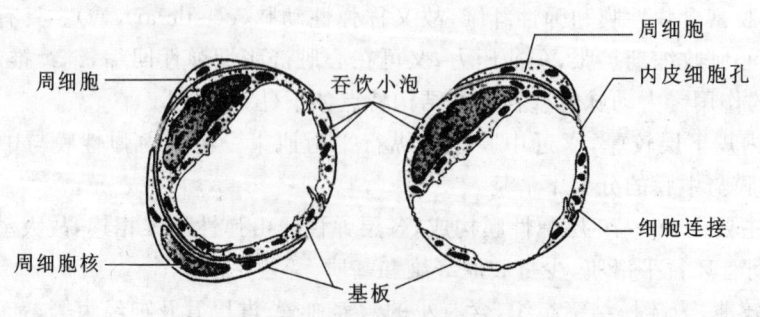

图 9-5 毛细血管超微结构模式图

(二) 毛细血管的分类

光镜下,分布于各处的毛细血管结构相似。电镜观察,根据管壁的超微结构特点,毛细血管可分为三型(图9-6)。

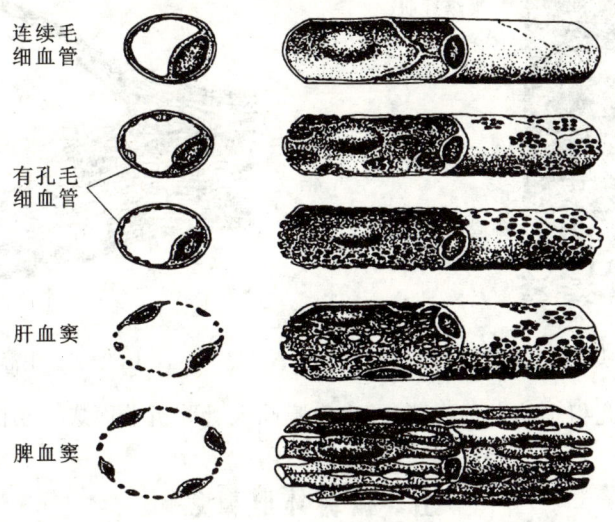

图9-6 三类毛细血管模式图

1. **连续性毛细血管** 连续性毛细血管(continuous capillary)较为多见,分布于肌组织、结缔组织、肺及中枢神经系统等器官内。有一层连续的内皮细胞,细胞间有紧密连接,基膜完整。胞质内可见许多吞饮小泡。物质交换主要通过吞饮小泡的作用来完成。

2. **有孔毛细血管** 有孔毛细血管(fenestrated capillary)主要见于胃肠黏膜,某些内分泌腺和肾血管球。内皮细胞间也有紧密连接,基膜完整,胞质内含吞饮小泡很少,其上有许多贯穿细胞的小孔,孔的直径一般为60~80 nm,孔上有或无隔膜封闭,物质交换主要通过内皮细胞的窗孔来完成。

3. **血窦** 血窦(sinusoid)或称窦状毛细血管,主要分布于大分子物质交换旺盛的器官,如肝、脾、骨髓及某些内分泌器官内。特点为管腔大,直径可达40 μm,不规则,细胞有或无窗孔,细胞间隙较大,基膜连续或不连续甚至缺如。这样的结构使血窦有较大的通透性,物质交换主要是通过内皮细胞的窗孔及细胞间隙进行的。

四、静 脉

静脉起自毛细血管的静脉端,逐级汇合,管径渐粗,管壁渐厚,最终与心脏衔接。根据管径的大小,静脉分为微静脉、小静脉、中静脉和大静脉。小静脉与中静脉常与动脉伴行。与伴行的动脉相比,静脉具有以下特点:① 管腔大,管壁薄,弹性小,故切片标本中的静脉常塌陷变扁,或呈不规则形;② 管壁大致也可分内膜、中膜和外膜三层,但分界不明显,外膜常比中膜厚。大静脉外膜较厚,结缔组织内常有较多的纵行平滑肌束(图9-7);③ 中膜的平滑肌不如动脉丰富,结缔组织成分相对较多;④ 直径2 mm以上的静脉常有静脉瓣(图9-8)。

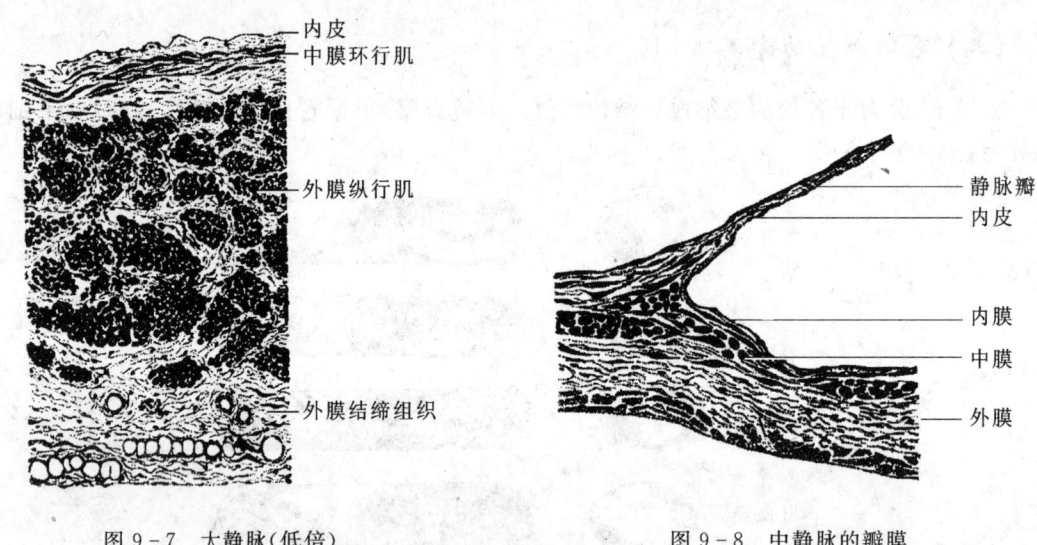

图 9-7 大静脉(低倍) 　　　　　图 9-8 中静脉的瓣膜

静脉瓣为两个彼此相对的半月形薄片,由内膜凸入管腔折叠而成。功能是防止血液逆流。

五、微循环的概念

微循环(microcirculation)是指由微动脉到微静脉之间的微血管中的血液循环。它是血液循环的基本功能单位,能调节血流量,以实现物质交换,对组织和细胞的营养供应和代谢产物的排出起着重要作用。

六、心　脏

心脏是血液循环的动力器官,心壁很厚,主要由心肌构成。心脏能自主地进行节律性收缩,推动血液在血管中循环。

(一) 心壁的微细结构

心壁由内向外分为三层,依次为心内膜、心肌膜及心外膜。

1. 心内膜　心内膜(endocardium)由内皮、内皮下层及心内膜下层构成。内皮与相连的大血管内皮相延续。内皮下层由薄层细密结缔组织组成,含少量平滑肌。内皮下层与心肌膜之间是心内膜下层,由较疏松的结缔组织组成,含小血管和神经。心室的心内膜下层还有心脏传导系统的分支——浦肯野纤维(图 9-9)。

2. 心肌膜　心肌膜(myocardium)主要由心肌纤维构成,是心脏壁中最厚的一层,心室的心肌膜比心房的厚。心室的心肌纤维粗而长,大致分内纵、中环和外斜三层;心房的心肌纤维细而短,多集合成束。心肌纤维之间含丰富的毛细血管(图 9-9,9-10)。电镜下可见心房肌纤维内含电子密度高的膜包颗粒,称心房特殊颗粒。颗粒内含心房利钠因子,又称心钠素,或称心房钠尿肽。具有排钠利尿、扩张血管及降低血压等作用。心房肌与心室肌不相连续,两者分别附着于

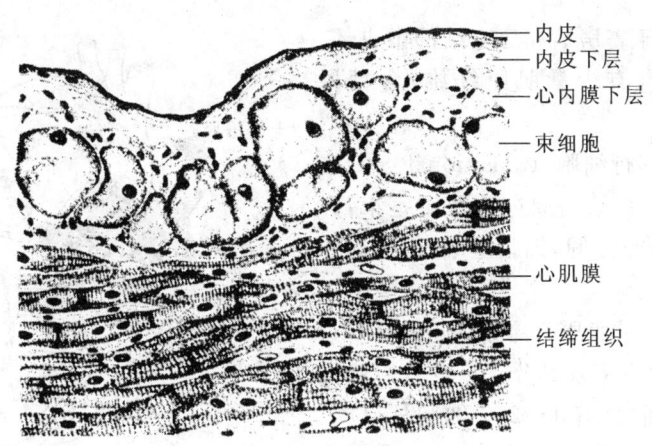

图 9-9 心内膜和心肌膜光镜结构模式图

心骨骼(cardiac skeleton)上。心骨骼是位于心房肌与心室肌之间的致密结缔组织,构成心脏的支架。房室瓣也附着于心骨骼的纤维环上。

3. 心外膜　心外膜(epicardium)即心包的脏层,为浆膜。其表面覆以间皮,间皮下方是薄层疏松结缔组织。其中含血管、神经和少量脂肪组织(图 9-10)。

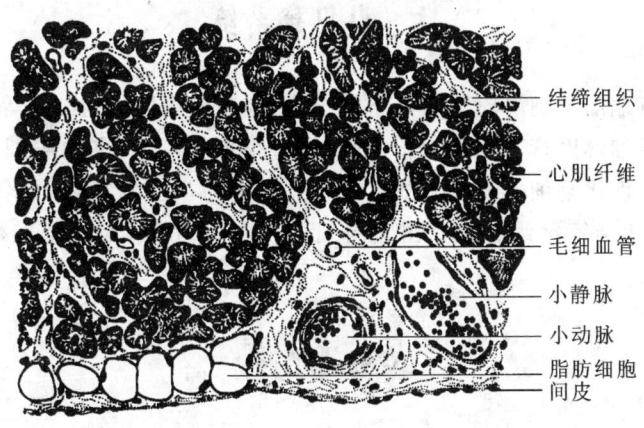

图 9-10 心肌膜和心外膜光镜结构模式图

4. 心瓣膜　心瓣膜(cardiac valve)位于房室孔和动脉口处的心内膜组织局部折叠突出,形成薄片状的瓣膜,称心瓣膜(cardiac valve)。瓣膜表面为内皮,中间为致密结缔组织。心瓣膜可阻止血液逆流,但在某些心脏疾病时,瓣膜受累而变硬或变形,致瓣膜功能障碍,不能正常关闭和开放。

（二）心脏传导系统

心脏传导系统　位于心壁内,是一种特化的心肌纤维。包括窦房结、房室结、房室束及其分支(图 9-11)。其功能是产生和传导冲动,使心房肌和心室肌按一定的节律收缩。组成心脏传导系统的特殊心肌纤维有以下三种类型。

1. 起搏细胞　起搏细胞(pacemaker cell)简称 P 细胞,心肌兴奋的起搏点,细胞较小,呈梭形或多边形,多分布于窦房结和房室结的中央部。胞质内细胞器较少,有少量肌原纤维,含糖原较多。

2. 移行细胞　移行细胞(transitional cell)主要存在于窦房结和房室结的周边部及房室束,介于起搏细胞和心肌纤维之间,细胞呈细长形,起传导冲动的作用。

3. 浦肯野纤维　浦肯野纤维(purkinje fiber)也称束细胞。组成房室束及其分支。浦肯野纤维比普通心肌纤维短而宽,有1～2个细胞核,位于细胞中央。核周胞质染色淡,电镜下含丰富的线粒体和糖原,肌原纤维较少,分布于细胞的周边部。细胞之间以发达的闰盘相连。房室束分支末端的浦肯野纤维与心室肌纤维相连,能快速将冲动传到心室各处。

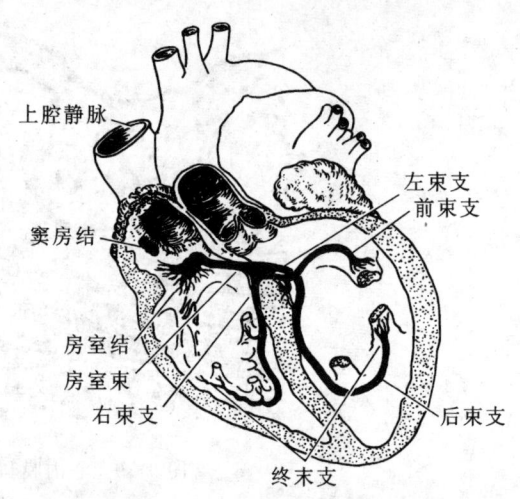

图9-11　心脏传导系统分布模式图

七、淋巴管系统

淋巴管系统以盲端的毛细淋巴管起始于组织内,逐渐汇集形成粗细不等的淋巴管,最后以淋巴导管通入静脉。毛细淋巴管管腔大而不规则,管壁很薄,仅由一层内皮细胞构成,细胞间隙较大,基膜不完整,通透性比毛细血管大。淋巴管形态结构与小静脉相似,但管腔更大,管壁更薄,由内皮,少量平滑肌和结缔组织构成。淋巴导管与大静脉相似,但管壁较薄,三层膜的分界不明显。

思考题

1. 试述中等动脉管壁的组织结构特点并比较大、中、小动脉的结构特点和功能。
2. 试述毛细血管一般结构,电镜下的分类、结构及功能。
3. 如何鉴别中等动脉和中等静脉?
4. 试述心脏管壁的组织结构特点。
5. 心脏传导系统由哪几种特殊细胞组成?

(张　雷)

第十章 免疫系统

内容提要
- 免疫系统的组成及免疫的概念
- 胸腺的结构和功能
- 单核吞噬细胞系统的组成与分布
- 淋巴细胞的分类及主要功能
- 中枢淋巴器官与周围淋巴器官的区别
- 淋巴结和脾的一般结构与功能

免疫系统(immune system)是机体保护自身的防御性结构,由淋巴器官、淋巴组织和免疫细胞构成。淋巴器官包括中枢淋巴器官(胸腺和骨髓)和周围淋巴器官(淋巴结、脾、扁桃体);淋巴组织是构成外周淋巴器官的主要成分,也分布于消化管和呼吸道等非淋巴器官内;免疫细胞包括淋巴细胞、巨噬细胞、抗原呈递细胞、浆细胞、粒细胞和肥大细胞等。以上成分通过血液循环和淋巴循环相互联系,形成一个整体。

免疫系统的功能主要有三方面:① 免疫防御:识别和清除进入机体的抗原,包括病原微生物、异体细胞和大分子物质;② 免疫监视:识别和清除体内表面抗原发生变异的细胞,包括肿瘤细胞和病毒感染细胞;③ 免疫稳定:识别和清除体内衰老死亡的细胞,维持内环境的稳定。

一、免疫细胞

(一) 淋巴细胞

根据淋巴细胞的发生来源、形态特点和免疫功能等方面的不同,可分为 T 细胞、B 细胞、K 细胞和 NK 细胞。

1. **胸腺依赖淋巴细胞** 胸腺依赖淋巴细胞(thymus dependent lymphocyte)简称 T 细胞,由胸腺产生,主要参与机体的细胞免疫。T 细胞分为三个亚群:(1) 细胞毒性 T 细胞(cytotoxic T cell),简称 Tc 细胞,占 T 细胞的 20%~30%,能够直接攻击带异抗原的异体细胞、病毒感染细胞和肿瘤细胞;(2) 辅助性 T 细胞(helper T cell),简称 Th 细胞,占 T 细胞的 65% 左右,能辅助 B 细胞和 Tc 细胞进行免疫应答;艾滋病病毒能特异性破坏 Th 细胞,导致患者免疫系统瘫痪;(3) 抑制性 T 细胞(suppressor T cell),简称 Ts 细胞,占 T 细胞的 10% 左右。可调节其他 T 细胞和 B 细胞,降低其活性,使免疫应答不致过于强烈。

2. **骨髓依赖淋巴细胞** 骨髓依赖淋巴细胞(bone marrow dependent lymphocyte)简称 B 细胞。B 细胞受抗原刺激后增殖分化形成浆细胞,浆细胞分泌抗体,参与机体的体液免疫。

3. **杀伤细胞** 杀伤细胞(killer cell)又称 K 细胞,需要借助于抗体杀伤病毒感染的细胞和肿瘤细胞。

4. 自然杀伤细胞　自然杀伤细胞(nature killer cell)简称 NK 细胞,它不需抗体的存在,也不需抗原的刺激,即可直接杀伤病毒感染细胞和肿瘤细胞。

(二) 抗原呈递细胞

抗原呈递细胞(antigen presenting cell)是免疫应答起始阶段的重要辅佐细胞,能捕捉抗原并加工处理和呈递抗原信息给淋巴细胞。抗原呈递细胞包括巨噬细胞、交错突细胞、滤泡树突细胞、郎格汉斯细胞、微皱褶细胞等。

二、淋巴组织

淋巴组织(lymphoid tissue)以网状组织为支架,网孔中充满大量淋巴细胞及其他免疫细胞。淋巴组织一般分为弥散淋巴组织和淋巴小结两种。

1. 弥散淋巴组织　弥散淋巴组织(diffuse lymphoid tissue)与周围组织没有明显的界限,主要含 T 细胞,组织内常含有毛细血管后微静脉,因其内皮细胞为柱状,又称高内皮微静脉,是淋巴细胞从血液进入淋巴组织的重要通道。

2. 淋巴小结　淋巴小结(lymphoid nodule)又称淋巴滤泡,呈圆形或椭圆形,淋巴细胞密集,与周围组织分界明显,主要由 B 细胞构成。淋巴小结受抗原刺激后增大,并产生生发中心(germinal center)。无生发中心的淋巴小结较小,称初级淋巴小结;有生发中心的称次级淋巴小结。生发中心分为明区和暗区,在生发中心的明区侧周边部有一层密集的小淋巴细胞,称小结帽。

三、淋巴器官

淋巴器官分为中枢淋巴器官和周围淋巴器官。中枢淋巴器官是淋巴细胞早期分化的场所。造血干细胞在其特殊的微环境影响下,经历不同的分化发育阶段,在胸腺形成初始 T 细胞,在骨髓形成初始 B 细胞。人在出生前数周,这两类细胞即已源源不断地输送到外周淋巴器官和淋巴组织。中枢淋巴器官发生较早,出生前已发育完善,不受抗原刺激的直接影响。周围淋巴器官的发生较中枢淋巴器官晚,在出生数月后才逐渐发育完善,是进行免疫应答的主要场所。

(一) 胸腺

幼儿期胸腺较大,进入青春期后,逐渐退化缩小,到老年时期,胸腺大都被脂肪组织所代替。

1. 胸腺的结构　胸腺表面有薄层结缔组织被膜。被膜伸入胸腺内部形成小叶间隔,将胸腺分隔成许多不完全的胸腺小叶(thymic lobule)。每个小叶分为皮质和髓质两部分,各小叶的髓质相互连续。皮质位于外周,由于胸腺细胞密集,故着色较深;髓质位于中央,含较多上皮细胞,故着色较浅(图 10-1)。

(1) 皮质　以胸腺上皮细胞为支架,间隙内含有大量胸腺细胞和少量巨噬细胞等(图 10-2)。

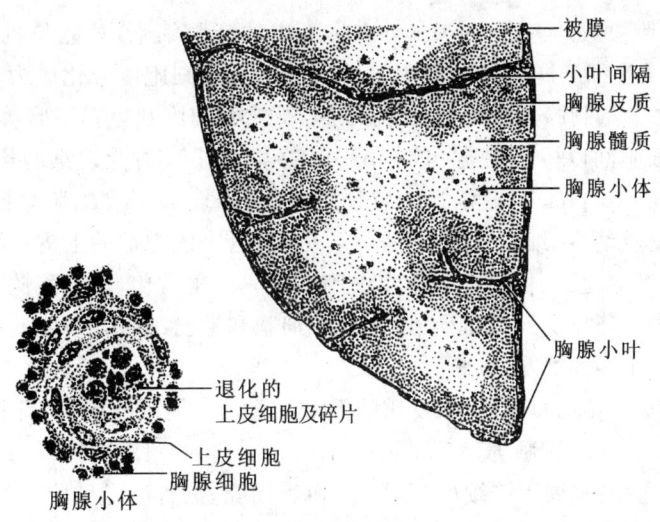

图 10-1 小儿胸腺

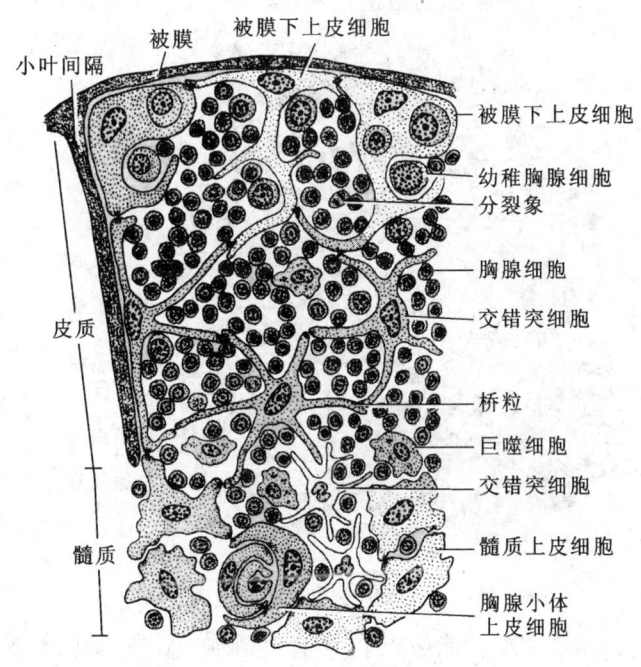

图 10-2 胸腺内细胞分布模式图

胸腺上皮细胞(thymic epithelial cell)又称上皮性网状细胞。皮质的胸腺上皮细胞有被膜下上皮细胞和交错突细胞两种,被膜下上皮细胞与结缔组织相邻的一侧呈完整的扁平上皮状,另一侧有一些突起,相邻上皮细胞的突起间以桥粒相连成网。胸腺上皮细胞分泌胸腺素(thymosin)和胸腺生成素(thymopoietin),为胸腺细胞发育所必需。交错突细胞呈星状,多突起,突起间以桥粒相互连接成网,此种细胞不分泌激素,在诱导胸腺细胞发育分化及对其进行阳性选择过程起重要作用。

胸腺细胞(thymocyte)是正在培育过程中的淋巴细胞,即初始 T 细胞的前身,它们密集于皮质内,占胸腺皮质细胞总数的85%～90%。在发育中的胸腺细胞,凡能与机体自身抗原发生反应的(约占95%)将发生细胞凋亡而被淘汰,仅有5%的胸腺细胞能分化成为初始T细胞。

(2) 髓质　内含大量胸腺上皮细胞、胸腺细胞、交错突细胞和巨噬细胞等。髓质上皮细胞胞体较大,呈多边形,细胞间以桥粒相连,也分泌胸腺激素,部分胸腺上皮细胞构成胸腺小体。

胸腺小体(thymic corpuscle)是髓质的特征性结构,由胸腺上皮细胞呈同心圆状排列而成。小体外周的上皮细胞较幼稚,细胞核明显,细胞可分裂,近小体中部的上皮细胞较成熟,胞质中含有较多的角蛋白,核渐退化,小体中心的上皮细胞则已完全角质化,呈嗜酸性,有的已破碎呈均质透明状。胸腺小体中心还可见巨噬细胞、嗜酸性粒细胞和淋巴细胞。小体的功能尚不太明确,但缺乏胸腺小体的胸腺不能培育出T细胞。

(3) 血-胸腺屏障　实验表明,胸腺皮质的毛细血管及其周围结构具有阻挡血液内的大分子物质进入的屏障作用,称血-胸腺屏障(blood-thymus barrier)(图10-3),其组成如下：① 连续毛细血管内皮细胞；② 内皮周围连续的基膜；③ 血管周隙,内含巨噬细胞；④ 胸腺上皮细胞的基膜；⑤ 一层连续的胸腺上皮细胞突起。血-胸腺屏障的功能是阻止血液中的抗原物质和药物通过,维持胸腺内环境的稳定,保证胸腺细胞正常发育。

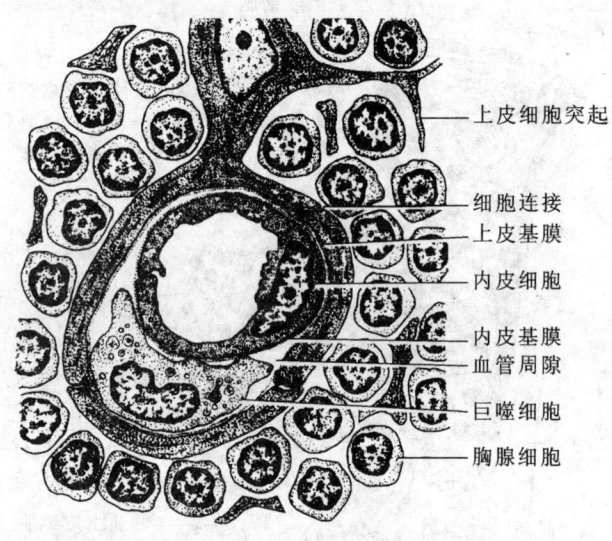

图10-3　血-胸腺屏障结构模式图

2. 胸腺的功能　胸腺的主要功能是产生、培育T细胞；另外,胸腺上皮细胞分泌胸腺素、胸腺生成素等,具有促进胸腺细胞分化成熟和免疫调节作用。

实验证明,若切除新生小鼠的胸腺,该动物缺乏T细胞,不能排斥异体移植物,机体产生抗体的能力也明显下降。

(二) 淋巴结

1. 淋巴结的结构　淋巴结表面有薄层致密结缔组织构成的被膜,被膜上有数条输入淋巴管穿过。淋巴结一侧凹陷,称为淋巴结门部,此处有血管、神经和输出淋巴管出入。被膜和门部的结缔组织伸入淋巴结实质形成相互连接的小梁,构成淋巴结的粗支架,血管行于其内,在小梁之间充满着大量网状组织,构成淋巴结的细支架。淋巴结实质分皮质和髓质两部分,二者之间无明显的界限(图10-4)。

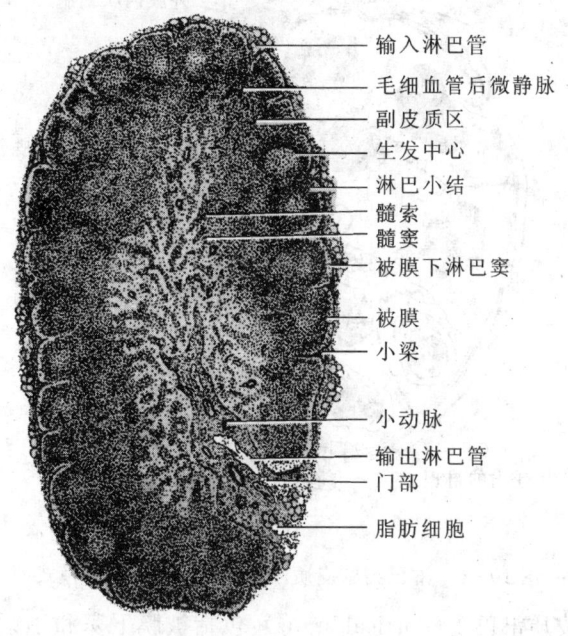

图 10-4 淋巴结

(1) 皮质 位于被膜下方,由浅层皮质、副皮质区及皮质淋巴窦构成。

1) 浅层皮质 含淋巴小结及小结之间的弥散淋巴组织,为皮质的 B 细胞区,淋巴小结内 95% 的细胞为 B 细胞。受抗原刺激后发育良好的次级淋巴小结,可见生发中心,它可分为暗区(dark zone)和明区(light zone)。生发中心的顶部及周围有一层密集的小淋巴细胞,以顶部最厚,称为小结帽(cap)(图 10-5)。暗区较小,位于淋巴小结的一端,主要由较大而幼稚的 B 细胞和 Th 细胞组成,明区较大,位于淋巴小结中心,主要由中等大的 B 细胞和部分 Th 细胞构成,还有一些滤泡树突状细胞和巨噬细胞。

2) 副皮质区 位于皮质深层,为较大片的弥散淋巴组织,其淋巴细胞主要为 T 细胞。新生动物切除胸腺后,此区即不发育,故又称胸腺依赖区(thymus dependent area)。副皮质区还有交错突细胞、巨噬细胞和少量 B 细胞等,还有许多高内皮的毛细血管后微静脉,其内皮细胞较一般内皮细胞高,呈立方形,胞质丰富,胞质中常见正在穿越的淋巴细胞(图10-6)。血液流经此段时,约10%的淋巴细胞穿越内皮进入副

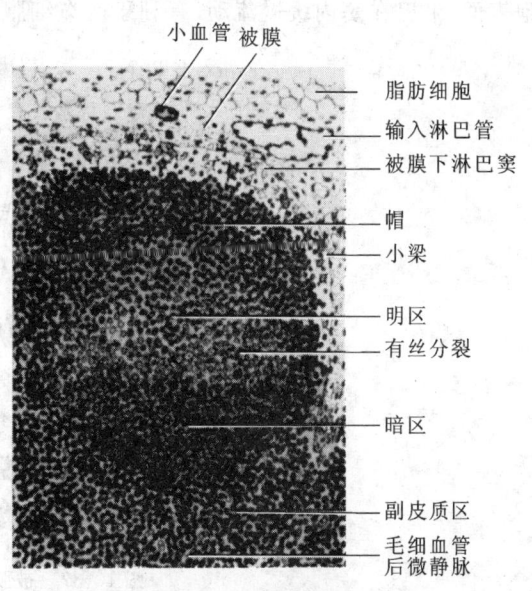

图 10-5 淋巴结皮质

皮质区,再迁移到淋巴结的其他部位。

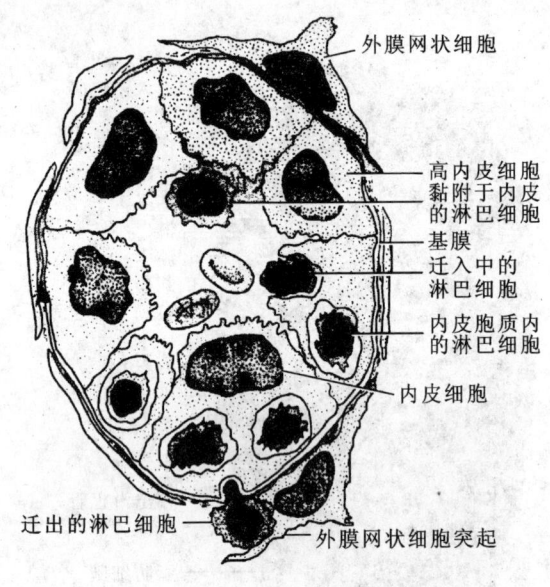

图10-6 淋巴结副皮质区毛细血管后微静脉模式图

3) 皮质淋巴窦 皮质淋巴窦(cortical sinus):包括被膜下窦和小梁周窦。被膜下窦位于被膜下方,其外凸面有数条输入淋巴管通入(图10-7)。小梁周窦末端常为盲端,仅部分与髓质淋巴窦直接相通。淋巴窦壁由扁平的内皮细胞衬里,内皮外有薄层基质、少量网状纤维及一层扁平的网状细胞。淋巴窦内还常有一些呈星状的内皮细胞支撑窦腔,有许多巨噬细胞附着于内皮细胞表面,淋巴在窦内缓慢流动,有利于巨噬细胞清除异物。

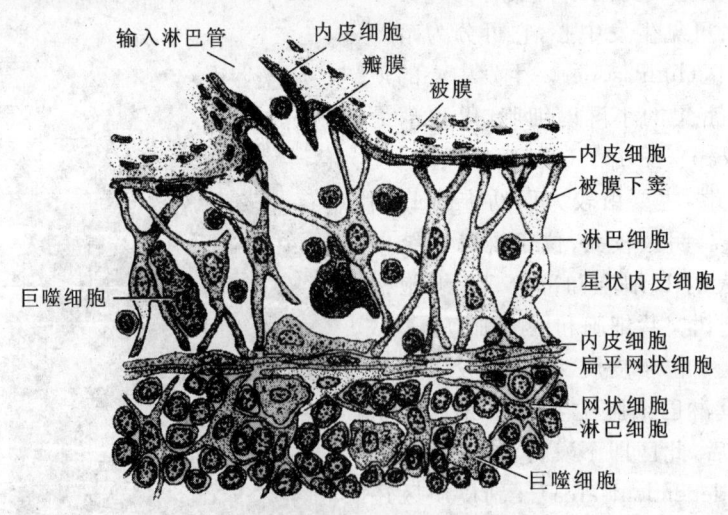

图10-7 被膜下窦结构模式图

(2) 髓质 由髓索和髓窦组成。髓索(medullary cord)是相互连接的条索状淋巴组织,主要含B细胞,其次是浆细胞和巨噬细胞。髓窦(medullary sinus)与皮质淋巴窦的结构相同,但较宽大,腔内的巨噬细胞较多,故有较强的滤过功能(图10-8)。

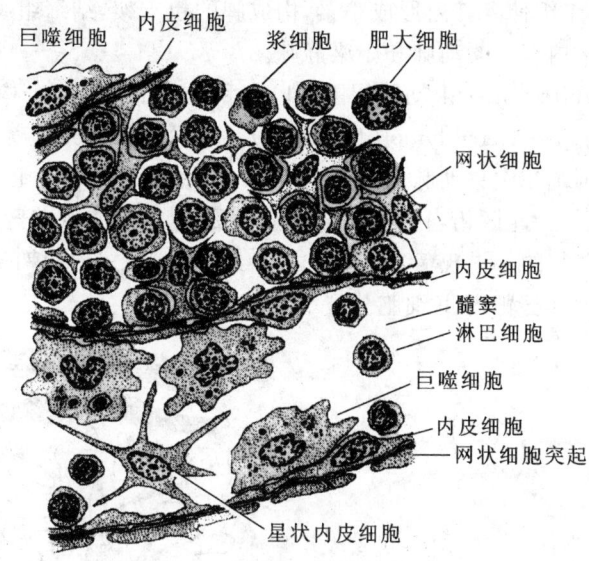

图10-8 淋巴结髓索及髓窦结构模式图

(3) 淋巴结内的淋巴通路 淋巴从输入淋巴管进入被膜下窦和小梁周窦,部分渗入皮质淋巴组织,然后渗入髓窦,部分经小梁周窦直接流入髓窦,继而汇入输出淋巴管。淋巴流经一个淋巴结需数小时,含抗原越多则流速越慢,淋巴经滤过后,其中的细菌等抗原即被清除。淋巴组织中的细胞和产生的抗体等也不断进入淋巴,因此,输出的淋巴常较输入的淋巴含较多的淋巴细胞和抗体。

2. 淋巴结的功能

(1) 滤过淋巴 进入淋巴结的淋巴常带有抗原物质,如细菌、病毒、毒素等,在缓慢地流经淋巴结时,可被巨噬细胞清除,清除率常与抗原的性质、毒力、数量以及机体的免疫状态等密切相关。正常淋巴结对细菌的滤过清除率可达99.5%,但对病毒及癌细胞的清除率常很低。

(2) 免疫应答 抗原进入淋巴结后,巨噬细胞和交错突细胞可捕获与处理抗原,并呈递给具有相应抗原受体的初始T细胞和记忆性T细胞,后者于副皮质区增殖,副皮质区明显扩大,效应T细胞输出增多,引发细胞免疫。B细胞接触抗原后,在Th细胞的辅助下于浅层皮质增殖分化,该部位淋巴小结增多增大,髓索中浆细胞增多,输出淋巴管内含的抗体明显上升,参与体液免疫。细胞免疫应答和体液免疫应答常同时发生。

(3) 参与淋巴细胞再循环 淋巴细胞穿过高内皮,离开血循环,进入淋巴结,向髓质移动,最终通过输出淋巴管引流到胸导管或右淋巴管,从而再回到血循环。因此,淋巴结副皮质区的高内皮毛细血管后微静脉在淋巴细胞再循环中起着重要的作用。

(三) 脾

脾为人体最大的外周淋巴器官。

1. 脾的结构 在新鲜的脾切面,可见大部分组织为深红色,称红髓,其间有散在分布的灰白色点状区域,称白髓,白、红髓交界处称边缘区。脾内无淋巴窦,但有大量的血窦(图10-9)。

(1) 被膜与小梁　脾的被膜较厚,由富含弹性纤维及平滑肌纤维的致密结缔组织构成,表面覆有间皮。被膜的结缔组织伸入脾内形成小梁,构成脾的粗支架,结缔组织内的平滑肌纤维收缩可调节脾内的血量,小梁内有小梁动脉和小梁静脉。

(2) 白髓　白髓(white pulp)由动脉周围淋巴鞘和淋巴小结两部分构成。

1) 动脉周围淋巴鞘(periarterial lymphatic sheath)　小梁动脉的分支离开小梁进入白髓,称中央动脉,弥散淋巴组织围绕在中央动脉周围(图10-10),称动脉周围淋巴鞘,内含T细胞、少量巨噬细胞与交错突细胞等。此区相当于淋巴结的副皮质区,为胸腺依赖区,但无毛细血管后微静脉,中央动脉旁有一条伴行的小淋巴管,它是鞘内T细胞经淋巴迁出脾的重要通道。当发生细胞免疫应答时,动脉周围淋巴鞘内T细胞分裂增殖,鞘也增厚。

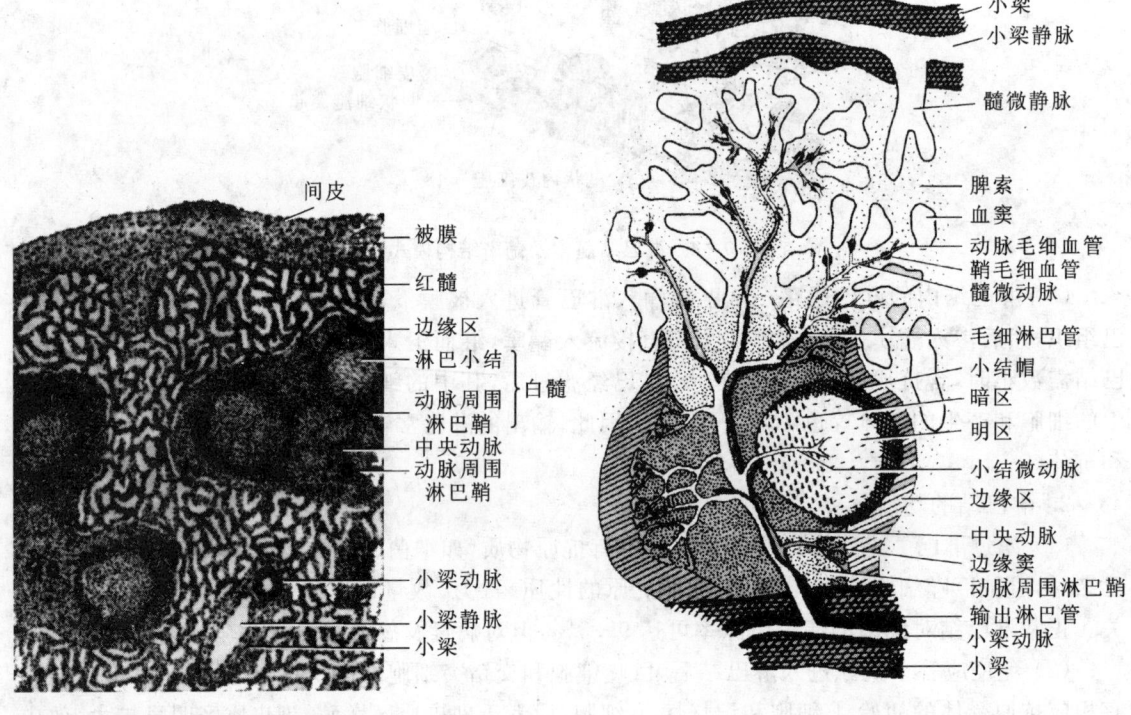

图10-9　脾　　　　　　　　图10-10　脾血液通路模式图

2) 淋巴小结　又称脾小体(splenic corpuscle),结构与淋巴结的淋巴小结相同,主要由大量B细胞构成,位于动脉周围淋巴鞘的一侧,发育较大的淋巴小结也呈现生发中心的明区与暗区,帽部朝向红髓。健康人脾内淋巴小结较少,当抗原侵入脾引起体液免疫应答时,淋巴小结大量增多,使中央动脉常偏向鞘的一侧。

(3) 红髓　红髓(red pulp)约占脾实质的2/3,由脾索和脾窦组成。

脾索(splenic cord):由富含血细胞的淋巴组织构成,呈不规则的条索状,并互相连接成网,而网孔即为脾血窦。脾索内含有较多B细胞、浆细胞、巨噬细胞和树突状细胞及各种血细胞,中央动脉主干穿出白髓进入脾索后,分支形成形似笔毛的笔毛微动脉(penicillar arteriole),除少数直接注入脾血窦外,多数的末端扩大成喇叭状,开口于脾索。这样,大量的血液进入脾索。

脾窦(splenic sinus):是脾内的血窦,直径约12~40μm,形态不规则,也互连成网。纵切面上,血窦壁由一层平行排列的长杆状内皮细胞围成,内皮外有不完整的基膜及网状纤维围绕,故血窦壁如同一种多孔隙的栅栏状结构。在血窦的横切面上,可见杆状内皮细胞沿血窦壁呈点状排列,核突入管腔,细胞间有 0.2~0.5 μm 宽的间隙。脾索内的血细胞变形后,穿越内皮细胞间隙进入血窦。

(4)边缘区 边缘区(marginal zone)是位于白髓和红髓交界处的狭窄区域,宽约 100 μm,由淋巴细胞和边缘窦(marginal sinus)组成。边缘窦是中央动脉分支而成的一些毛细血管,在此区膨大形成小的血窦。该区含有 T 细胞、B 细胞及较多的巨噬细胞。它是血液内抗原及淋巴细胞进入白髓的重要通道。白髓内的淋巴细胞也可进入边缘窦,参与再循环。

2. 脾的血液循环

脾动脉自脾门入脾,分支形成小梁动脉,沿小梁走行,小梁动脉分支形成动脉周围淋巴鞘内的中央动脉,中央动脉在走向白髓的过程中,发出许多小的分支开口于边缘区,而主支则穿出白髓,分成许多较直的分支,状如笔毛,故称笔毛微动脉,笔毛微动脉在脾索内可分三段,分别为髓微动脉、鞘毛细血管、动脉毛细血管(图 10-10)。其终末血管多数开口于脾索,少数直通脾窦,脾窦则依次汇集成髓静脉、小梁静脉和脾静脉出脾。

3. 脾的功能

(1)滤血 脾内滤血的主要部位是脾索和边缘区,此处含大量巨噬细胞,可吞噬清除血液中的病原体和衰老的血细胞,当脾肿大或功能亢进时,红细胞破坏过多,可引起贫血。脾切除后,血内的异形衰老红细胞会大量增多。

(2)免疫应答 脾是各类免疫细胞居住的场所,也是引起脾内免疫应答的部位,体液免疫应答时,淋巴小结增多、增大,脾索内浆细胞增多;细胞免疫应答时,动脉周围淋巴鞘显著增厚。

(3)造血 胚胎早期的脾有造血功能,但自骨髓开始造血后,脾渐失去造血功能,成年后脾仍具有造血潜能,当机体严重失血或某些病理状态下,脾可以恢复造血功能。

(4)储血 正常人脾储血量约 40 ml,主要储于血窦内。脾肿大时其储血量也增大,当机体需血时,脾内平滑肌的收缩可将所储的血排入血循环。

(四)扁桃体

扁桃体包括腭扁桃体、咽扁桃体和舌扁桃体,其中腭扁桃体最大。

腭扁桃体呈扁圆形,黏膜表面覆盖复层扁平上皮,上皮向下陷入形成数十个隐窝,隐窝周围的固有层有大量淋巴小结及弥散淋巴组织,隐窝深部的上皮内有大量淋巴细胞浸润,称上皮浸润部,隐窝上皮内除淋巴细胞外,还含有浆细胞、巨噬细胞、郎格汉斯细胞等。在上皮细胞之间,有许多间隙和通道,它们相互连通并开口于隐窝上皮表面的小凹陷,淋巴细胞就充塞于这些通道内,这样的上皮称淋巴上皮组织。

扁桃体的功能是参与机体的免疫反应,对机体具有很重要的防御作用。

四、单核吞噬细胞系统

Van Furth(1972)把单核细胞和由其分化而来的具有吞噬功能的细胞统称为单核吞噬细胞系统(mononuclear phagocytic system)。该系统包括单核细胞、结缔组织和淋巴组织的巨噬细胞、肝的库普弗细胞、肺的尘细胞、神经组织的小胶质细胞、骨组织的破骨细胞、表皮的郎格汉斯细胞和淋巴组织的交错突细胞等。它们均来源于骨髓内的幼单核细胞，幼单核细胞分化为单核细胞进入血流，后者从不同部位穿出血管壁进入其他组织内，分别分化为上述各种细胞。单核吞噬细胞系统具有吞噬、呈递抗原和参与免疫反应等功能。

思 考 题

1. 简述淋巴结皮质和髓质的组织结构。
2. 试述脾白髓和红髓的组织结构以及脾的功能。
3. 简述胸腺和扁桃体的微细结构。

（买尔江）

第十一章 皮 肤

内容提要
- 皮肤的组成和生理功能
- 表皮的分层及各层的微细结构
- 非角质形成细胞
- 毛、皮脂腺、汗腺和指(趾)甲

皮肤(skin)覆盖身体的表面,面积为 1.2~2.0 m²,由表皮和真皮组成,是人体面积最大的器官。借皮下组织与深部的组织相连(图 11-1)。毛、指(趾)甲、皮脂腺和汗腺等是由表皮衍生的附属器。皮肤直接与外界环境接触,具有重要的作用,包括保护、调节体温、屏障、感觉及参与免疫应答等功能。

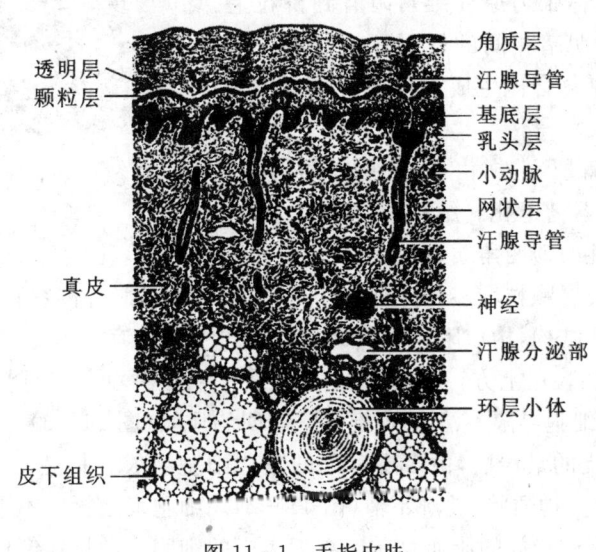

图 11-1 手指皮肤

一、表 皮

表皮(epidermis)位于皮肤的浅层,由角化的复层扁平上皮组成。人体各部位的表皮厚薄不等,一般厚 0.07~0.12 mm,手掌和足蹠最厚,约 0.8~1.5 mm。表皮由两类细胞组成:一类是角蛋白形成细胞(keratinocyte),是表皮细胞的主体;另一类细胞为非角蛋白形成细胞,数量少,分散存在于角蛋白形成细胞之间,包括黑(色)素细胞、郎格汉斯细胞和梅克尔细胞,它们与表皮角化无直接关系。

（一）角质形成细胞的分层

厚表皮的结构较典型，由浅至深分为角质层、透明层、颗粒层、棘层和基底层，主要分布在手掌和足蹠（图 11-1，11-2）。

1. **基底层** 为一层矮柱状或立方形细胞（图 11-1，11-2），称基底细胞，附着于基膜上，与深层结缔组织接触面弯曲不平，从而扩大了二者的接触面积。胞核较大，呈圆形，胞质内含丰富的游离核糖体，故 HE 染色呈强嗜碱性，有分散和成束的角蛋白丝，也称张力丝。细胞的相邻面有桥粒相连，细胞基底面以半桥粒与基膜相连。基底细胞是干细胞，有活跃的增殖、分裂能力。新生的细胞向表层推移，逐渐分化成其余几层表皮细胞。

2. **棘层** 在基底层上方，一般由 4～10 层较大的多边形细胞组成。核较大，圆形，位于细胞中央（图 11-2）。细胞向四周伸出许多短小的棘状突起，相邻细胞的突起镶嵌，并以桥粒相连。胞质丰富，也含许多游离核糖体，因而显嗜碱性，具有旺盛的合成功能。合成的角蛋白形成角蛋白丝（又称张力原纤维），附着到桥粒上。在电镜下，胞质中可见明暗相间的板层颗粒，有界膜包被。这种颗粒由高尔基复合体生成，其内容物主要为糖脂和固醇。

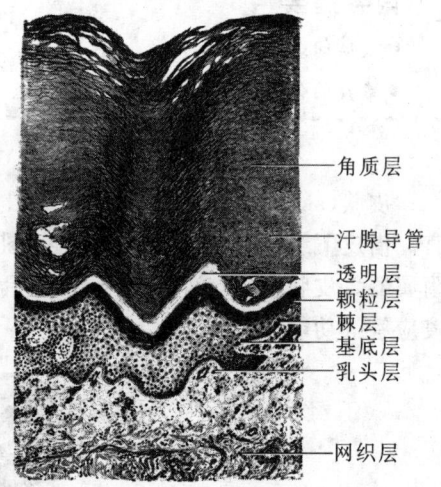

图 11-2 足底皮肤

3. **颗粒层** 位于棘层上方，由 3～5 层较扁的梭形细胞组成，胞核和细胞器已退化。细胞的主要特点是胞质内含有许多强嗜碱性的透明角质颗粒，形状不规则，大小不等（图 11-2），无界膜包被，呈致密均质状。此层细胞含板层颗粒增多，并以胞吐方式将所含的糖脂等内容物质释放到细胞间隙，在细胞外面形成多层膜状结构，构成阻止物质透过表皮的主要屏障。

4. **透明层** 位于颗粒层上方，只在无毛的厚表皮中明显易见，由几层更扁的梭形细胞组成，胞核和细胞器已消失，细胞界限不清，HE 染色呈透明均质状（图 11-2）。

5. **角质层** 为表皮的最浅层，由多层扁平的角化细胞组成。是完全角化的死细胞，已无胞核和细胞器。HE 染色呈均质状，轮廓不清（图 11-2）。细胞表面折皱不平，相邻细胞互相嵌合，细胞间隙中充满板层颗粒释放的脂质物质。靠近表面的细胞间的桥粒解体，细胞彼此连接不牢，逐渐脱落形成皮屑。

表皮由基底层到角质层的结构变化，反映了角蛋白形成细胞增殖、分化、移动和脱落的过程。表皮角蛋白形成细胞不断脱落和更新，使表皮各层得以保持正常的结构和厚度，其更新周期约为 3～4 周。表皮是皮肤的重要保护层。角质层细胞干硬，胞质内充满角蛋白，细胞膜增厚，因而其保护作用尤其明显。棘层到角质层的细胞间隙内的脂质，构成阻止物质出入的屏障。

身体大部分的表皮相当薄，基底层与厚表皮的细胞相同，棘层的细胞层数少，颗粒层只有 2～3 层细胞，没有透明层，角质层也薄，只有几层细胞。

(二)非角质形成细胞

1. **黑素细胞** 黑素细胞(melanocyte)是生成黑色素的细胞。大多散在于表皮基底细胞之间,真皮中可有少数,它们在身体各部的数目有明显差别,HE染色不易辨认;用特殊染色法可显示细胞的全貌,为有多个较长并分支突起的细胞(图11-3)。其主要特点是胞质中含有有膜包被的多个黑素体,内含酪氨酸酶,能将酪氨酸转化为黑色素。黑素体充满色素后成为黑素颗粒。黑素颗粒移入突起末端,输送到邻近的基底细胞内,因而基底细胞内常含许多黑素颗粒,而黑素细胞本身却含黑素颗粒少。黑色素为棕黑色物质,是决定皮肤颜色的一个重要因素。黑色素能吸收和散射紫外线,可保护表皮深层的幼稚细胞不受辐射损伤。

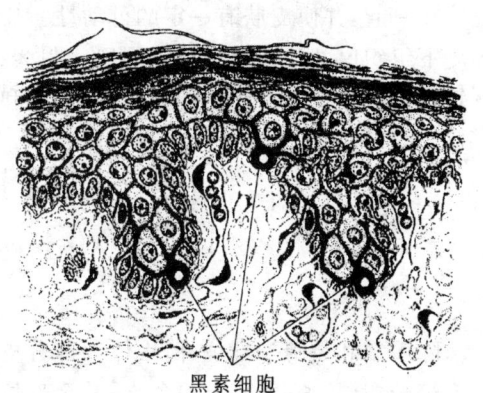

黑素细胞

图11-3 黑素细胞结构模式图

2. **郎格汉斯细胞** 分散在表皮的棘细胞之间。它们在身体各部位的数目不等,为多突起的细胞,HE染色不易辨认。用ATP酶等特殊染色法可见细胞向周围伸出几个较粗的突起,这些突起又分出多个树枝状的细突起,穿插在棘细胞之间。此细胞能识别、结合和处理侵入皮肤的抗原,并把抗原传送给T细胞,是皮肤免疫功能的重要细胞,在对抗侵入皮肤的病毒、监视表皮癌变细胞和排斥移植的异体组织中起重要作用。

3. **梅克尔细胞** 有短指状突起的细胞,数目很少,大多存在于毛囊附近的表皮基底细胞之间,HE染色不易辨认,需用特殊染色法显示,目前功能尚不明确。

二、真 皮

真皮(dermis)位于表皮下面,由致密结缔组织组成,与表皮牢固相连。真皮深部与皮下组织接连,但两者之间没有清楚的界限(图11-1,11-2)。身体各部位真皮的厚薄不等,分为乳头层和网织层。

1. **乳头层** 为紧邻表皮的薄层结缔组织,胶原纤维和弹性纤维较细密,含细胞较多,并向表皮底部突出,形成许多嵴状或乳头状的突起,称真皮乳头,使表皮与真皮的连接面扩大,有利于两者牢固连接,并便于表皮从真皮的血管获得营养。该层毛细血管丰富,有许多游离神经末梢,在手指等触觉灵敏的部位常有触觉小体(图11-1,11-2)。

2. **网织层** 位于乳头层下方,较厚,是真皮的主要组成部分,与乳头层无清楚的分界。网织层由致密结缔组织组成,粗大的胶原纤维束交织成网,并有许多弹性纤维,使皮肤有较大的韧性和弹性。此层内有许多血管、淋巴管和神经,毛囊、皮脂腺和汗腺也多存在于此层内,并常见环层小体(图11-1,11-2)。

三、皮下组织

皮下组织由疏松结缔组织和脂肪组织组成(图 11-1),在真皮的下方,将皮肤与深部的组织连接在一起,并使皮肤有一定的可动性。皮下组织的厚度因个体、年龄、性别和部位而不同。腹部皮下组织厚,脂肪组织丰富。眼睑、阴茎和阴囊等部位皮下组织最薄,不含脂肪组织。血管、淋巴管和神经经皮下组织延伸到皮肤,毛囊和汗腺也常延伸到此层组织。

四、皮肤的附属器

(一) 毛

除手掌和足蹠等部位外,人体大部分皮肤都长有毛发,毛的粗细和长短不一。头发、胡须和腋毛等较粗、较长,并富有黑色素;其余部位的毛细软而短,含色素少。

1. 毛的结构　毛分为毛干、毛根和毛球。伸在皮肤外面的为毛干,长在皮肤内的为毛根,毛干和毛根均由排列规则的角化上皮组成。毛根包在由上皮和结缔组织组成的毛囊内(图 11-4)。毛根和毛囊的下端合为一体,成为膨大的毛球,毛球的上皮细胞为幼稚细胞,称毛母质细胞,毛球底面向内凹陷,容纳毛乳头。毛乳头是富有血管和神经的结缔组织,毛球是毛和毛囊的生长点,毛乳头对毛的生长起诱导和维持作用。毛和毛囊斜长在皮肤内,与皮肤表面呈钝角的一侧,有一束平滑肌连接毛囊和真皮,称立毛肌(图 11-4),受交感神经支配,收缩时使毛竖立。

2. 毛的生长和更新　毛有一定的生长周期,身体各部位毛的生长周期长短不等。生长期的毛囊长,毛球和毛乳头也大。此时毛母质细胞分裂活跃,使毛生长。由生长期转入退化期,即是换毛的开始。此时毛囊变短,毛球缩小,毛乳头聚成一个小团,连在毛球底端,毛母质细胞停止分裂并发生角化,毛与毛球和毛囊连接不牢,故毛易脱落。在下一个生长周期开始时,在毛囊底端形成新的毛球和毛乳头,开始生长新毛。新毛长入原有的毛囊内,将旧毛推出,新毛伸到皮肤外面。

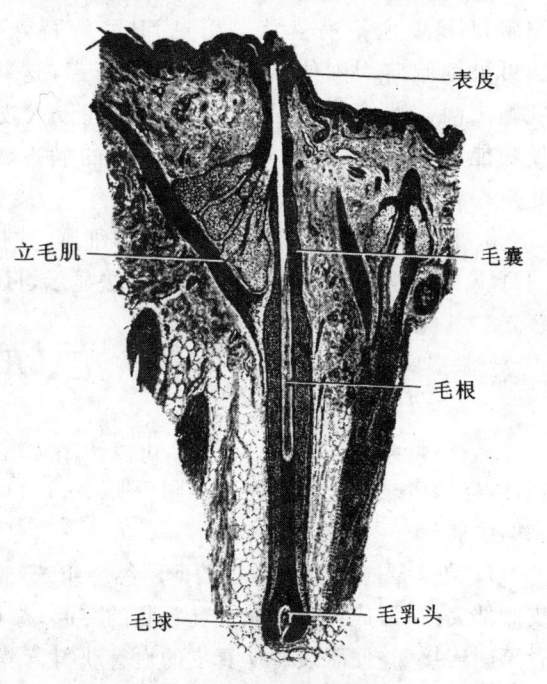

图 11-4　头部皮肤结构模式图

(二) 皮脂腺

皮脂腺(sebaceous gland)大多位于毛囊和立毛肌之间,为泡状腺,由一个或几个囊状的腺泡与一个共同的短导管构成(图 11-5)。导管为复层扁平上皮,多开口于毛囊上段,也有些直接开口在皮肤表面。腺泡周边是一层较小的幼稚细胞,有活跃的分裂能力,生成新的腺细胞。新生的腺细胞逐渐变大,并向腺泡中心移动,胞质中形成越来越多的小脂滴(图 11-6)。腺泡中心的细胞更大,呈多边形,胞质内充满脂滴,细胞核固缩,细胞器消失(图 11-6)。最后,腺细胞解体,连同脂滴一起排出,即为皮脂。皮脂腺的发育和分泌受性激素的调节,青春期分泌活跃。

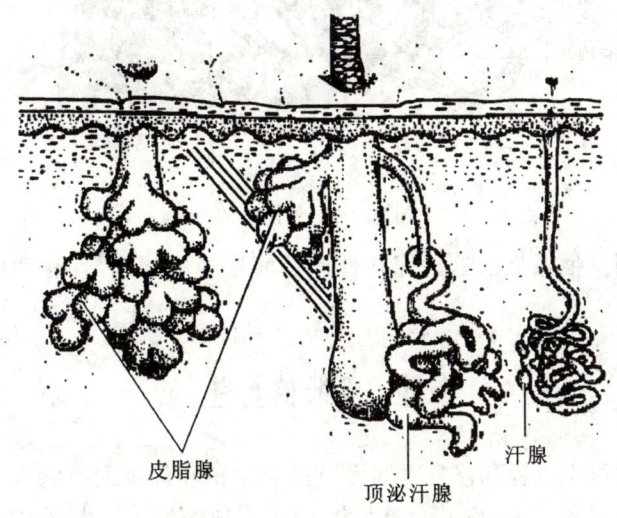

图 11-5 皮肤附属器模式图

(三) 外泌汗腺

外泌汗腺(eccrine sweat gland)即汗腺。它们遍布于全身的皮肤中,但不同部位皮肤内的汗腺数目有明显差别。汗腺是单管状腺,分泌部为较粗的管,位于真皮深层和皮下组织中,盘曲成团,管腔小。导管较细而直,开口于皮肤表面(图11-1,11-5)。分泌部由单层锥体形细胞组成,胞核呈圆形,位于细胞近基底部,基膜明显。在腺细胞与基膜之间,有肌上皮细胞(图 11-7),其收缩能帮助排出分泌物。导管由两层染色较深的立方形细胞组成(图 11-7),从真皮深部上行穿过表皮,开口于皮肤表面的汗孔(图 11-1,11-5)。汗液分泌(出汗)是身体散热的主要方式,对调节体温起重要作用。

(四) 顶泌汗腺

顶泌汗腺(apocrine sweat gland)又称大汗腺。主要分布在腋窝、乳晕和阴部等处。这种腺与上述的外泌汗腺不同,是皮肤中的另一种汗腺,分泌部为粗管,管腔大,也盘曲成团(图 11-5)。腺细胞呈立方形或矮柱状,胞核圆形,胞质内含许多分泌颗粒和溶酶体。腺细胞与基膜之间也有肌上皮细胞。导管较细而直,也由两层上皮细胞组成,开口于毛囊上段。分泌物为较黏稠的乳状液,含蛋白质、糖类和脂质等,分泌物被细菌分解后产生特别的气味。分泌过

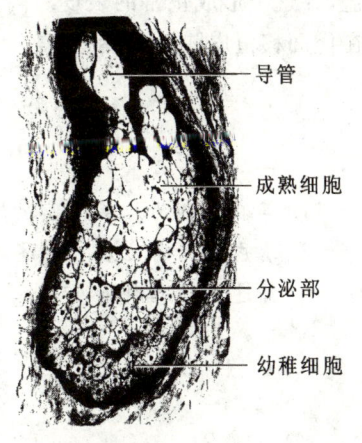

图 11-6 皮脂腺

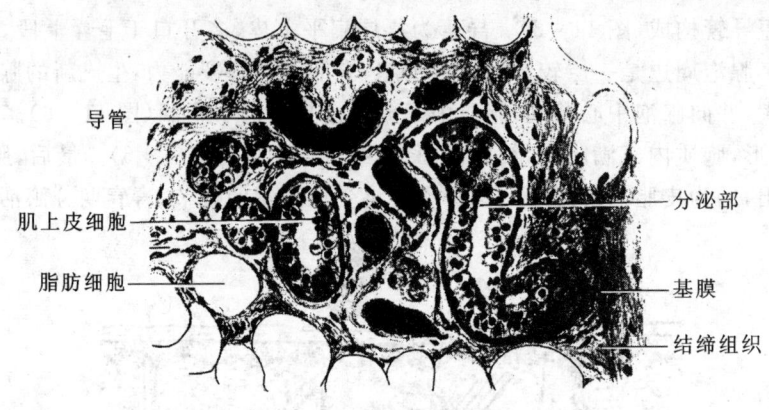

图 11-7 外泌汗腺

盛而致气味过浓时,则发生狐臭。这种腺在性成熟前呈静止状态,青春期后由于受性激素的刺激,分泌活跃。

五、皮肤的再生

皮肤受损伤后,其再生过程和修复时间因受损的面积和深度而有很大的差别。小而浅的损伤,由于表皮细胞的迁移和增殖,数天就能愈合,也不形成瘢痕。较大而深的损伤,其再生过程则较长。创伤后首先是凝血和止血,并出现炎症反应,众多的中性粒细胞进入局部,清除细菌。随后出现许多巨噬细胞,清除损坏的组织,并释放几种生物活性物质促进成纤维细胞增殖和毛细血管生长,生成肉芽组织。肉芽组织是细嫩的结缔组织,其中有较多的成纤维细胞和巨噬细胞,纤维少,毛细血管丰富。创伤后不久,伤口周围的表皮细胞增殖并迁移到伤面。伤面残留的汗腺和毛囊的上皮也能增殖,形成覆盖伤面的上皮小岛,参与表皮再生。最后伤面全由新生的表皮覆盖,并逐渐形成正常的表皮。肉芽组织也逐渐由纤维致密的结缔组织替代。如创伤面积大,常需在伤面移植皮肤,以协助修复。

思 考 题

1. 厚表皮分为几层?各层的微细结构特点如何?
2. 真皮分为哪几层?简述各层特点。
3. 简述皮肤各种附属器结构的特点。

(牛嗣云)

第十二章 消 化 管

内容提要
- 消化管壁的一般结构
- 牙的组织结构
- 舌的组织结构
- 食管壁的组织结构
- 胃底腺的组织结构
- 小肠绒毛及小肠腺的组织结构
- 大肠的组织结构
- 胃肠内分泌细胞

消化系统由消化管(digestive tract)与消化腺(digestive gland)两部分组成,主要功能是对食物进行消化,将食物中大分子物质分解为小分子,吸收后供机体生长和代谢的需要。消化管是从口腔至肛门的连续性管道,依次为口腔、咽、食管、胃、小肠和大肠。这些器官的管壁结构有共同之处,又各具特点。

一、消化管壁的一般结构

消化管壁(除口腔与咽外)由内向外依次分为黏膜、黏膜下层、肌层与外膜(图12-1)。

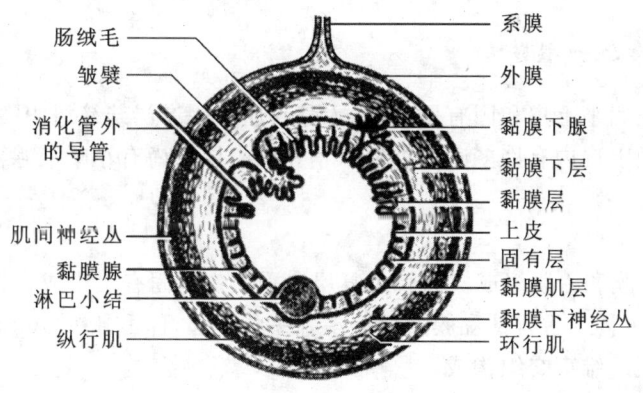

图12-1 消化管一般结构模式图

(一) 黏膜

黏膜(mucosa)由上皮、固有层和黏膜肌层组成,是消化管各段结构最复杂、功能最重要的部分。

1. 上皮 有两种类型,消化管的两端(口腔、咽、食管及肛门)为复层扁平上皮,以保护功能为主;其余部分均为单层柱状上皮,以消化吸收功能为主。

2. 固有层　固有层为疏松结缔组织,含丰富的血管和淋巴管。胃肠固有层内还含上皮凹陷形成的腺体和淋巴组织。

3. 黏膜肌层　黏膜肌层为薄层平滑肌,一般分内环、外纵两层,有助于固有层中腺体分泌物排出和血液运行。

(二) 黏膜下层

黏膜下层(submucosa)为疏松结缔组织,内含较大血管、淋巴管及由多极神经元与无髓神经纤维构成的黏膜下神经丛,后者可调节黏膜肌的收缩和腺体的分泌。在食管及十二指肠的黏膜下层内分别有食管腺与十二指肠腺。在食管、胃和小肠等部位的黏膜与黏膜下层共同向管腔内突起,形成皱襞(plica)。

(三) 肌层

食管上段与肛门处的肌层(muscularis)为骨骼肌,其余均为平滑肌。肌层一般分为内环、外纵两层,其间有肌间神经丛,可调节肌层的运动。

(四) 外膜

外膜(adventitia)由薄层结缔组织构成者称纤维膜,主要分布于食管和大肠末段。由薄层结缔组织与间皮共同构成者称浆膜,主要分布于腹膜内位器官的表面。

二、口　腔

(一) 口腔黏膜的一般结构

口腔黏膜由复层扁平上皮和固有层构成,无黏膜肌。固有层结缔组织突向上皮形成乳头,内含毛细血管。乳头及上皮内有许多感觉神经末梢。固有层中尚有小唾液腺。

(二) 舌

舌(tongue)由黏膜和舌肌组成。黏膜由复层扁平上皮与固有层组成。舌根部黏膜内有许多淋巴小结,构成舌扁桃体。舌背部黏膜形成许多乳头状隆起,称舌乳头(lingual papillae),可分为四种。舌肌由骨骼肌纤维束交织构成。

1. 丝状乳头　丝状乳头(filiform papilla)遍布于舌背。呈圆锥形,浅层上皮角化脱落,外观白色,称舌苔(图 12-2)。

2. 菌状乳头　菌状乳头(fungiform papilla)较少,位于舌尖与舌缘的丝状乳头之间,蘑菇状,含有味蕾,外观呈红色(图 12-2)。

3. 轮廓乳头　轮廓乳头(circumvallate papilla)10 余个,位于舌界沟前方。顶端平坦,乳头周围黏膜凹陷形成环沟,沟两侧的上皮内有较多味蕾。固有层中味腺分泌物通过导管流入沟底,冲洗表面以利于味蕾不断接受物质刺激(图 12-2)。

4. 叶状乳头 叶状乳头（foliate papilla）位于舌后方侧缘，叶片状排列，乳头间沟的两侧上皮中富有味蕾，沟底也有味腺开口。

味蕾（taste bud）为卵圆形小体，主要分布于菌状乳头和轮廓乳头。味蕾由长梭形的（Ⅰ型细胞与Ⅱ型细胞）感觉上皮细胞和基细胞构成（图12-3）。电镜下，Ⅰ型Ⅱ型细胞两者都有大量微绒毛伸入味孔，称味毛；在细胞基底面可见与味觉神经末梢形成突触。锥体形的基细胞，位于味蕾深部，是未分化细胞。味蕾是味觉感受器。不同部位的味蕾对不同味道的感受性不同，舌尖主要感受甜味与咸味，舌侧面主要感受酸味，轮廓乳头处则主要感受苦味。

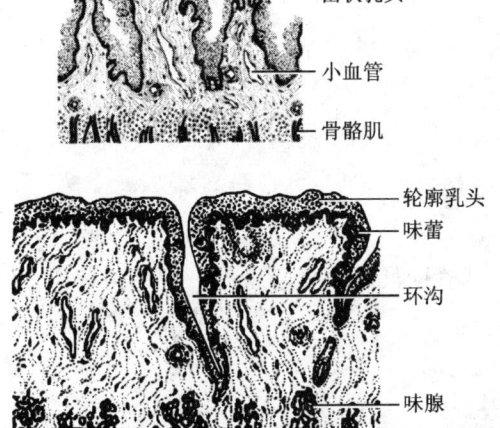

图12-2 舌乳头

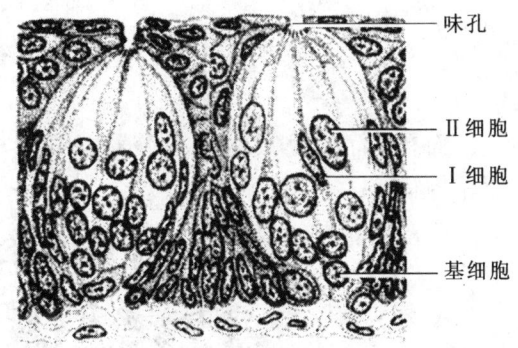

图12-3 味蕾

（三）牙

牙分三部分，露在外面的为牙冠，埋在牙槽骨内的为牙根，两者交界部为牙颈。牙中央有牙髓腔，充满牙髓。牙由牙本质、釉质及牙骨质构成。牙根周围的牙周膜、牙槽骨骨膜及牙龈则统称牙周组织（图12-4）。

1. 牙本质 牙本质在牙髓腔周围构成牙的主体。主要由牙本质小管与间质构成。牙本质对冷、痛、触觉刺激较敏感，并将信息传给牙髓内的神经末梢。当釉质受破坏，牙本质暴露时（如龋齿），可引起酸、痛的感觉。

2. 釉质 釉质是体内最坚硬的结构，包在牙冠部的牙本质表面。由釉柱和极少量的间质构成。釉柱的釉质主要成分为羟基磷灰石结晶。

3. 牙骨质 牙骨质是牙根部的牙本质外面的骨组织。

4. 牙髓 牙髓为疏松结缔组织。含由牙根孔进入

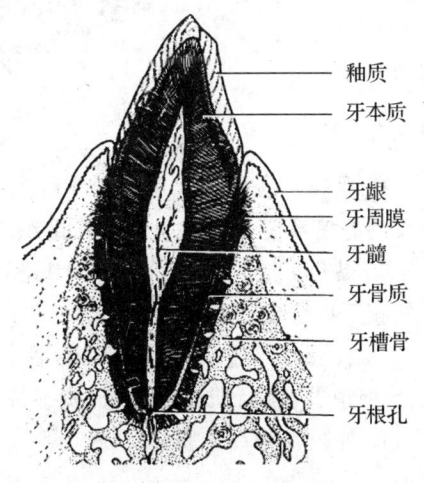

图12-4 牙的结构

牙髓的血管、淋巴管和神经纤维。

5. 牙周膜　牙周膜是位于牙根与牙槽骨间的致密结缔组织,内含较粗的胶原纤维束。老年人的牙周膜常萎缩,引起牙松动或脱落。

6. 牙龈　牙龈是由复层扁平上皮及固有层组成的黏膜。

三、咽

咽是消化和呼吸的共同通道,分口咽、鼻咽和喉咽,其结构如下:

1. 黏膜　由上皮和固有层组成。口咽表面为未角化的复层扁平上皮,鼻咽与喉咽为假复层纤毛柱状上皮。固有层的结缔组织内有丰富的淋巴组织。

2. 肌层　由内纵行与外斜或环行的骨骼肌组成。

3. 外膜　为纤维膜。

四、食　管

腔面有纵行皱襞,食物通过时消失(图 12-5)。其管壁具有消化管壁的一般结构特征,又有如下结构特点:

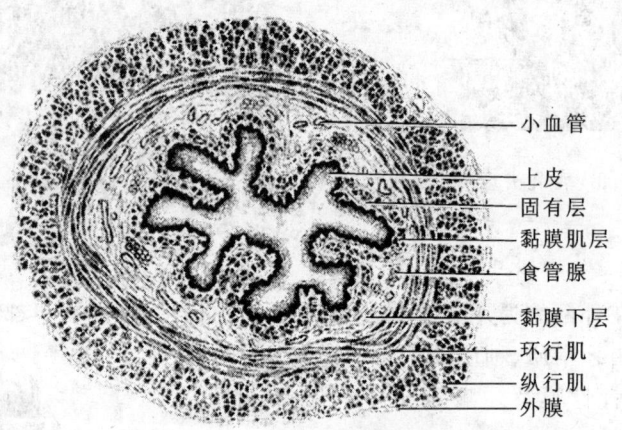

图 12-5　食管(横切)

1. 黏膜　表面为未角化的复层扁平上皮,下端与胃贲门部的单层柱状上皮骤然相接,是食管癌的好发部位。固有层为结缔组织。黏膜肌层由纵行平滑肌束组成。

2. 黏膜下层　为疏松结缔组织,含混合性的食管腺,其分泌物起润滑和保护作用,其导管穿过黏膜开口于食管腔。

3. 肌层　内环、外纵两层。食管上 1/3 段为骨骼肌,下 1/3 段为平滑肌,中 1/3 段则二者兼具。两端的内环行肌稍增厚,分别形成上、下括约肌。

4. 外膜　为纤维膜。

五、胃

胃收缩时腔面可见纵行皱襞,充盈时几乎消失。能贮存食物,初步消化蛋白质,吸收部分水、无机盐和醇类。

(一) 黏膜

黏膜表面有许多浅沟,将黏膜分成许多直径 2~6 mm 的胃小区(gastric area)。黏膜表面还遍布约 350 万个不规则的小凹,称胃小凹(gastric pit)。每个胃小凹底部与 3~5 条胃腺相通(图 12-6)。

1. 上皮 为单层柱状,主要由表面黏液细胞(surface mucous cell)组成,细胞核椭圆形,位于细胞基部,顶部胞质内充满黏原颗粒,在 HE 染色切片上黏原颗粒被溶解,故着色浅或透明。细胞分泌的黏液覆盖上皮,有重要的保护作用(见后述)。胃黏膜上皮约 3~5 天更换一次。

2. 固有层 为结缔组织,含紧密排列的大量胃腺。根据其所在部位与结构的不同,分为胃底腺、贲门腺和幽门腺。结缔组织细胞成分主要有成纤维细胞、淋巴细胞、浆细胞、肥大细胞与嗜酸性粒细胞等。

(1) 胃底腺(fundic gland) 分布于胃底和胃体部,约有 1 500 万个。呈分支管状,分为颈、体与底部。颈部短而细,与胃小凹衔接;体部较长;底部略膨大。胃底腺由主细胞、壁细胞、颈黏液细胞、干细胞及内分泌细胞组成(图 12-7)。

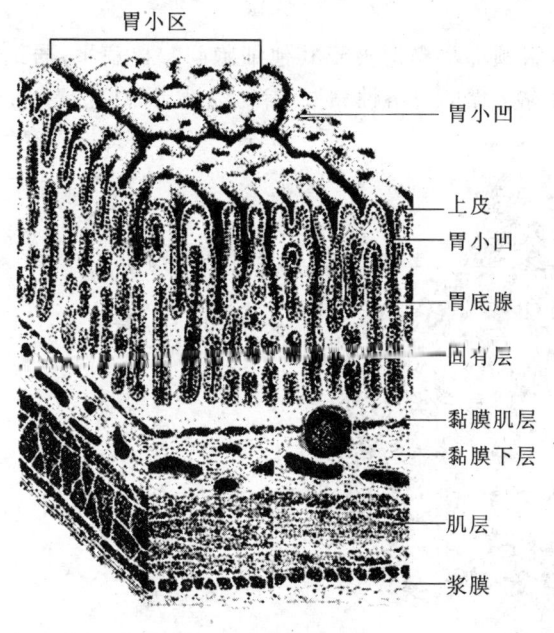

图 12-6 胃底部结构模式图

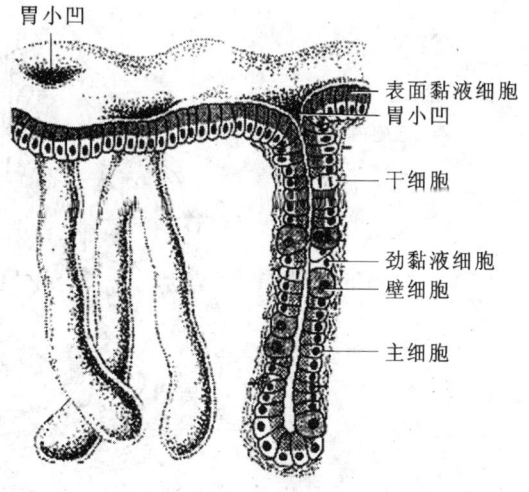

图 12-7 胃底腺模式图

主细胞(chief cell) 又称胃酶细胞(zymogenic cell),数量最多,主要分布于腺的体、底部。具有典型的蛋白质分泌细胞的结构特点。细胞呈柱状,核圆,位于基部;基部胞质强嗜碱性,顶部充满酶原颗粒。电镜下,核周有大量粗面内质网与高尔基复合体,顶部有许多圆形酶原颗粒。主细胞分泌胃蛋白酶原(pepsinogen)。

壁细胞(parietal cell) 又称泌酸细胞(oxyntic cell),多分布于腺的颈、体部。细胞较大,多呈圆锥形。核居中,圆而深染,可见双核;胞质强嗜酸性。电镜下,壁细胞胞质中有迂曲分支的细胞内分泌小管(intracellular secretory canaliculus),管壁与细胞顶面质膜相连,并都有微绒毛(图12-8)。分泌小管膜上有大量离子泵和Cl^-通道,能分别把壁细胞内形成的H^+和从血液中摄取的Cl^-摄入小管。分泌小管周围有表面光滑的小管和小泡,称微管泡系统(micro tubulovesicular system),其膜结构与细胞顶面及分泌小管相同。壁细胞的这种结构在不同功能状态有显著差异(图12-9)。壁细胞还有大量线粒体。

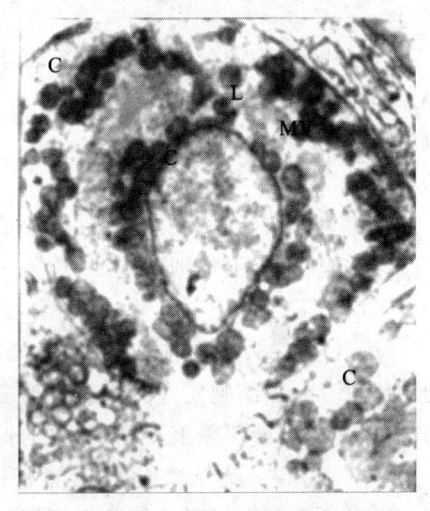

图12-8 壁细胞电镜像
L:胃底腺腔;MV:微绒毛;
C:细胞内分泌小管
(Ito S图;转引自 Fawcett D W)

壁细胞的功能是分泌盐酸和内因子,盐酸能激活胃蛋白酶原,使之成为胃蛋白酶,对蛋白质进行初步分解;盐酸还有杀菌作用。内因子(intrinsic factor),是一种糖蛋白,能与食物中的维生素B_{12}结合成复合物,使维生素B_{12}在肠管内不被分解,并能促进回肠吸收维生素B_{12},供红细胞生成所需。若内因子缺乏,维生素B_{12}吸收障碍,可导致恶性贫血。

颈黏液细胞(mucous neck cell) 数量少,于腺颈部呈楔形夹于其他细胞间。核扁平,居细胞基部,核上方有很多黏原颗粒,分泌物为含酸性黏多糖的可溶性黏液,参与黏液层的构成。

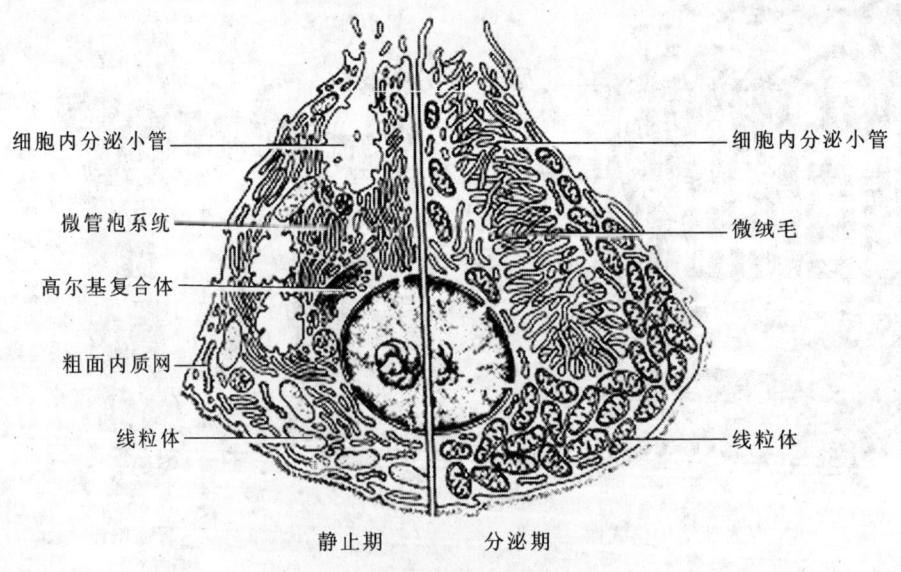

图12-9 壁细胞超微结构模式图

干细胞 干细胞(stem cell)存在于胃小凹深部和胃底腺的颈、体部。增殖的子细胞可分化为表面黏液细胞及胃底腺的其他细胞。颈黏液细胞更新一般为一周。

内分泌细胞 散在分布于胃腺细胞之间。

(2) 贲门腺(cardiac gland) 分布于近贲门处,为分支管状的黏液腺,可有少量壁细胞。

(3) 幽门腺(pyloric gland) 分布于幽门部,为分支较多而弯曲的管状黏液腺。

黏液-碳酸氢盐屏障:胃液含高浓度盐酸,pH为0.9~1.5,腐蚀力极强,胃蛋白酶能分解蛋白质,而在正常情况下胃黏膜却不受破坏,这主要是由于胃黏膜表面存在黏液-碳酸氢盐屏障。胃上皮表面覆盖着0.25~0.5 mm厚的黏液层,由不可溶性黏液凝胶构成,并含大量HCO_3^-(图12-10)。凝胶层将上皮与胃蛋白酶相隔离,并使局部的pH为7,抑制了酶的活性,同时HCO_3^-可中和H^+,形成H_2CO_3。此外,胃上皮细胞的快速更新也使胃能及时修复损伤。

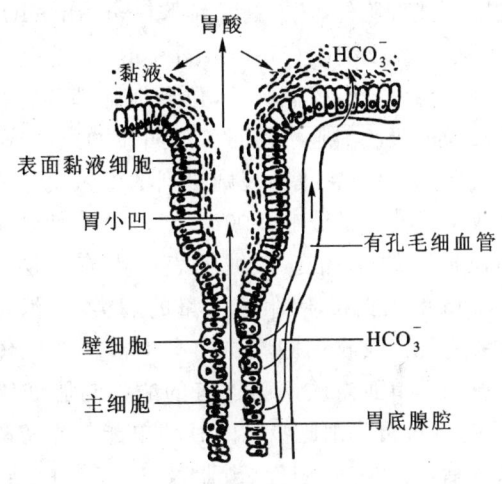

图12-10 胃黏膜屏障示意

3. 黏膜肌层 由内环行与外纵行两层平滑肌组成。

(二) 黏膜下层

为疏松结缔组织,内含较粗的血管、淋巴管和神经。

(三) 肌层

较厚,一般由内斜行、中环行及外纵行三层平滑肌构成。环行肌在贲门和幽门部增厚,分别形成贲门括约肌和幽门括约肌。

(四) 外膜

为浆膜。

六、小 肠

小肠分为十二指肠、空肠和回肠,是消化和吸收的主要部位,管壁有共同之处,又各具特点。

(一) 黏膜

小肠黏膜表面有若干环行皱襞,黏膜表面还有许多细小的肠绒毛(intestinal villus)(图12-11),是由上皮和固有层向肠腔突起而成(图12-12、12-13)。绒毛于十二指肠呈叶状,空肠如指状,回肠则细而短。环行皱襞和绒毛使小肠表面积扩大约600倍,有利于食物的消化和吸收。

绒毛根部的上皮下陷至固有层形成管状的小肠腺(small intestinal gland)，又称Lieberkuhn隐窝，小肠腺直接开口于肠腔。

1. **上皮** 单层柱状。绒毛部上皮由吸收细胞、杯状细胞和少量内分泌细胞组成；小肠腺上皮除上述细胞外，还有潘氏细胞(Paneth cell)和干细胞。

(1) 吸收细胞(absorptive cell) 是上皮的主要细胞，呈高柱状，核椭圆形，位于细胞基部。光镜下绒毛表面的吸收细胞游离面可见明显的纹状缘，电镜观察表明，它是由密集而规则排列的微绒毛构成。每个吸收细胞约有微绒毛2 000～3 000根，使细胞游离面面积扩大约20倍。微绒毛表面尚有一层厚0.1～0.5 μm的细胞衣，吸附有大量的酶类，是消化吸收的重要部位。吸收细胞质内有丰富的线粒体和滑面内质网。滑面内质网膜含有的酶参与脂肪吸收与转运，这些酶可将细胞吸收的甘油单酯与脂肪酸合成甘油三酯，后者与胆固醇、磷脂及β-脂蛋白结合后，在高尔基复合体形成乳糜微粒，然后在细胞侧面释放。相邻细胞顶部之间有紧密连接、中间连接等构成的连接复合体，可阻止肠腔内物质由细胞间隙进入组织，保证有选择性地吸收（图12-14）。

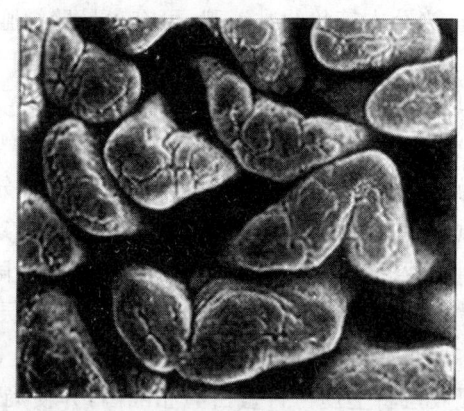

图12-11 十二指肠绒毛扫描电镜图

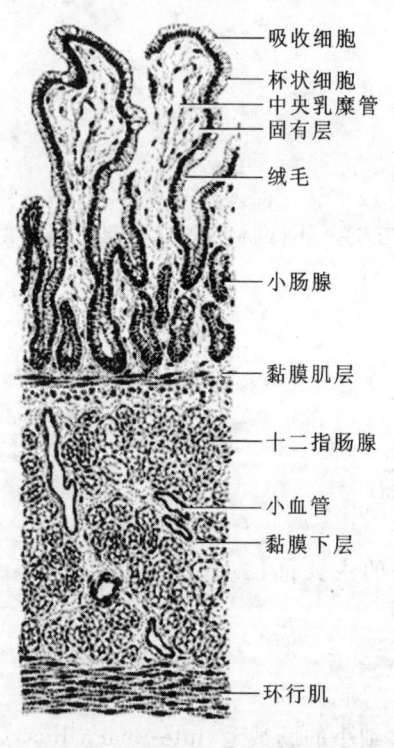

图12-12 十二指肠（横切）

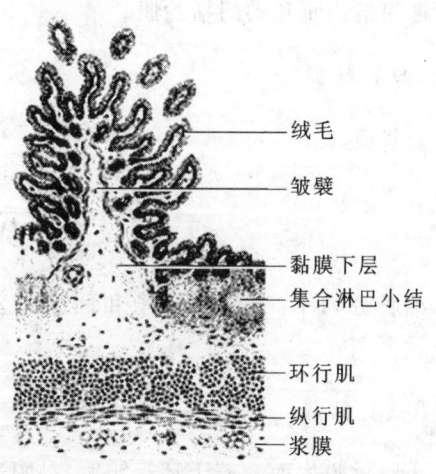

图12-13 回肠（纵切）

(2) 杯状细胞(goblet cell) 散在于吸收细胞间,从十二指肠至回肠末端,杯状细胞逐渐增多。杯状细胞能分泌黏液,有润滑和保护作用。

(3) 潘氏细胞 锥体形,成群分布于腺底部,是小肠腺的特征性细胞。胞质顶部充满粗大嗜酸性颗粒,内含溶菌酶、防御素等,有灭菌作用(图12-15)。

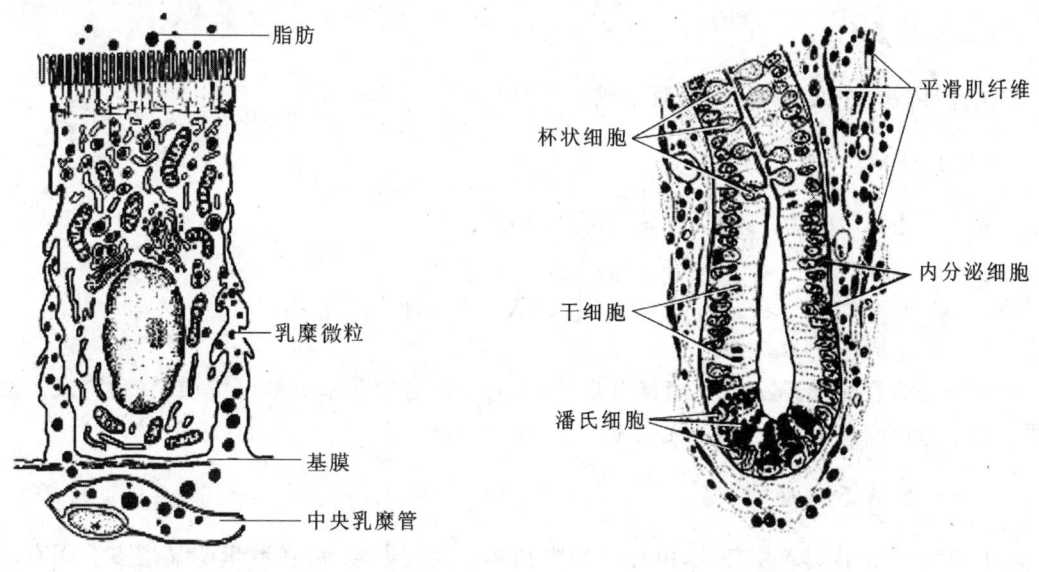

图 12-14 小肠吸收细胞　　　　图 12-15 小肠腺

(4) 内分泌细胞 种类较多,散在分布于上皮细胞之间。

(5) 干细胞(stem cell) 散在于小肠腺下半部的其他细胞之间。胞体小,呈柱状。细胞不断增殖、分化,补充脱落的吸收细胞和杯状细胞。一般认为,内分泌细胞和潘氏细胞亦来源于未分化细胞。

2. 固有层 为细密的结缔组织,除含大量小肠腺外,还有丰富的淋巴细胞、浆细胞、巨噬细胞等细胞成分以及弥散的淋巴组织和淋巴小结。在十二指肠和空肠多为孤立淋巴小结,在回肠多为集合淋巴小结。绒毛中轴的固有层结缔组织内有1~2条纵行毛细淋巴管,称中央乳糜管(central lacteal)(图12-16),管腔大,内皮细胞间隙宽,无基膜,故通透性大。吸收细胞释出的乳糜微粒入中央乳糜管输出。此管周围有丰富的有孔毛细血管网,肠上皮吸收的氨基酸、单糖等水溶性物质主要经此入血。绒毛内还有少量来自黏膜肌的平滑肌纤维,可使绒毛收缩,利于物质吸收、淋巴与血液的运行。

3. 黏膜肌层 由内环行与外纵行两层平滑肌组成。

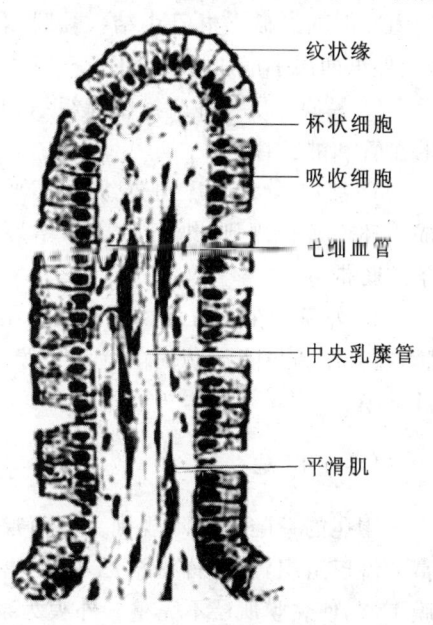

图 12-16 小肠绒毛

（二）黏膜下层

为疏松结缔组织，含较多血管和淋巴管。十二指肠的黏膜下层内有十二指肠腺（duodenal gland），为复管泡状腺。分泌物为碱性黏液（pH8.2～9.3）。

（三）肌层

由内环行与外纵行两层平滑肌组成。

（四）外膜

除十二指肠后壁为纤维膜外，其余部分均为浆膜。

七、大　肠

大肠分为盲肠、阑尾、结肠、直肠和肛管，主要功能是吸收水分和电解质，将食物残渣形成粪便。结肠壁内面有半月形皱襞，无绒毛。

（一）盲肠与结肠

1. 黏膜　上皮是单层柱状，由柱状细胞和杯状细胞组成，后者数量明显增多。固有层内有大量由上皮下陷而成的长管状大肠腺（亦称肠隐窝），除含柱状细胞、杯状细胞外，尚有少量干细胞和内分泌细胞，无潘氏细胞。固有层内有散在的孤立淋巴小结。黏膜肌层由内环、外纵两层平滑肌构成（图12-17）。

2. 黏膜下层　在疏松结缔组织内有较大的血管和淋巴管。

3. 肌层　为内环与外纵两层平滑肌组成。环行肌较规则，纵行肌局部增厚形成三条结肠带。

4. 外膜　在盲肠、横结肠、乙状结肠为浆膜；在升结肠与降结肠的前壁为浆膜，后壁为纤维膜。

（二）阑尾

阑尾的管腔小而不规则。固有层有极丰富的淋巴组织，形成许多淋巴小结，并突入黏膜下层，使黏膜肌层不完整。外膜为浆膜（图12-18）。

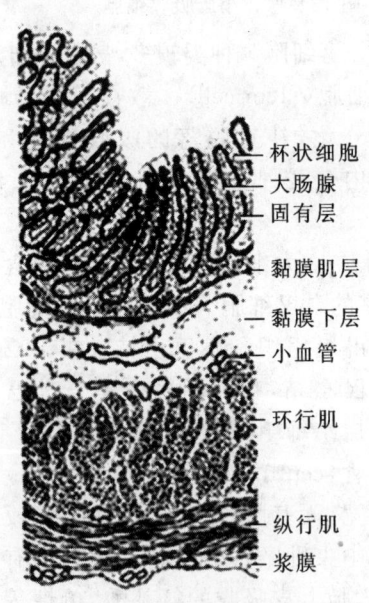

图12-17　结肠（纵切）

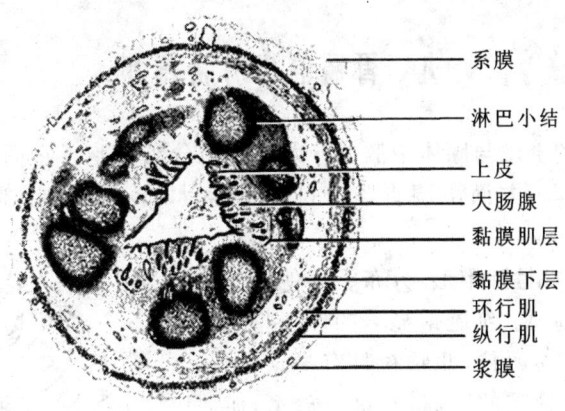

图 12-18 阑尾（横切）

八、消化管的淋巴组织及其免疫功能

消化管与机体外环境相通连，各种细菌、病毒等抗原物质不可避免地随饮食而入。它们大多被胃酸和消化酶所破坏，部分受到消化管淋巴组织的免疫抵御。消化管淋巴组织又称肠道淋巴组织（gut associated lymphoid tissue），它和胃肠上皮共同完成免疫应答。

在肠集合淋巴小结处，局部黏膜上皮内存在一种上皮细胞，其游离面有一些微皱褶与短小的微绒毛，故又称微皱褶细胞（microfold cell，M 细胞）。M 细胞基底面质膜内陷形成一穹窿状凹腔，腔内含有数个淋巴细胞。M 细胞下方的基膜多不完整，淋巴细胞易通过。M 细胞可摄取肠腔内的抗原物质，并将其传递给下方的淋巴细胞。后者进入黏膜淋巴小结与肠系膜淋巴结内分化增殖，然后经淋巴细胞再循环，大部分返回肠黏膜，并转变为浆细胞。浆细胞能产生免疫球蛋白 A（IgA）。IgA 能与吸收细胞产生的分泌片（secretory piece）相结合，形成分泌性 IgA（secretory IgA，sIgA）。sIgA 被吸收细胞内吞，继而释入肠腔（图 12-19）。sIgA 可特异性地与抗原结合，从而抑制细菌增殖，中和病毒，降低抗原物质与上皮细胞的黏着与进入，保护肠黏膜。

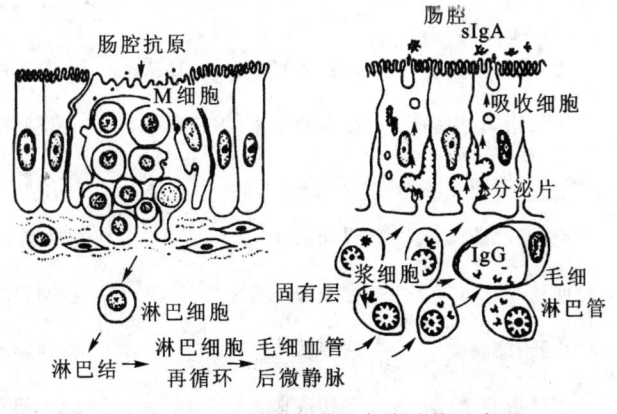

图 12-19 消化管黏膜的免疫功能示意图

九、胃肠的内分泌细胞

在胃、小肠与大肠的上皮与腺体中散在着大量的内分泌细胞。它们分泌的多种激素统称胃肠激素(gut hormone),一方面协调胃肠道自身的运动和分泌功能,也参与调节其他器官的活动。

胃肠内分泌细胞大多呈圆锥形,分布于其他上皮细胞之间,基底部附于基膜。细胞最显著的形态特点是底部胞质中含大量分泌颗粒,此颗粒具有嗜银性。绝大部分细胞具有面向管腔的游离面,称开放型,游离面有微绒毛。此型细胞对管腔食物的刺激和 pH 变化等有较强的感受性,从而引起其内分泌活动的变化。少数细胞的顶部被相邻细胞覆盖而未露出腔面,称封闭型,主要受胃肠运动的机械刺激或其他激素的调节而改变其内分泌状态(图 12-20)。在 HE 染色切片上,胃肠内分泌细胞不易辨认,目前主要用免疫组织化学显示此类细胞。

目前已研究证实的胃肠内分泌细胞有 40 余种主要见下表。

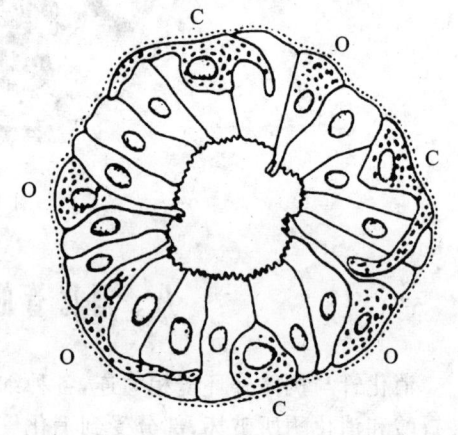

图 12-20 消化管内分泌细胞模式图
示开放型(O)与封闭型(C)内分泌细胞

表 12-1 主要的胃肠内分泌细胞

细胞名称	分布部位		分泌物	主要作用
	胃	肠		
D	大部	小肠、结肠	生长抑素	抑制其他内分泌细胞和壁细胞
EC	大部	小肠、结肠	5-羟色胺	促进胃肠运动、扩张血管
			P 物质	促进胃肠运动、胃液分泌
ECL	胃底腺		组胺	促进胃酸分泌
G	幽门部	十二指肠	促胃液素	促进胃酸分泌、黏膜细胞增殖
I		十二指肠、空肠	胆囊收缩素-促胰酶素	促进胰酶分泌、胆囊收缩
K		空肠、回肠	抑胃肽	促进胰岛素分泌
M_0		空肠、回肠	胃动素	参与控制胃肠的收缩节律
N		回肠	神经降压素	抑制胃酸分泌和胃运动
PP	大部	小肠、结肠	胰多肽	抑制胰酶分泌、松弛胆囊
S		十二指肠、空肠	促胰液素	促进胰导管分泌水和 HCO_3^-

思 考 题

1. 简述消化管壁的共同结构。
2. 简述食管的结构特点。
3. 简述胃底腺的细胞组成和功能。
4. 简述小肠黏膜的一般结构。
5. 简述结肠的一般结构。
6. 试述胃黏膜屏障的组成及其保护作用。
7. 试述小肠上皮细胞与其功能相适应的结构特点。

(袁新初)

第十三章 消化腺

内容提要
- 消化腺的组成及功能
- 大唾液腺的一般结构
- 胰腺的外分泌部的结构和功能
- 胰岛的细胞组成及功能
- 肝小叶的组织结构
- 门管区的组织结构
- 肝内的血液循环
- 肝内胆汁的排出途径

消化腺是由位于消化管壁内的许多小消化腺（如口腔黏膜小唾液腺、食管腺、胃腺、肠腺等）和构成实质性器官的大消化腺（如大唾液腺、胰腺和肝）组成。大消化腺位于消化管壁之外，分泌物通过导管排入消化管，对食物进行化学性消化。有的消化腺还有内分泌或其他重要功能。

一、大唾液腺

大唾液腺（salivary glands）由腮腺、下颌下腺和舌下腺组成，导管均开口于口腔。

（一）大唾液腺的一般结构

大唾液腺属于复管泡状腺，被膜较薄，结缔组织深入腺实质内将实质分为许多小叶。腺实质由分支的导管及末端的腺泡（acinus）组成（图13-1）。

1. 腺泡　呈泡状或管泡状，由单层立方或锥体形腺细胞组成，为腺的分泌部。腺细胞与基膜之间以及部分导管上皮与基膜之间有扁平的肌上皮细胞（myoepithelial cell），其收缩有助于腺泡分泌物排出。根据腺泡分泌物的性质将腺泡分为浆液性腺泡、黏液性腺泡和混合性腺泡三种类型。

（1）浆液性腺泡（serous acinus）　由浆液性腺细胞组成，细胞基部胞质呈强嗜碱性，细胞核呈圆形，偏位于细胞基部。电镜观察可见此处有丰富的粗面内质网和核糖体。顶部胞质内有较多嗜酸性的分泌颗粒即酶原颗粒（zy-

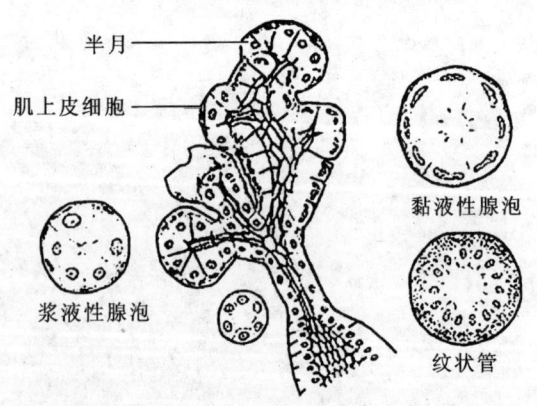

图13-1　唾液腺腺泡与导管模式图

mogen granule)。浆液性腺泡分泌物较稀薄,含唾液淀粉酶。

(2) 黏液性腺泡（mucous acinus） 由黏液性腺细胞组成,细胞胞质着色较浅,呈泡沫状,细胞核呈扁圆形,位于细胞基底部。电镜观察可见胞质顶部有粗大的分泌颗粒即粘原颗粒和发达的高尔基复合体。胞质基部有粗面内质网。黏液性腺泡分泌物较黏稠,主要为黏蛋白液。

(3) 混合性腺泡（mixed acinus） 由浆液性腺细胞和黏液性腺细胞共同组成。腺泡主要由黏液性腺细胞组成,几个浆液性腺细胞附于腺泡的末端,在切片中呈半月形排列,故称半月。

2. 导管 是反复分支的上皮性管道,是腺泡分泌物进入口腔的通道。

(1) 闰管（intercalated duct） 与腺泡相连,形成导管的起始段,管径最细,管壁为单层立方或单层扁平上皮。

(2) 纹状管（striated duct） 又称分泌管（secretory duct）,与闰管相连接,位于小叶内。管壁为单层高柱状上皮,胞核呈椭圆形且常居细胞顶部,胞质嗜酸性,细胞基部可见明显的纵纹,电镜下为质膜内褶和纵行排列的线粒体,这种结构有利于增大细胞基底面表面积,便于细胞与组织液之间进行水和电解质的转运。纹状管上皮细胞能主动吸钠排钾,并可重吸收或排出水,故可调节唾液中的电解质含量和唾液量。

(3) 小叶间导管和总导管 由纹状管汇合形成,行走于小叶间结缔组织内。管径较粗,管壁为假复层柱状上皮。小叶间导管逐级汇合,最后形成一条或多条总导管开口于口腔,近口腔开口处的管壁为复层扁平上皮,与口腔上皮相延续。

(二) 三种大唾液腺的结构特点

1. 腮腺 腮腺（parotid gland）为纯浆液性腺,闰管较长,纹状管较短。分泌物含较多唾液淀粉酶。

2. 舌下腺 舌下腺（sublingual gland）为混合腺,以黏液性腺泡和混合性腺泡为主,半月多见,无闰管,纹状管也较短。分泌物以黏液为主。

3. 下颌下腺 下颌下腺（submandibular gland）为混合腺,以浆液性腺泡为主,含少量黏液性腺泡和混合性腺泡。闰管短,纹状管发达。分泌物含唾液淀粉酶较少,黏液较多（图13-2）。

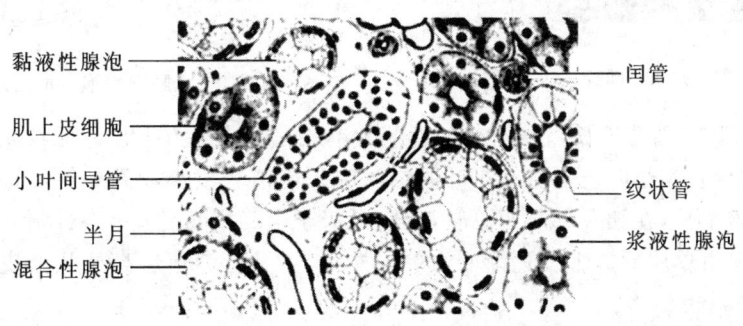

图13-2 下颌下腺模式图

(三) 下颌下腺分泌的生物活性多肽

近30年来,陆续从鼠等动物及人的下颌下腺发现或分离出近30种生物活性多肽,有的已被提纯,其分子结构也已清楚。这些多肽物质或直接分泌入血,或随唾液进入消化道再由胃肠吸收入血,对多种组织和细胞的生理活动起重要调节作用。根据多肽的不同化学性质和生理作用,可将它们分为四大类① 促细胞生长与分化的因子② 内环境稳定因子③ 消化酶④ 细胞内调节因子。

二、胰　腺

胰腺(pancreas)表面覆以薄层结缔组织被膜,结缔组织伸入腺内将实质分隔为许多小叶。腺实质由外分泌部和内分泌部两部分组成。外分泌部为复管泡状腺。内分泌部是散在于外分泌部之间的细胞团,称胰岛(图13-3)。

(一) 外分泌部

1. 腺泡　由纯浆液性腺细胞组成,腺细胞胞质顶部分泌颗粒数量因细胞功能状态不同而异。腺细胞与基膜之间无肌上皮细胞。腺泡腔内还可见一些较小的扁平或立方形细胞,称泡心细胞(centroacinar cell)(图13-4),胞质染色淡,核圆形或卵圆形。泡心细胞是延伸入腺泡腔内的闰管上皮细胞。

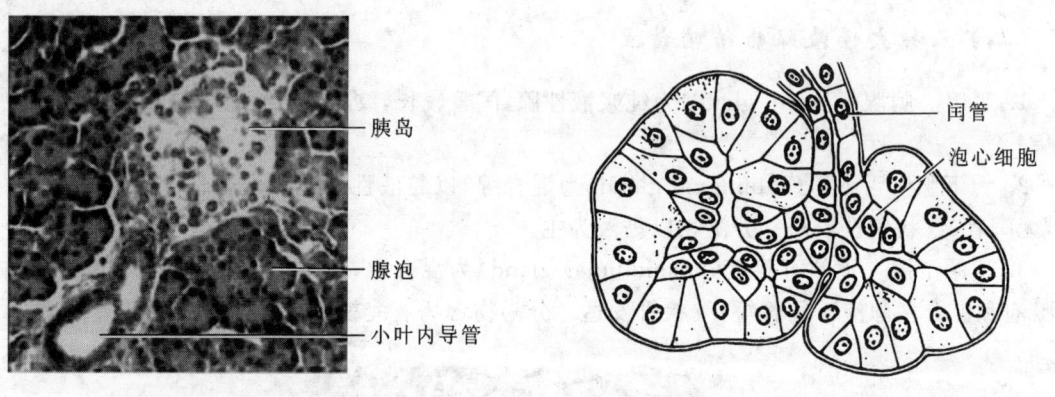

图13-3　胰腺　　　　　　　　　图13-4　胰腺腺泡示泡心细胞模式图

2. 导管　胰腺的闰管较长,管径较细,管壁为单层扁平或立方上皮。无纹状管,闰管逐渐汇合后形成小叶内导管。小叶内导管在小叶间结缔组织内汇合成小叶间导管,后者再汇合成一条主导管,贯穿胰腺全长,在胰头部与胆总管汇合,开口于十二指肠乳头。从小叶内导管至主导管,管腔渐增大,管壁由单层立方上皮逐渐变为单层柱状,主导管为单层高柱状上皮,上皮内可见杯状细胞。

3. 胰液　由腺泡分泌的胰液为碱性液体,含多种消化酶。腺细胞还分泌一种胰蛋白酶抑制物,能防止胰蛋白酶原在胰腺内致活而致胰腺组织自身消化。

(二) 内分泌部

胰岛(pancreas islet)是由内分泌细胞组成的细胞团(图13-3),散在分布于腺泡之间,大小不一。成人胰腺约有100万～200万个胰岛,约占胰腺总体积的1%左右,胰尾部的胰岛较多。胰岛细胞多呈团索状分布,主要有A、B、D和PP细胞四种类型(图13-5),HE染色不易辨认。细胞间有丰富的有孔型毛细血管。

1. A细胞 约占胰岛细胞总数的20%,细胞体积大,多分布于胰岛周边部。A细胞分泌高血糖素(glucagon),能够促进肝细胞内的糖原分解为葡萄糖,并抑制糖原合成,使血糖升高。

2. B细胞 约占胰岛细胞总数的70%,主要位于胰岛的中央部。B细胞分泌胰岛素(insulin),主要参与糖代谢,能促进组织、细胞对葡萄糖的摄取和利用,促进葡萄糖合成为糖原或转变为脂肪酸贮存,从而导致血糖下降。胰岛素与高血糖素协同作用使机体血糖水平保持稳定。若胰岛发生病变,B细胞退化,若胰岛素缺乏,可致血糖升高,并从尿中排出,即为糖尿病。

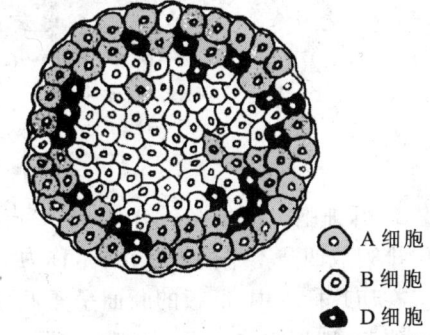

图13-5 胰岛内分泌细胞模式图

3. D细胞 约占胰岛细胞总数的5%,D细胞散在于A、B细胞之间。D细胞分泌生长抑素(somatostatin),直接作用于邻近的A细胞、B细胞或PP细胞,抑制这些细胞的分泌功能。

4. PP细胞 数量很少,分泌胰多肽(pancreatic polypeptide)具有抑制胃肠运动、胰液分泌以及胆囊收缩的作用。

三、肝

肝(liver)是人体最大的腺,除了产生胆汁参与食物的消化作用以外,还担负着机体其他多种重要的生物化学功能;肝合成多种蛋白质和脂质物质直接分泌入血;肝还是进行物质代谢的重要器官;此外,肝内大量巨噬细胞能清除从胃肠进入机体的微生物等有害物。

肝表面覆以致密结缔组织被膜,其表面大部分有浆膜覆盖。肝门部的结缔组织随门静脉、肝动脉和肝管的分支伸入肝实质,将实质分隔成许多肝小叶。小叶间各种管道聚集的部位是门管区。

(一) 肝小叶

肝小叶(hepatic lobule)是肝的基本结构单位,呈多角棱柱体,长约2 mm,宽约1 mm,成人肝约有50万～100万个肝小叶。相邻肝小叶之间常连成一片,分界不清,某些动物(如猪)相邻肝小叶因结缔组织较多而分界明显(图13-6)。肝小叶中央有一条沿其长轴走行的中央静脉,肝细胞和肝血窦以中央静脉为中心大致呈放射状排列(图13-7)。

1. 中央静脉 中央静脉(central vein)位于肝小叶中央,管壁由内皮和少量结缔组织构成,管壁有开口与肝血窦相连通。

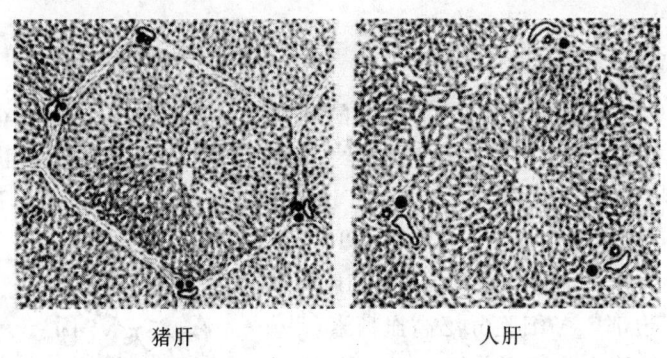

猪肝　　　　　　　　　　人肝

图 13-6　肝小叶（横切）

2. 肝细胞　肝细胞（hepatocyte）占肝内细胞总数的 80%，是构成肝小叶的主要成分，它以单层排列成凹凸不平的板状结构，称为肝板（hepatic plate）。相邻肝板吻合连接，形成迷路样结构。在切片标本中，肝板的断面呈索状，故称肝索（hepatic cord）。每个肝细胞有三种不同类型的功能面，即细胞连接面、血窦面和胆小管面。

(1) 肝细胞的光镜结构　肝细胞呈多面体形，体积较大，直径 20～30 μm，胞核大而圆，位于细胞中央，常染色质丰富，有 1 至数个核仁，核膜明显。部分肝细胞（约 25%）有双核。胞质呈嗜酸性，当蛋白质合成旺盛时可见散在分布的嗜碱性团块。

(2) 肝细胞的电镜结构与功能　电镜观察胞质内各种细胞器丰富而发达，并含有糖原、脂滴等内涵物（图 13-8）。

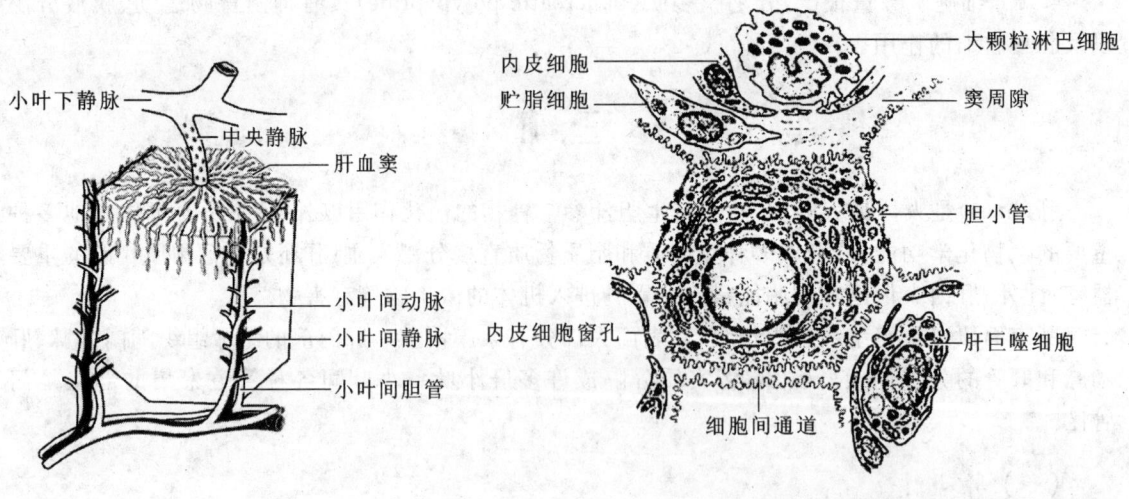

图 13-7　肝小叶模式图　　　　　图 13-8　肝细胞超微结构模式图

线粒体　每个肝细胞约有 2 000 个左右，遍布于胞质内，为肝细胞的功能活动不断提供能量。

粗面内质网　肝细胞是合成多种血浆蛋白质如白蛋白、纤维蛋白原、凝血酶原、脂蛋白、补体等的基地。

滑面内质网　广泛分布于胞质内，其膜上有多种酶系分布，如氧化还原酶、水解酶、转移酶、合成酶等。肝细胞摄取的各种有机物可在滑面内质网进行连续的合成、分解、结合和转化等反应,如胆汁合成和胆红素、脂质与激素的代谢以及有害物质(如药物、腐败产物等)生物转化作用等。

高尔基复合体 粗面内质网合成的部分蛋白质转移到高尔基复合体进行加工或贮存,然后经运输小泡由血窦面排出。肝细胞近胆小管处的高尔基复合体尤为发达,与胆小管面质膜的更新及胆汁的排泌有关。

此外,肝细胞富含溶酶体和过氧化物酶体。肝细胞中的糖原是血糖的贮备形式,受胰岛素和高血糖素的调节,进食后增多,饥饿时减少。

3. **肝血窦** 肝血窦(hepatic sinusoid)位于肝板之间,互相吻合成网状管道(图13-9)。血窦腔大而不规则,窦壁由内皮细胞构成,窦内有定居的肝巨噬细胞和大颗粒淋巴细胞。

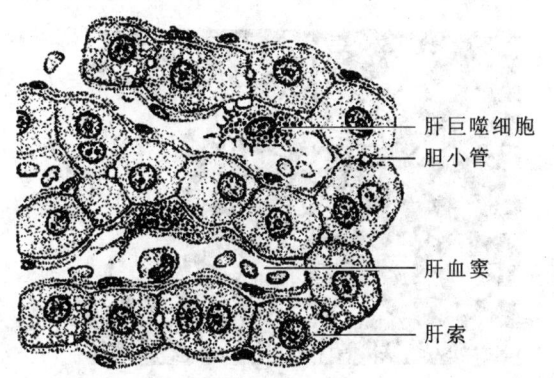

图13-9 肝索与肝血窦模式图

窦壁内皮细胞扁而薄,含核的部分凸向窦腔。胞质上有许多大小不等的窗孔,直径0.1~2 μm,无隔膜,众多窗孔常聚集成群,形成筛样结构。内皮外无基膜,仅见散在的网状纤维附着。内皮细胞间连接松散,常有0.1~0.5 μm宽的间隙。因此,肝血窦内皮具有很高的通透性,除血细胞及血浆中乳糜微粒外,其他大分子物质均可自由通过。

肝巨噬细胞又称库普弗细胞(Kupffer cell),是定居在肝血窦内的巨噬细胞。其形态不规则,表面有许多皱褶和微绒毛。细胞常以其板状或丝状伪足附于内皮细胞上或穿过内皮细胞窗孔或细胞间隙伸入窦周隙内。胞质内含有发达的溶酶体,并常见吞噬体和吞饮泡。肝巨噬细胞来自血液单核细胞。肝巨噬细胞具有吞噬和清除细菌、病毒、衰老的血细胞及监视体内的肿瘤细胞的作用。

肝血窦内还含有大颗粒淋巴细胞,是构成肝防御屏障的重要组成部分。

4. **窦周隙** 窦周隙(perisinusoidal space)为血窦内皮细胞与肝细胞之间宽约0.4 μm的狭小间隙,又称Disse隙(图13-8)。窦周隙内充满血浆,肝细胞血窦面的微绒毛浸于血浆之中。故它是肝细胞与血液之间进行物质交换的重要场所。

窦周隙内还有一种散在的贮脂细胞,细胞形态不规则,有突起,附于内皮细胞外表面及肝细胞表面。贮脂细胞的主要特征是胞质内含有许多大小不一的脂滴。其主要功能是摄取和贮存维生素A,还可合成细胞外基质。在病理状况下,贮脂细胞增多并转化为成纤维细胞,合成胶原的功能增强,与肝纤维增生性病变的发生有关。

5. **胆小管** 胆小管(bile canaliculus)是相邻两个肝细胞之间质膜局部凹陷形成的微细管道,直径0.5~1.0 μm,在肝板内连接成网格状管道(图13-10),用浸银法或某些酶组织化学方法能清晰显示。电镜观察,胆小管腔面有肝细胞形成的微绒毛突入腔内,胆小管周围的肝细胞膜形成紧密连接、桥粒等连接复合体封闭胆小管,防止胆汁从胆小管溢入窦周隙。当肝细胞发生变性、坏死或胆道堵塞、内压增大时,胆小管的正常结构被破坏,胆汁溢入窦周隙,继而进入血液,出现黄疸。

（二）肝门管区

相邻肝小叶之间的角缘处分布较多的结缔组织，小叶间静脉、小叶间动脉和小叶间胆管三种管道伴行于此，称为门管区（portal area）（图13-11）。每个肝小叶的周围一般有3~4个门管区。小叶间静脉是门静脉的分支，管壁薄而腔较大、不规则，内皮外仅有少量散在的平滑肌。小叶间动脉是肝动脉的分支，管径较小，管壁相对较厚，内皮外有几层环行平滑肌。小叶间胆管是肝管的分支，管壁由单层立方或矮柱状上皮构成。

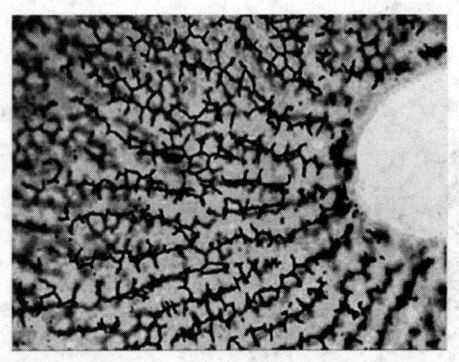

图13-10　胆小管（银染）

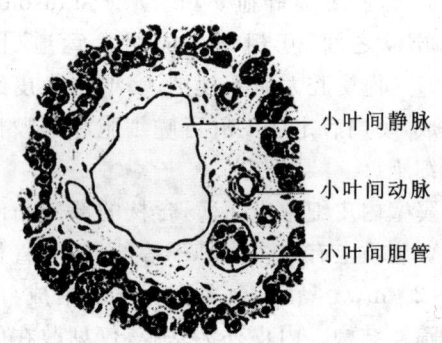

图13-11　肝门管区模式图

（三）肝内血液循环

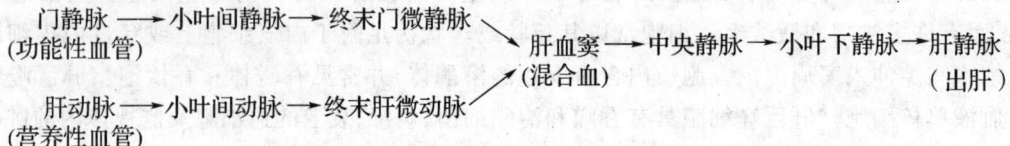

（四）肝内胆汁排出途径

胆小管于小叶边缘处汇集成若干短小的管道，称闰管或称Hering管。闰管与小叶间胆管相通连。肝细胞分泌的胆汁从肝小叶的中央胆小管流向周边，经闰管出肝小叶后汇入小叶间胆管，向肝门方向汇集，最后通过左、右肝管出肝。

四、胆　　囊

胆囊（gallbladder）管壁包括黏膜、肌层和外膜三层（图13-12）。

黏膜由上皮和固有层构成，上皮为单层柱状。肌层较薄，平滑肌纤维排列不甚规则，有环行、斜行、纵行等。外膜较厚，大部分覆以浆膜。

胆囊的功能主要是贮存和浓缩胆汁。

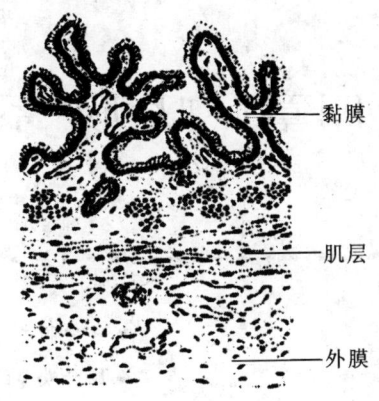

图 13-12 胆囊

思 考 题

1. 简述浆液性腺细胞形态结构。
2. 简述纹状管组织结构。
3. 简述胰岛内分泌细胞的类型及功能。
4. 简述肝内血液循环途径。
5. 简述肝内胆汁排出途径。
6. 试述唾液腺的一般结构。
7. 试述肝小叶的组织结构。

(袁新初)

第十四章 呼吸系统

内容提要
- 呼吸道的一般组织结构特点
- 肺导气部管壁结构变化特点
- 两种肺泡上皮细胞的结构特点和功能
- 气管和主支气管的管壁结构特点
- 肺呼吸部的管壁结构特点

呼吸系统(respiratory system)包括鼻、咽、喉、气管和肺等器官,从气管至肺内的肺泡,是连续而反复分支的管道系统。呼吸系统的主要功能是进行气体交换,按其功能可将呼吸系统分为导气部和呼吸部。导气部从鼻腔开始直至肺内的终末细支气管,具有传送气体、保持气道畅通和净化吸入空气的重要作用。呼吸部是从肺内的呼吸性细支气管开始直至终末的肺泡,行使气体交换功能。此外,肺还参与机体多种物质的合成和代谢功能。鼻还有嗅觉功能,鼻和喉又与发音有关。

一、呼吸道的一般结构

呼吸道除鼻的组织结构是由表面的黏膜层与其下方的软骨或骨直接相连外,其他部分的呼吸道管壁一般分为黏膜层、黏膜下层和外膜三层结构,各层无截然分界。管壁的结构特点是有软骨或骨作为支架,以保证管腔畅通;管径随分支的增多而逐渐变小,管壁亦逐渐变薄。

(一)黏膜

1. 上皮　大部分是假复层纤毛柱状上皮。上皮细胞主要有五种类型,除纤毛柱状细胞、杯状细胞和基细胞外,还有刷细胞和小颗粒细胞。

刷细胞(brush cell)　呈柱状,散在分布,其游离面有密集的微绒毛,形如刷状,故名刷细胞。其功能不清。

小颗粒细胞(small granule cell)　呈锥体形或卵圆形,基部胞质内有嗜银颗粒,含5-羟色胺、缓激肽等多种物质。小颗粒细胞是一种内分泌细胞,其分泌物参与调节呼吸道平滑肌的收缩及腺体的分泌。

2. 固有层　位于上皮深面,两者间有基膜相隔。固有层由细密结缔组织构成,其内含有较多的弹性纤维,有的部位含淋巴组织,前者能增加管壁的弹性,后者则能增强局部的免疫功能。

(二)黏膜下层

由疏松结缔组织构成,与固有层没有明显界限,内有较多混合性腺体,其分泌物具有抑制外来病原微生物的作用。

(三) 外膜

由疏松结缔组织构成,其中含有软骨或骨,构成管壁支架,保持气道畅通。

二、鼻

鼻是呼吸道的起始部,也是嗅觉器官。鼻腔内面覆以黏膜,黏膜下方为软骨、骨或骨骼肌。鼻黏膜分为前庭部、呼吸部和嗅部三部分。

(一) 前庭部

前庭部(vestibular region)是邻近外鼻孔的部分。上皮为复层扁平上皮,近外鼻孔处上皮出现角化,与皮肤相移行,其余为未角化上皮,固有层为致密结缔组织。近外鼻孔的黏膜含鼻毛和皮脂腺,鼻毛可阻挡吸入空气中的大尘粒。固有层与其下方的软骨膜紧密相贴,由于组织致密,故在此处发生疖肿时,疼痛较剧烈。

(二) 呼吸部

呼吸部(respiratory region)的面积较大,占鼻黏膜的大部,包括下鼻甲、中鼻甲、鼻道及鼻中隔中下份等黏膜。生活状态的黏膜呈淡红色,表面为假复层纤毛柱状上皮,杯状细胞较多(图14-1)。固有层结缔组织内有较多黏液腺、浆液腺和混合腺,分泌物经导管排入鼻腔,与上皮内杯状细胞分泌物共同形成一层黏液覆于纤毛上。上皮纤毛向咽部快速摆动,将黏液及黏着的尘粒推向咽部而被咳出。呼吸部黏膜的血液供应较丰富,丰富的血流通过散热和渗出对吸入空气起加温和湿润作用,患鼻炎时,静脉丛异常充血,黏膜肿胀,分泌物增多,鼻道变窄。固有层内淋巴组织较多,还可见嗜酸性粒细胞、嗜碱性粒细胞和肥大细胞,患过敏性鼻炎时,鼻分泌物中可见此类细胞。

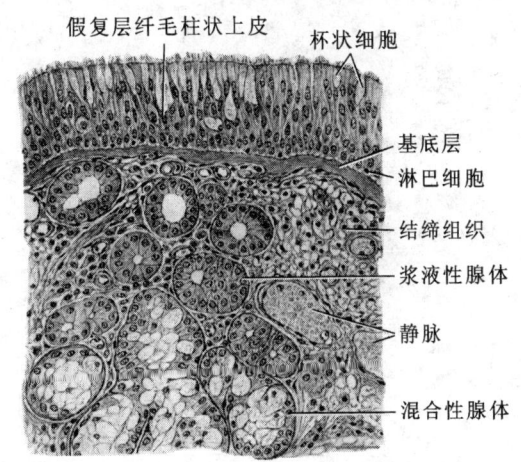

图 14-1 鼻黏膜结构模式图

(三) 嗅部

嗅部(olfactory region)黏膜面积小,位于上鼻甲和相对的鼻中隔上份及鼻腔顶部,人嗅黏膜的总面积约 2 cm^2,某些动物的嗅黏膜面积大,如狗为 100 cm^2,嗅觉发达。活体的嗅黏膜呈棕黄色,与淡红色的呼吸部分界明显。嗅黏膜表面的上皮为假复层柱状上皮,称嗅上皮,由嗅细胞、支持细胞和基细胞组成。嗅细胞(olfactory cell)呈细长梭形,是一种双极神经元,它是唯一的一种存在于上皮内的感觉神经元,能感受嗅觉。支持细胞分隔嗅细胞,起支持和保护嗅细胞的作用。

基细胞有分裂和分化能力,能分化为支持细胞和嗅细胞。

三、气管和主支气管

气管管壁由内向外依次分为黏膜、黏膜下层和外膜三层。黏膜上皮为假复层纤毛柱状上皮,其中杯状细胞较多,基膜明显。固有层为疏松结缔组织,纤维细密,含较多的弹性纤维。黏膜下层为疏松结缔组织,与固有层无明显分界,含有较多混合性腺体,即气管腺。外膜较厚,由透明软骨和结缔组织组成(图14-2)。透明软骨呈"C"形,软骨环之间有韧带相连,它们共同构成管壁的支架。软骨环的缺口处为气管后壁,由结缔组织构成,内含弹性纤维、混合腺和平滑肌束,构成气管膜部。在软骨环外侧,有薄层结缔组织。主支气管的管壁结构与气管相似,随着管腔变小,管壁变薄,软骨环逐渐变成间断不规则的软骨片,平滑肌纤维则逐渐增多(图14-3)。平滑肌的收缩有利于分泌物的排出。

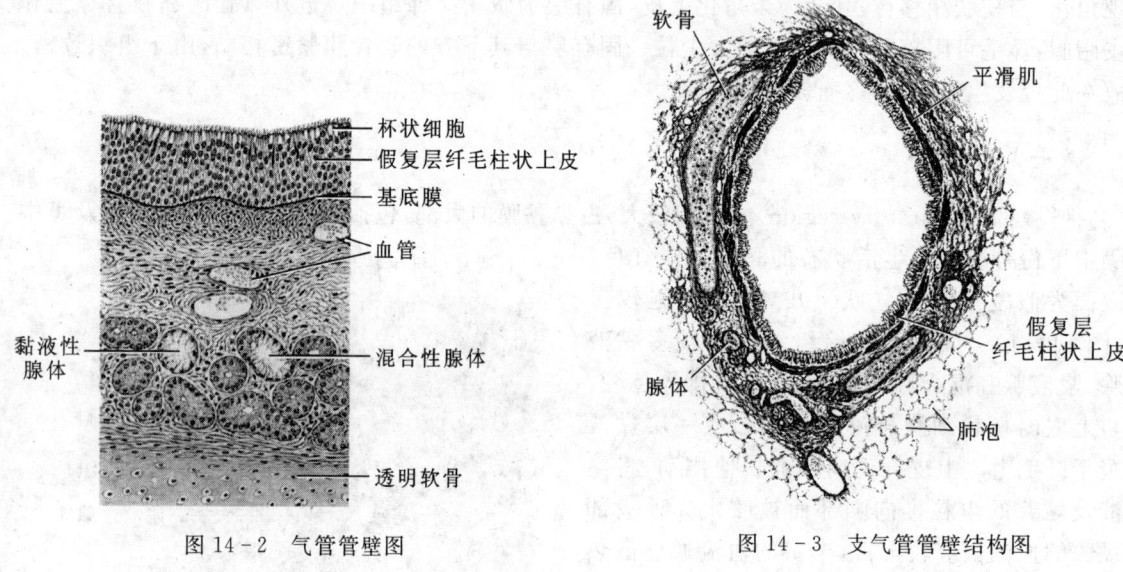

图14-2 气管管壁图　　　　图14-3 支气管管壁结构图

四、肺

肺是机体与外界进行气体交换的器官,也是一个重要的代谢器官。肺表面覆以浆膜,即胸膜脏层,表面为间皮,深部为结缔组织。肺组织分实质和间质两部分,实质即肺内支气管的各级分支及其终端的大量肺泡,间质为结缔组织及血管、淋巴管和神经等。肺间质将肺分割成若干个小叶(图14-4)。人的支气管至肺泡约有24级分支。支气管经肺门进入每个肺叶,称为叶支气管。叶支气管进入每个肺段,称段支气管,段支气管反复分支为小支气管,继而再分支为细支气管,细支气管又分支为终末细支气管。从叶支气管至终末细支气管为肺的导气部。终末细支气管以下的分支为肺的呼吸部,包括呼吸性细支气管、肺泡管、肺泡囊和肺泡。支气管从肺门入肺后反复分支,形似一颗倒置的树,故称支气管树(bronchial tree)。每个细支气管连同它的分支至肺泡,构成一个肺小叶(pulmonary lobule),它是肺的结构单位。炎症仅累及若干肺小叶时为小叶性肺炎。

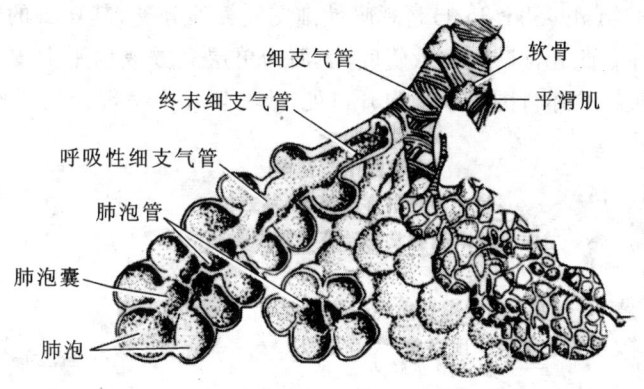

图14-4　肺小叶结构模式图

(一) 肺导气部

肺导气部包括叶支气管、段支气管、小支气管、细支气管和终末细支气管,主要功能为气体运输。随分支而管径渐细,管壁渐薄,管壁结构也逐渐变化。从叶支气管至小支气管,上皮仍为假复层纤毛柱状,但逐渐变薄;细支气管的上皮由假复层纤毛柱状逐渐移行为单层纤毛柱状,终末细支气管的上皮为单层柱状。

肺导气部从叶支气管至终末细支气管,其管壁的结构变化规律可总结为:

(1) 上皮逐渐变薄,杯状细胞逐渐减少,至终末细支气管消失;

(2) 混合性的气管腺逐渐减少,至终末细支气管消失;

(3) 软骨片逐渐减少,至终末细支气管消失;

(4) 平滑肌含量逐渐增多,至终末细支气管形成完整环行层。

电镜观察可见在细支气管和终末细支气管的上皮内有一种无纤毛的克拉拉细胞(Clara cell),细胞呈高柱状,游离面凸向管腔,胞质内滑面内质网丰富,顶部胞质含有许多致密的分泌颗粒。克拉拉细胞的功能不清,推测有以下三种:① 细胞分泌稀薄的分泌物,参与构成上皮表面的黏液层;② 细胞内含有细胞色素P450氧化酶系,可对药物及毒性物质进行生物转化;③ 当细支气管上皮受损时,clara cell能分裂增殖,形成纤毛细胞。

由于细支气管和终末细支气管失去软骨支撑,故管壁环行平滑肌的收缩或舒张可改变管径以调节肺泡内的空气流量。在某些病理情况下,如支气管哮喘,终末细支气管平滑肌发生痉挛性收缩时,可使出入肺泡的气流量减少,引起呼吸困难。

(二) 肺呼吸部

肺呼吸部包括呼吸性细支气管、肺泡管、肺泡囊和肺泡。由于它们在结构上出现了肺泡,从而具有了换气即呼吸功能,故这几种支气管分支归属于肺的呼吸部。

1. 呼吸性细支气管　呼吸性细支气管(respiratory bronchiole)是终末细支气管的分支,为单层立方上皮,有clara细胞和少许纤毛细胞。上皮下结缔组织内有少量环行平滑肌。呼吸性细支气管的结构特点为:管壁不完整,有散在的肺泡开口(图 14-5)。在肺泡开口处,单层立方上皮移行为肺泡的单层扁平上皮。

2. 肺泡管　肺泡管(alveolar duct)是呼吸性细支气管的分支,其自身的管壁结构很少,仅存在于相邻肺泡开口之间,此处常膨大突入管腔,表面为单层立方或扁平上皮,上皮下为薄层结缔组织和少量平滑肌,肌纤维环行围绕于肺泡开口处,故在切片中呈现为相邻肺泡开口之间呈结节状膨大(图 14-6)。

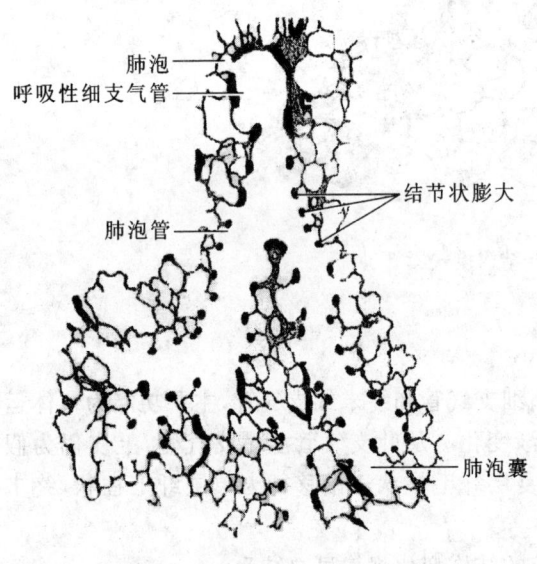

图 14-5　肺呼吸部结构模式图

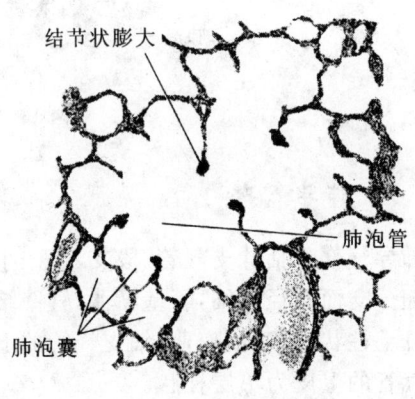

图 14-6　肺泡管及其结节状膨大

3. 肺泡囊　肺泡囊(alveolar sac)与肺泡管连续,是许多肺泡共同开口而成的囊腔。肺泡囊的相邻肺泡之间为薄层结缔组织隔,在肺泡开口处无环行平滑肌,故末端无结节状膨大。

4. 肺泡　肺泡(pulmonary alveolus)是支气管树的终末部分。肺泡为半球形小囊,开口于呼吸性细支气管、肺泡管或肺泡囊,是肺进行气体交换的场所。肺泡壁很薄,表面覆以单层肺泡上皮,有基膜。相邻肺泡紧密相贴,仅隔以薄层结缔组织,称肺泡隔。成人每侧肺约有 3 亿~4 亿个肺泡,总面积 70~80 m^2。

(1) 肺泡上皮　由 Ⅰ 型肺泡细胞和 Ⅱ 型肺泡细胞两种细胞组成。

Ⅰ 型肺泡细胞(type Ⅰ alveolar cell)　细胞扁平,表面较光滑,含核部分略厚,其他部分很薄,厚约 0.2 μm,光镜下难辨认,电镜下清晰。Ⅰ 型肺泡细胞数量较 Ⅱ 型肺泡细胞少,但宽大而扁薄,覆盖肺泡表面约 97% 的表面积,是进行气体交换的部位,并参与构成气血屏障。相邻 Ⅰ 型肺泡细胞之间或 Ⅰ 型与 Ⅱ 型肺泡细胞之间有紧密连接。胞质内细胞器甚少,但吞饮小泡甚多,细胞以吞饮方式吞入吸入空气中的微小尘粒和上皮表面的表面活性物质,转运至间质内经淋巴转运和消除。Ⅰ 型肺泡细胞是高度分化的细胞,无增殖和自我修复能力,损伤后由 Ⅱ 型肺泡细胞增殖分化补充。

Ⅱ 型肺泡细胞(type Ⅱ alveolar cell)　细胞数量多,但体积小,仅覆盖约 3% 的肺泡表面,散在分布于 Ⅰ 型肺泡细胞之间。Ⅱ 型肺泡细胞是一种分泌细胞,光镜下观察,细胞呈圆形或立方形,核圆形,胞质着色浅,呈泡沫状,细胞略凸向肺泡腔。电镜观察细胞表面有短小微绒毛,胞质内除富含线粒体、粗面内质网、高尔基复合体和溶酶体外,还有许多分泌颗粒。颗粒大小不一,直径 0.1~1.0 μm,电子密度高,内含同心圆或平行排列的板层结构,称为板层小体(osmiophilic lamellar body),具有嗜锇性。板层小体的主要成分有磷脂、蛋白质和糖胺多糖。细胞以胞吐方式将颗粒内容物排出,分泌物中的磷脂(主要是二棕榈酰卵磷脂)等成分在肺泡上皮表面铺展成一层薄膜,称表面活性物质(surfactant)。该物质有降低肺泡表面张力,稳定肺泡直径的作用。呼气时肺泡缩小,表面活性物质密度增高,降低了表面张力,防止肺泡塌陷;吸气时肺泡扩大,表面活性物质密度减小,肺泡回缩力增大,可防止肺泡过度膨胀。若表面活性物质的合成与分泌受到破坏,可引起肺泡塌陷影响肺泡内气体交换功能。Ⅱ型肺泡细胞还有分裂增殖并转化为Ⅰ型肺泡细胞的功能。

倘若早产儿或新生儿因先天缺陷而致肺表面活性物质产生不足或缺如,可使肺泡表面张力增大,扩张困难,导致新生儿呼吸窘迫症,患儿还因血氧不足,肺毛细血管通透性增大,血浆蛋白质漏出,在肺泡上皮表面沉积形成一层透明膜样物质,影响肺泡的扩张和气体交换,故也称新生儿透明膜病。

(2) 肺泡隔　相邻肺泡之间的薄层结缔组织构成肺泡隔(alveolar septum)。肺泡隔内含密集的毛细血管网和丰富的弹性纤维,并有成纤维细胞、巨噬细胞、浆细胞和肥大细胞等。肺泡隔内大量毛细血管网紧贴肺泡上皮,充分发挥血液与肺泡内气体交换的作用。肺泡和毛细血管间的气体交换需经过肺泡表面液体层、Ⅰ型肺泡细胞及其基膜、薄层结缔组织、毛细血管基膜和内皮等结构,这几层结构称为气-血屏障(blood-air barrier),隔内丰富的弹性纤维有助于保持肺泡的弹性,肺泡隔内的巨噬细胞,能吞噬吸入的灰尘、细菌、异物及渗出的红细胞等。肺巨噬细胞吞噬灰尘颗粒后称为尘细胞;心力衰竭肺循环淤血时,肺巨噬细胞吞入红细胞后将其中的血红蛋白转化成棕黄色的含铁血红素颗粒。将这种有含铁血红素颗粒的巨噬细胞称为心力衰竭细胞。心力衰竭细胞常分布在肺泡内和肺泡隔内,可随痰咳出,形成铁锈色痰。

(3) 肺泡孔　相邻肺泡之间有小孔相通,称为肺泡孔(alveolar pore),一个肺泡可有一个或数个肺泡孔(图 14-7)。它是沟通相邻肺泡的孔道,可均衡肺泡内气体的含量,在某个终末细支气管或呼吸性细支气管阻塞时,肺泡孔起侧支通气作用,防止肺泡萎缩。但在肺感染时,病菌也可通过肺泡孔扩散,使炎症蔓延。

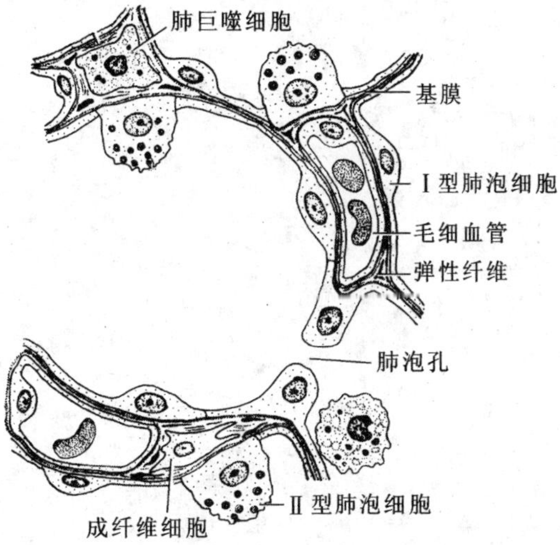

(三) 肺的血管

图 14-7　肺泡及肺泡孔模式图

肺血液供应来自肺动脉和支气管动脉。

(1) 肺动脉　肺动脉为弹性动脉,它从肺门入肺后不断分支,与支气管的各级分支伴行,直至肺泡隔内形成密集的毛血管网。在肺泡处进行气体交换后,毛细血管逐级汇集成两条肺静脉出肺。

(2) 支气管动脉　支气管动脉起自胸主动脉或肋间动脉,沿途在肺导气部和呼吸性细支气管管壁内,给肺组织提供营养,支气管也有终末支参与形成肺泡壁内的毛细血管网。上述毛细血管部分汇入肺静脉,部分汇集形成支气管静脉,与支气管伴行,由肺门出肺。

(四) 肺的代谢功能

肺不仅是气体交换器官,同时也参与体内物质的代谢。肺血管内皮细胞含多种酶,参与5-羟色胺、前列腺素的生成与灭活,去甲肾上腺素和缓激肽等的灭活及血管紧张素的转化等。肺在生成与灭活上述活性物质时不仅维持肺的正常生理活动,而且还调节血流中这些物质的水平,从而参与全身的生理动态平衡。此外,肺导气部上皮内有内分泌细胞,分泌5-羟色胺和肽类物质。

思 考 题

1. 肺导气部的各级支气管管壁结构的变化特点。
2. 肺呼吸部的各级支气管的结构特点。
3. 请详细叙述肺泡上皮的组成及每种细胞的结构特点和功能。

(李　欣)

第十五章 泌尿系统

内容提要
- 肾单位
- 滤过膜
- 集合小管的结构特点
- 肾小体的微细结构及滤过功能
- 肾小管的各段结构及功能
- 球旁复合体的构成、结构和功能

泌尿系统由肾、输尿管、膀胱及尿道等器官组成。肾分泌产生尿液,通过输尿管进入膀胱暂时贮存,再由尿道排出。肾在分泌尿液的同时,还参与调节水、电解质及酸碱平衡,并能分泌一些生物活性物质,调节机体相应的生理功能。因此,泌尿系统在维持机体内环境的稳定方面发挥重要作用。

一、肾

肾(kidney)外形呈豆状,内缘中部称肾门,有输尿管、肾血管、神经及淋巴管出入。肾表面包有致密结缔组织构成的被膜。肾实质由浅层的皮质及深层的髓质构成。皮质色深,髓质色浅。髓质主要由10~18个肾锥体组成。锥体尖端突入肾小盏内,形状钝圆似乳头,称肾乳头;肾乳头表面有乳头孔与乳头管相连;锥体底部与皮质相邻,其向皮质发出的放射状走行的条纹,称髓放线。相邻髓放线之间的皮质称为皮质迷路。每条髓放线与其周围的皮质迷路组成一个肾小叶。伸入肾锥体间的皮质部分称肾柱。一个肾锥体与邻近的皮质构成肾叶(图15-1)。

肾形成尿液的基本结构单位为肾单位。肾单位由球形的肾小体和长而弯曲的肾小管组成,肾小管末端汇入集合小管。肾小管和集合小管均直接参与尿液形成过程,二者合称为泌尿小管(uriniferous tubule)。肾实质主要由许多泌尿小管组成,其间的少量结缔组织称肾间质。

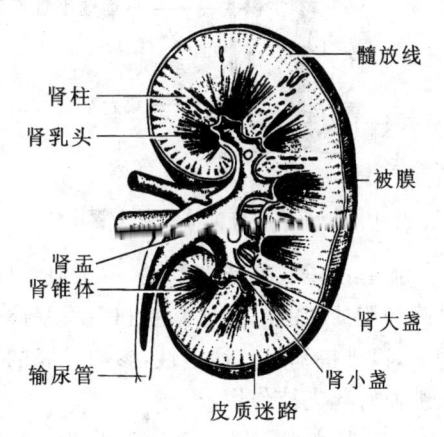

图15-1 肾剖面模式图

(一) 肾单位

人类每侧肾脏约有100万~200万个肾单位(nephron)。每个肾单位由肾小体和肾小管组成。

肾小体位于皮质迷路和肾柱内,肾小管是与肾小体相连的不分支管道,分布于肾皮质和肾锥体内。

根据肾小体在皮质中位置的不同,可将肾单位分为浅表肾单位和髓旁肾单位两种,其肾小体分别位于皮质浅层、皮质深层。

1. 肾小体 肾小体(renal corpuscle)为圆形或椭圆形小体,故又称肾小球,肾小体有两个极,有血管出入的一端为血管极,与其对应一端称尿极,与近端小管曲部相连。肾小体由血管球及肾小囊两部分构成(图15-2)。

(1) **血管球(glomerulus)** 是位于肾小囊内一团蟠曲的毛细血管(图15-3)。从血管极进入的入球微动脉,先分成4～5条初级分支,再分支后蟠曲形成毛细血管襻,许多襻状毛细血管盘绕形成血管球。毛细血管的末端汇成一条出球微动脉,从血管极离开肾小囊。由于入球微动脉管径比出球微动脉管径粗,故血管球毛细血管内压较一般毛细血管高。当血液流经血管球时,这种较高压力有利于大量水分和小分子物质滤出血管,进入肾小囊腔。电镜下,血管球的毛细血管类型为有孔型,胞质小孔孔径50 nm,孔上无隔膜覆盖,因而管壁通透性较大,有利于血液中小分子物质的滤出。有孔型毛细血管内皮是组成滤过屏障的结构之一。

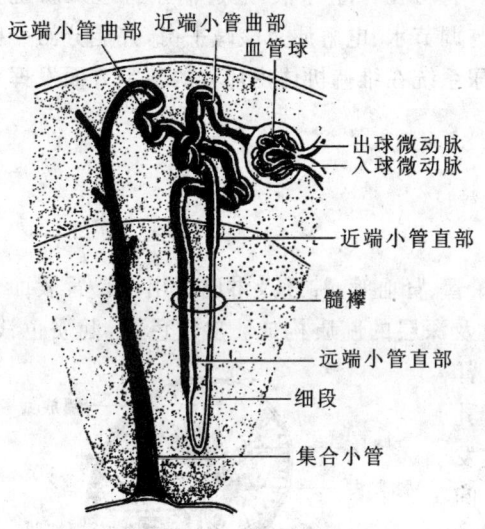
图15-2 肾单位及泌尿小管模式图

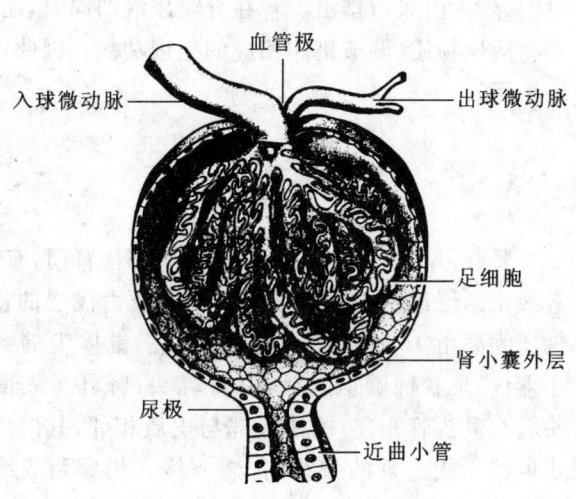
图15-3 肾小体结构模式图

血管系膜又称球内系膜,位于血管球毛细血管之间,由血管系膜细胞和系膜基质组成。血管系膜细胞的功能除合成基膜和系膜基质外,还通过吞噬作用清除滤入基质内和沉积在基膜上的物质,以维持基膜的通透性,参与基膜的更新和修复。系膜基质填充在系膜细胞之间,对血管球毛细血管起支持作用。

(2) **肾小囊** 肾小囊(renal capsule)是肾小管起始部膨大凹陷形成的双层杯状囊,外层又名肾小囊壁层,内层又称肾小囊脏层,内外两层之间的腔隙为肾小囊腔,与近曲小管相通。肾小囊外层由单层扁平上皮构成,内层细胞有许多足状突起,称足细胞(podocyte)。扫描电镜下,可见足细胞从胞体伸出几个较大的初级突起,每个初级突起再分出许多指状的次级突起,相邻次级突起之间彼此穿插嵌合,形成栅栏状结构,贴附于毛细血管基膜外面。次级突起之间的间隙,称为裂孔,孔上覆以厚约4～6 nm的薄膜,称裂孔膜(slit membrane)(图15-4)。

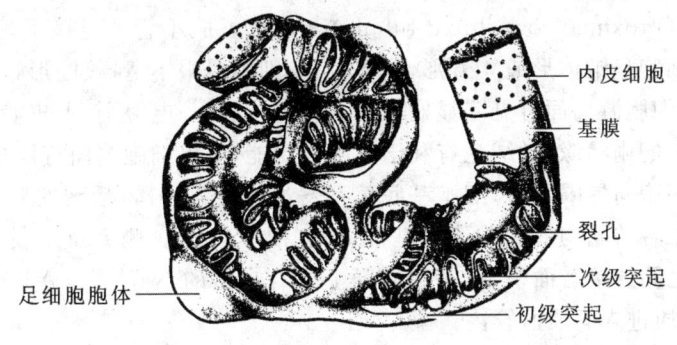

图 15-4　血管球毛细血管及足细胞超微结构模式图

(3) 血管球基膜(glumerular basement membrane)　又称基膜,是位于血管球毛细血管内皮与足细胞裂孔膜之间的均质状膜。此膜较一般基膜厚。电镜下,基膜分为三层,中层厚而致密,内、外层薄而稀疏。在血液滤过中基膜起重要作用。

(4) 肾小体的滤过作用及滤过膜　肾小体的功能是滤过血液,形成原尿。血液从入球微动脉流入血管球毛细血管时,血浆内成分(除大分子的蛋白外)在较高压力作用下,透过有孔内皮、血管球基膜和裂孔膜进入肾小囊腔,滤过所产生的液体称滤液,也称原尿。滤过时所通过的三层结构合称为滤过膜(filtration membrane)或称滤过屏障(filtration barrier)(图 15-5)。滤过膜对血浆成分具有选择性的通透作用,其中血管球基膜是最主要的屏障结构。血浆中的水分、电解质及小分子物质(如多肽、葡萄糖、尿素)很容易通过滤过膜,而一些大分子物质则不易通过或被选择性滤过。在病理(如肾小球肾炎)情况下,滤过膜结构破坏,导致蛋白质滤出,甚至红细胞漏出,临床称为蛋白尿或血尿。成人每昼夜两肾可产生 180 L 原尿。

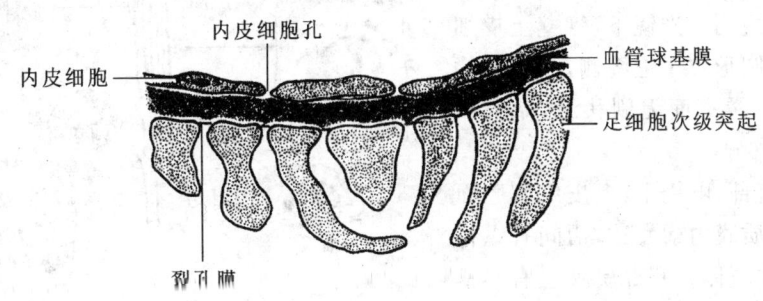

图 15-5　滤过膜超微结构模式图

2. 肾小管　肾小管(renal tubule)是由单层上皮细胞围成的连续小管,依次分为近端小管、细段和远端小管三部分,近端小管、远端小管分别又分曲部和直部。近端小管起始部与尿极相连,并盘曲走行于相应肾小体附近,称近端小管曲部或近曲小管,然后离开皮质迷路,沿髓放线下行成为近端小管直部,管径变细称细段,细段弯成蟠状向皮质方向返回,走行于髓质或髓放线内,管径变粗称远端小管直部,后者进皮质内弯曲在肾小体附近,称远端小管曲部。近端小管直部、细段和远端小管直部三者在走行中形成一个"U"形的襻,称为髓襻(图 15-2)。髓襻在尿液浓缩过程中发挥重要作用。肾小管的功能主要为重吸收、分泌和排泄等。

(1) 近端小管　是肾小管中最长最粗的一段,分直部和曲部。

近端小管曲部(proximal convoluted tubule) 简称近曲小管。光镜下,近曲小管管腔小而不规则,管壁上皮细胞呈锥体形或立方形,胞体较大,细胞界限不清;核圆形,位近基底部;胞质强嗜酸性,染成红色;细胞游离面可见明显刷状缘,基部有纵纹。电镜下,上皮游离面有密集排列的微绒毛,形成光镜下的刷状缘,微绒毛有利于重吸收功能;上皮细胞侧面有许多侧突,侧突相互嵌合,使光镜下上皮细胞间界限不清;细胞基底部有发达的质膜内褶,褶间的胞质内有许多纵行排列的杆状线粒体,二者共同构成光镜下的基部纵纹(图15-6)。侧突及质膜内褶增大了细胞侧面、基底面与间质之间的接触面积,且基部质膜上含有丰富的Na^+-K^+ ATP酶(钠泵),有利于上皮细胞重吸收物质进入间质血管内。

近端小管直部 是曲部的延续,其结构与曲部基本相似,但上皮细胞较矮,微绒毛较少,侧突和质膜内褶等不如曲部发达,顶部胞质的小泡和小管、溶酶体、吞噬体和线粒体均较少。

近端小管是重吸收的重要场所。肾小管上皮将原尿中有用成分再吸收入血的过程称重吸收。原尿中所有葡萄糖、氨基酸、小分子蛋白以及大部分钠离子、水及维生素等在此重吸收入血。此外,近端小管细胞还向腔内分泌氢离子、氨、肌酐、肌酸和马尿酸等代谢产物。

(2) 细段(thin segmnt) 细段管径细,管壁为单层扁平上皮,细胞扁长,含核部分突向管腔,胞质着色较浅。电镜下,细胞器不发达(图15-6)。由于细段上皮甚薄,故有利于水和离子通透,与尿液的浓缩有关。

(3) 远端小管(distal tubule) 远端小管长度较短,也包括直部和曲部,其管径较细,管腔较大而规则。光镜下,管壁上皮细胞呈立方形,核圆形位于近腔侧,胞质弱嗜酸性,染色较浅,游离面无刷状缘,基部纵纹明显(图15-6)。

远端小管直部:电镜下,上皮细胞腔面有少量微绒毛;质膜内褶发达,褶间有纵行排列的长形的线粒体。基部质膜上有丰富的Na^+-K^+ ATP酶,能主动向间质内转运钠离子。

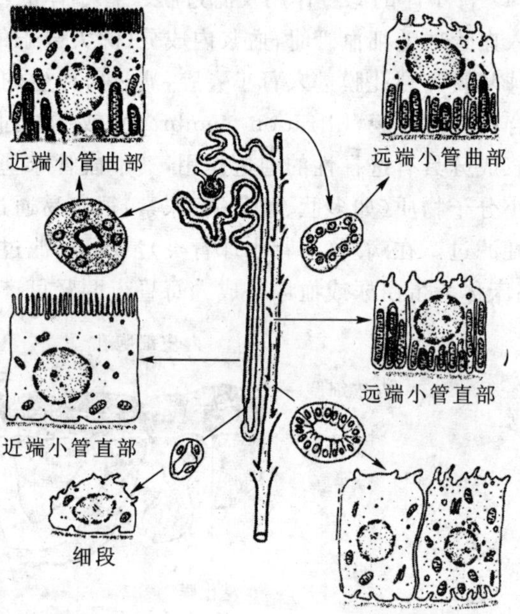

图15-6 肾小管各段上皮细胞结构模式图

远端小管曲部(distal convoluted):简称远曲小管。其结构与直部相似,但质膜内褶和线粒体不如直部发达。

远曲小管是离子交换的重要部位,在醛固酮和血管升压素(抗利尿激素)的调节下,细胞能吸收Na^+、H_2O,分泌K^+、H^+、NH_3等,维持体液电解质及酸碱平衡。

(二) 集合小管系

集合小管系(collecting tubule system)根据外形及分布不同分为弓形集合小管、直集合小管和乳头管三段。下行中管径逐渐增粗,管壁上皮由单层立方逐渐移行为单层柱状,至乳头管处成为单层高柱状上皮。集合小管系上皮细胞胞质均着色较浅,细胞界限清晰,核圆形,位于细胞中央(图15-7),超微结构简单,胞质内细胞器少。集合小管也在醛固酮和血管升压素调节下重吸收 H_2O、Na^+ 及排出 K^+,使原尿进一步得到浓缩。

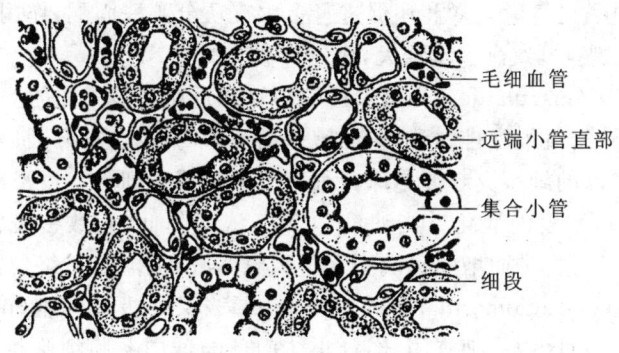

图15-7 肾髓质(高倍)

综上所述,原尿在肾小体形成,经过肾小管各段及集合小管的重吸收,其中99%左右的水分、营养物质和无机盐重吸收入血,部分离子在此进行了交换。同时肾小管还主动分泌和排泄出部分代谢物质,最终形成的浓缩液体称终尿。终尿量仅为原尿的1%,成人每天约为1~2 L。

(三) 球旁复合体

球旁复合体(juxtaglomerular complex)又称肾小球旁器,由球旁细胞、致密斑和球外系膜细胞组成。它们位于肾小体血管极处,呈三角形分布(图15-8)。

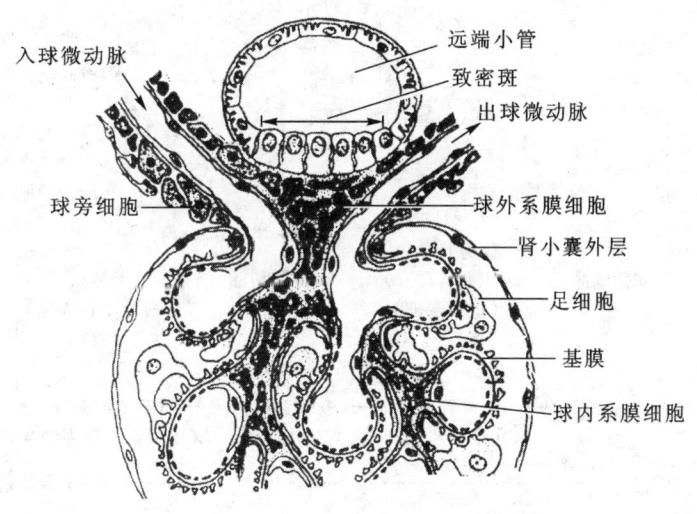

图15-8 球旁复合体结构模式图

1. 球旁细胞　球旁细胞(juxtaglomerular cell)是接近肾小体处的入球微动脉管壁平滑肌细胞上皮样变而成。胞体较大,呈立方形,核大而圆,胞质弱嗜碱性,内含较多分泌颗粒(图15-8)。电镜观察分泌颗粒呈均质状,大小不等,胞质内粗面内质网及核糖体丰富,高尔基复合体发达。免疫组织化学技术证明颗粒内含物为肾素(renin)。

肾素是一种蛋白水解酶，它以胞吐方式释放入血，使血浆中的血管紧张素原变成血管紧张素Ⅰ，后者在血管内皮细胞分泌的转换酶作用下转变为血管紧张素Ⅱ，两种血管紧张素均可使血管平滑肌收缩而升高血压，血管紧张素Ⅱ还促进肾上腺皮质分泌醛固酮，作用于远曲小管和集合小管，促进 Na^+ 和水的重吸收，致血容量增大，血压升高。

2. 致密斑　致密斑(macula densa)是由远端小管靠近血管极一侧的上皮转化而成的椭圆形斑状结构。光镜观察致密斑细胞排列致密，细胞呈高而窄的柱状，核椭圆形，位于细胞顶部，排列整齐。电镜下，细胞基部的细小突起伸达球旁细胞或球外系膜细胞。致密斑是离子感受器，能感受远端小管滤液中 Na^+ 浓度的变化。当滤液中 Na^+ 浓度降低时，致密斑将信息传递给球旁细胞，促进球旁细胞分泌肾素，进而增强远端小管重吸收 Na^+ 的作用，最终使血 Na^+ 浓度升高。

3. 球外系膜细胞(extraglomerular mesangial cell)　又称极垫细胞(polar cushion cell)，是充填于肾小体血管极三角区内的细胞团，经肾小体门部与球内系膜细胞相延续。细胞形态与球内系膜细胞相似，目前认为此细胞在球旁复合体的功能活动中可能起到传递信息的作用。

(四) 肾的血液循环

肾的血液循环途径及特点与肾的泌尿功能直接相关。肾的血液循环途径归纳为表 15-1。

表 15-1 肾血液循环途径

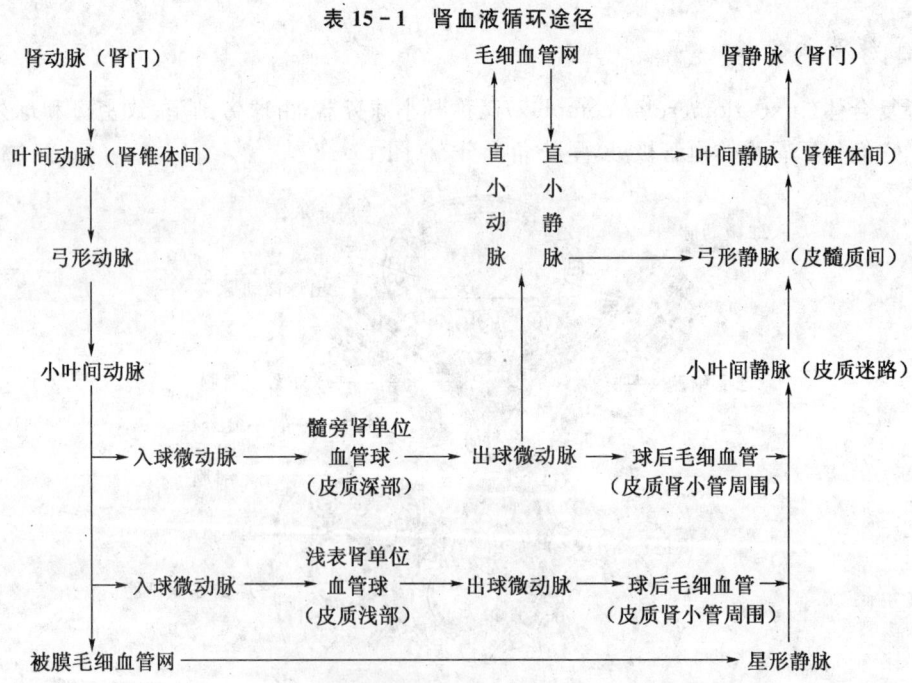

肾血液循环有如下特点：① 肾内血流量大：肾动脉直接起于腹主动脉，每 4～5 分钟人体血液全部被肾脏滤过一遍；② 两次形成毛细血管网：入球微动脉形成血管球毛细血管网，出球微动脉形成球后毛细血管网，后者胶体渗透压很高，有利于重吸收；③ 入球微动脉较出球微动脉粗，使血管球内压力较高，有利于滤过；④ 髓质内直小血管襻与髓襻伴行，有利于尿液的浓缩。

二、输尿管及膀胱

1. 输尿管 输尿管(ureter)壁分为黏膜、肌层和外膜三层(图15-9)。黏膜表面形成许多纵行皱襞,使管腔呈不规则星形。黏膜变移上皮有4~5层细胞,下方的固有层为结缔组织。上段肌层为内纵、外环两层平滑肌,下段肌层增厚为内纵、中环和外纵三层。外膜为疏松结缔组织,与周围结缔组织移行。

2. 膀胱 膀胱(urinary bladder)为贮存尿液的器官,其结构与输尿管相似,分黏膜、肌层和外膜三层。黏膜上皮为变移上皮,其细胞层次及形态随膀胱的功能状态而发生明显变化。电镜下,表层盖细胞游离面胞膜有内褶和囊泡,膀胱充盈时内褶可展开拉平。相邻表层细胞之间有紧密连接和桥粒,可防止尿液渗漏。固有层内含较多胶原纤维和弹性纤维。肌层较厚,由内纵、中环、外纵三层平滑肌组成,中层环行平滑肌在尿道内口处增厚为括约肌。外膜大多为疏松结缔组织,仅膀胱顶部为浆膜。

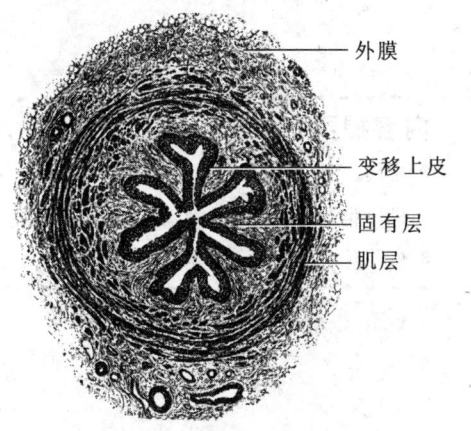

图15-9 输尿管结构模式图

思 考 题

1. 试述肾单位的组成和各部分的结构。
2. 结合肾小体的微细结构说明原尿的形成过程。
3. 肾小管分为哪几段?叙述各段的结构和生理功能。
4. 原尿变为终尿与哪些结构有关?它们如何参与终尿形成?受哪些激素的调节?
5. 球旁复合体由几部分组成?各部分结构和功能如何?

(王春艳)

第十六章 眼 和 耳

内容提要
- 角膜、巩膜的组织结构
- 视网膜的组织结构及功能
- 内耳膜迷路的一般结构及功能
- 脉络膜、睫状体、虹膜的组织结构及功能
- 晶状体、玻璃体的组织结构及房水循环

一、眼

眼为视觉器官,主要由能感受光和颜色刺激的眼球构成,还有眼睑、眼外肌和泪腺等附属器官。眼球由眼球壁与眼内容物组成。眼内容物与角膜共同组成眼球的屈光系统(图16-1,16-2)。

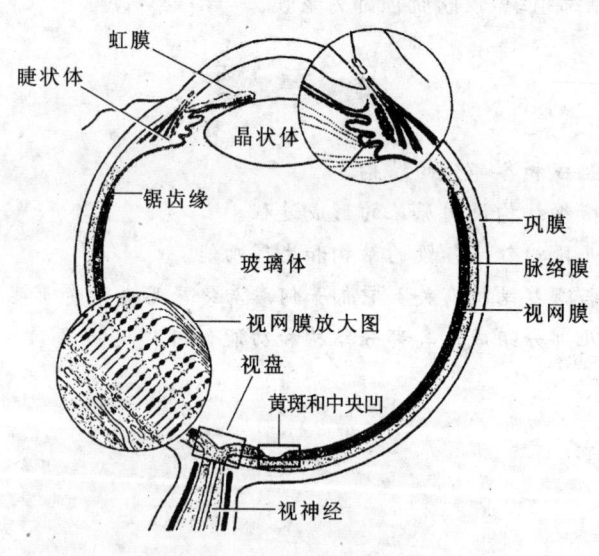

图16-1 眼球结构模式图

(一) 眼球壁

眼球壁自外向内分为纤维膜、血管膜和视网膜三层。

1. 纤维膜 纤维膜(tunicafibrosa)主要由致密结缔组织构成,前1/6为角膜,后5/6为巩膜。两者交接处为角膜缘。

(1) 角膜 角膜(cornea)为无色透明的圆盘状结构,略向前凸。角膜不含血管,其营养由房

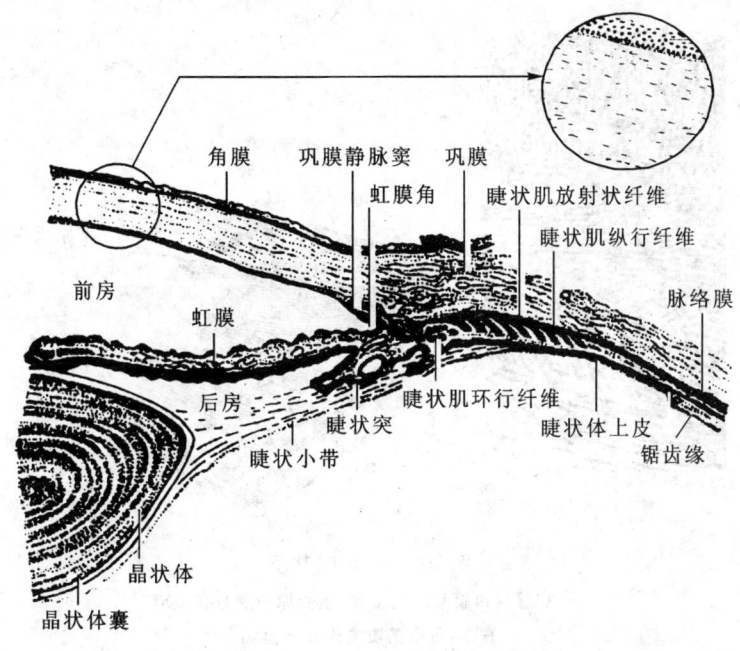

图 16-2 眼球前半部切面模式图

水和角膜缘的血管供应。角膜从前至后分五层(图 16-3,16-4)。

1) 角膜上皮 为未角化的复层扁平上皮,由 5~6 层排列整齐的细胞组成。基底层为一层矮柱状细胞,具有增殖分裂能力,故角膜上皮应有较强的再生能力。上皮基底部平整,无乳头。上皮内有丰富的游离神经末梢,因此角膜感觉敏锐。

2) 前界层 为不含细胞的一层透明均质膜,厚约 10~19 μm,含有胶原原纤维和基质。此层损伤后不能再生。

3) 角膜基质 又称角膜固有层,约占角膜全厚的 90%,主要由多层与表面平行的胶原板层组成,板层间有扁平并有细长分支突起的角膜细胞,其结构与功能似成纤维细胞。

4) 后界层 较前界层薄,结构与前界层类似。由角膜内皮的分泌物所形成。

5) 角膜内皮 为单层扁平上皮。有活跃的物质转运和合成分泌蛋白质的功能。参与后界层的更新代谢。

(2) 巩膜 巩膜(sclera)呈乳白色,主要由致

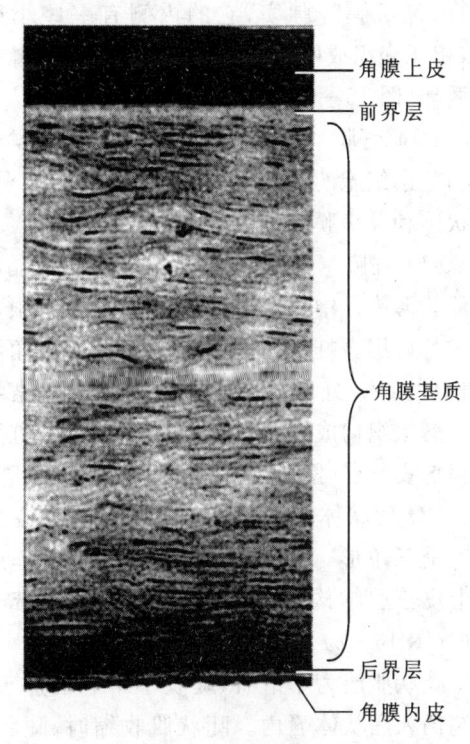

图 16-3 人角膜光镜图

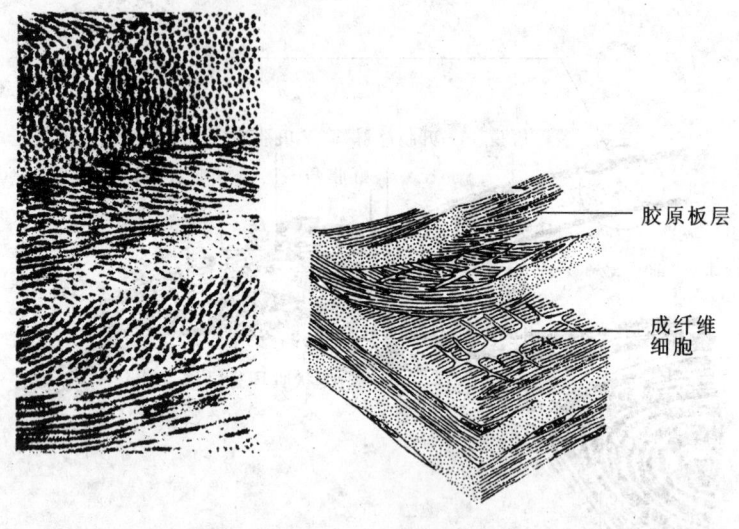

图 16-4 角膜基质
左图:豚鼠角膜基质电镜像,示胶原板层×40 000
右图:角膜基质结构立体模式

密结缔组织构成,是眼球壁的重要保护层。与角膜交界的部分,巩膜向内侧突出,称巩膜距,它是小梁网和睫状肌的附着部位。角膜缘内侧有一环行小管,称巩膜静脉窦,它的内侧有一些小梁状的结构,相互交织成网,称小梁网。与巩膜静脉窦参与房水循环(图 16-5)。

2. 血管膜 血管膜(tunica vascularis)为富含血管和色素细胞的疏松结缔组织,自前向后分为虹膜、睫状体和脉络膜三部分。

(1) 虹膜 虹膜(iris)是位于角膜与晶状体之间的环状薄膜。中央为圆形瞳孔。虹膜将眼房分隔为前房与后房。虹膜与角膜缘所形成的夹角称前房角(图 16-2)。虹膜主要由富含血管和色素细胞的疏松结缔组织构成,自前向后可分前缘层、虹膜基质和虹膜上皮三层(图 16-6,16-7)。

(2) 睫状体 睫状体(ciliary body)在眼球矢状面上呈三角形。自外向内分为睫状肌、基质和睫状体上皮三层结构,其内表面还有睫状小带与晶状体相连(图 16-2)。

睫状肌层为平滑肌,睫状小带一端连于睫状体,一端插入晶状体囊内。睫状肌收缩时,睫状体前突,睫状小带松弛;反之,则紧张,借此改变晶体的位置和曲度,从而调节焦距。睫状上皮由内外两层上皮

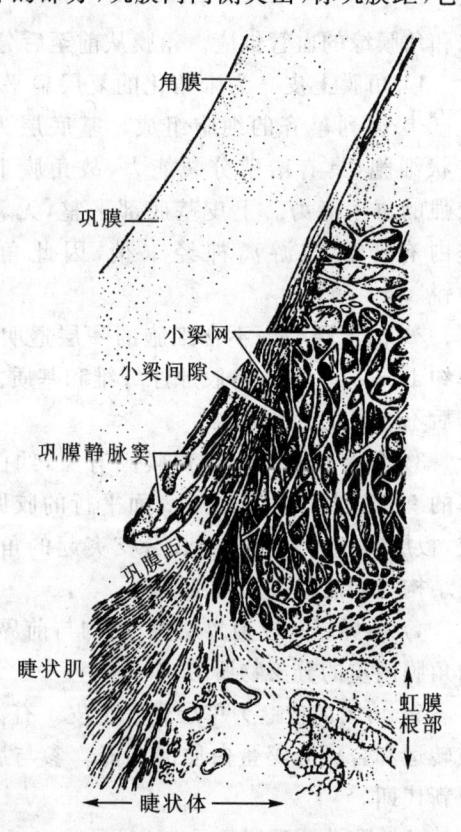

图 16-5 巩膜静脉窦与小梁网结构立体模式

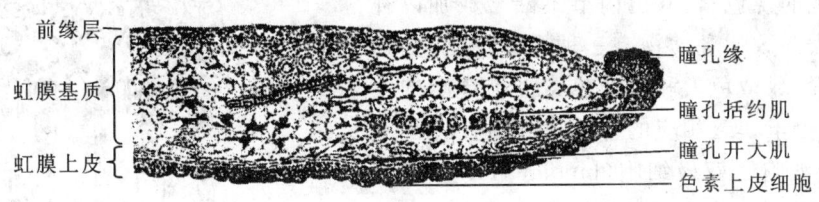

图 16-6 人虹膜结构模式图

细胞组成。外层为立方形的色素上皮,内层为立方形或矮柱状的非色素细胞,细胞可分泌房水。

（3）脉络膜　脉络膜(choroid)为血管膜的后 2/3 部分,为富含血管与色素细胞的疏松结缔组织(图 16-7)。

3. 视网膜　视网膜(retina)为神经组织,前部无感光能力,通常称为视网膜盲部。后部衬贴在脉络膜内面,有感光能力,称为视网膜视部,主要由四层细胞构成,自外向内依次是色素上皮细胞、视细胞、双极细胞和节细胞。

（1）色素上皮细胞　色素上皮细胞（pigment epithelial cell）是视网膜最外的一层,为单层柱状上皮。可以保护视细胞不受强光的损害。色素上皮细胞也参与视细胞膜盘的更新。此外,色素上皮细胞还可贮存维生素 A 并参与视紫红质的合成。

（2）视细胞　视细胞(visual cell)是感觉神经元。细胞分为胞体、外突（即树突）和内突（即轴突）三部分。外突中段缩窄将其分为内节和外节。内节是合成蛋白质的部位,外节为感光部位,含大量平行层叠的扁平膜盘。膜盘由外节基部一侧的胞膜向胞质内陷形成,根据外节形状和感光性质不同,视细胞分为视杆细胞和视锥细胞（图 16-8）。

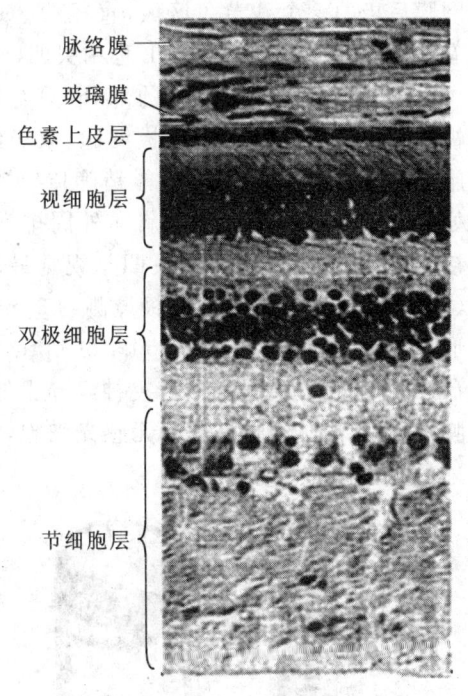

图 16-7 人眼球的脉络膜与视网膜

视杆细胞（rod cell）　细长,核小呈椭圆形,染色深。外突呈杆状,内突末端膨大呈球状。视杆细胞外节多数膜盘与胞膜分离,形成独立的膜盘（图 16-9）。膜盘的膜内镶嵌有大量的感光蛋白称视紫红质,是一种能感受弱光的感光物质,由 11-顺视黄醛和视蛋白构成。维生素 A 是合成 11-顺视黄醛的原料,当人体长期摄入维生素 A 不足,视紫红质缺乏,将影响人在暗光时的视力,引起夜盲症。人的视杆细胞主要分布在视网膜黄斑以外的周围部。

视锥细胞(cone cell)　较视杆细胞粗壮,核较大,染色浅。外突呈圆锥形,内突末端膨大呈足状。视锥细胞的外节膜盘大多与细胞膜相连,顶端膜盘也不脱落(图 16-9),膜盘上有感受强光和色觉的视色素,并由内节不断合成加以补充。人和绝大多数哺乳动物有三种视锥细胞,分别含有红敏色素、绿敏色素和蓝敏色素。临床上的色盲患者,都是由于缺乏相应的特殊视锥细胞所致。

(3) 双极细胞　双极细胞(bipolar cell)是连接视细胞和节细胞的纵向中间神经元。

(4) 节细胞　节细胞(ganglion cell)是具有长轴突的多极神经元。胞体多单层排列,树突主要与双极细胞轴突形成突触,轴突向眼球后极汇聚形成视神经(图 16-8)。

4. 黄斑和视神经乳头　黄斑(macula lutea)是视网膜后极的一个浅黄色区域,直径约 3 mm,其中央有一直径约 1.5 mm 的浅凹,称中央凹(central fovea)。中央凹是视网膜最薄的部分,只有色素上皮和视锥细胞。视锥细胞与双极细胞、双极细胞与节细胞之间都是一对一的连接,能精确传导视觉信息。此处的双极细胞和节细胞均斜向外周排列,光线可直接落在视锥细胞上,故中央凹是视觉最敏锐的部位(图 16-10)。在视网膜后极鼻侧约 3 mm 处有一圆形隆起,称视神经乳头(Papilla of optic nerve)或视盘(optic dis),中央略凹,为视神经穿出处,并有视网膜中央动、静脉通过。此处无感光细胞,故又称盲点(图 16-11)。

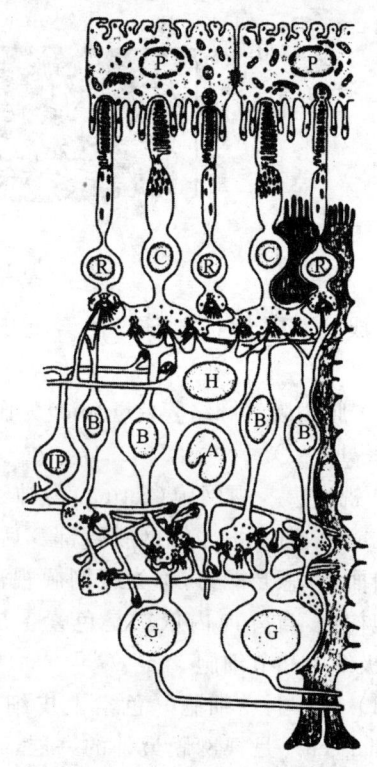

图 16-8　视网膜超微结构模式图
P:色素上皮细胞;R:视杆细胞;C:视锥细胞;H:水平细胞;B:双极细胞;A:无长突细胞;IP:网间细胞;G:节细胞;N:神经纤维;M:Müller 细胞

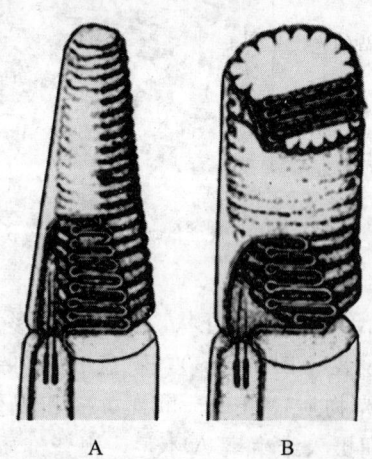

图 16-9　视细胞外节超微结构模式图
A. 视锥细胞外节;B. 视杆细胞外节

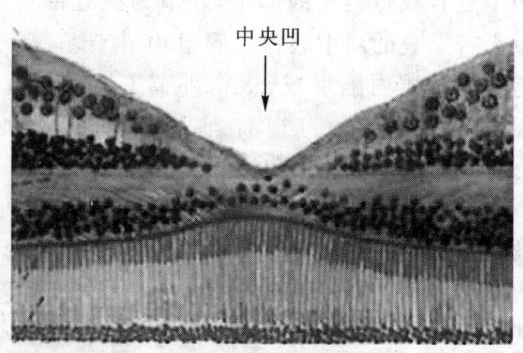

图 16-10　人眼球视网膜的黄斑与中央凹

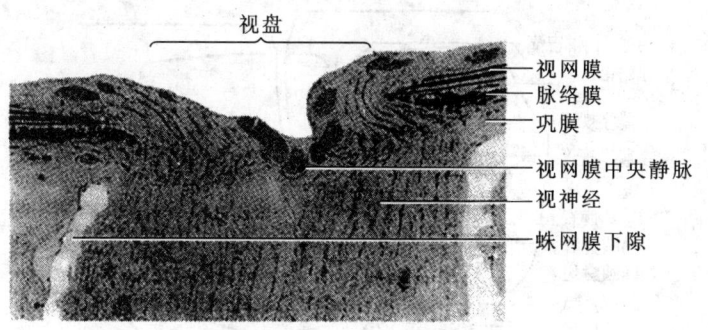

图 16-11 人眼球视网膜的视神经乳头

(二) 眼球内容物

1. 晶状体　晶状体(lens)是圆形有弹性的双凸透明体。晶状体借睫状小带悬于虹膜、睫状体和玻璃体之间,是最重要的屈光装置。晶状体由晶状体囊、晶状体上皮及晶状体纤维三部分构成。晶状体内无血管和神经,其营养靠房水和玻璃体渗透。

2. 玻璃体　玻璃体(vitreous body)位于晶状体、睫状体与视网膜之间,为无色透明的胶状体。玻璃体除具有屈光作用外,还有维持眼球形状和防止视网膜内层与色素上皮层脱离的作用。

3. 房水　房水(aqueous humor)为无色透明液体。房水主要由睫状突毛细血管内血液的渗透和非色素上皮细胞分泌而成。房水的生成和排出保持动态平衡,如果房水产生过多或排出途径受阻,都会导致眼内压增高,引发青光眼。

二、耳

耳由外耳、中耳和内耳三部分组成。外耳、中耳有收集和传递声波的作用,内耳是位觉和听觉感受器的所在部位。

(一) 外耳

外耳由耳郭、外耳道和鼓膜构成。耳郭主要由一不规则形的弹性软骨组成。软骨外面覆盖薄层皮肤。外耳道略呈 S 形弯曲,末端以鼓膜与中耳分隔。鼓膜是卵圆形半透明薄膜。外表面被有复层扁平上皮,内表面是单层立方上皮,中间是薄层结缔组织。鼓膜能接受由外耳道传来的声波而发生同步振动。

(二) 中耳

中耳主要由鼓室和咽鼓管组成(图 16-12)。鼓室内有锤骨、砧骨和镫骨 3 块听小骨,听小骨彼此形成关节连接。咽鼓管是连接鼓室与鼻咽部的管道。咽鼓管近鼓室段的黏膜上皮为单层柱状,近鼻咽部为假复层纤毛柱状上皮,纤毛可向咽部摆动,固有层内含有混合腺。

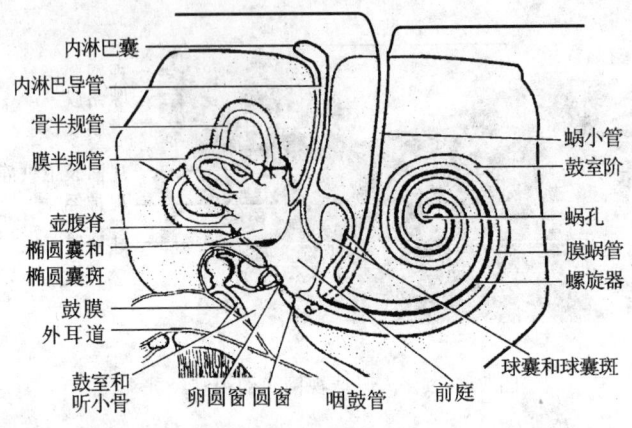

图 16-12 中耳与内耳模式图,示骨迷路、膜迷路和感受器

(三) 内耳

内耳位于颞骨岩部。内耳由套叠的两组管道组成,走行弯曲,故称为迷路。外部为骨迷路,套在其内的为膜迷路。膜迷路是膜性管囊,腔内充满内淋巴。膜迷路和骨迷路之间的腔隙充满外淋巴。腔内、外淋巴互不相通,有营养内耳和传递声波的作用。

1. **骨迷路** 骨迷路从后至前由骨半规管、前庭和耳蜗 三部分组成。耳蜗形似蜗牛壳。人的骨蜗管围绕蜗轴盘旋两周半,可分为三部分,上为前庭阶,下为鼓室阶,中为膜蜗管(图16-12)。

2. **膜迷路** 膜迷路相应地分为膜半规管、膜前庭、膜蜗管三部分,膜前庭内有椭圆囊和球囊。膜迷路腔面衬以单层扁平上皮,中间为薄层结缔组织。壶腹嵴、椭圆囊外侧壁和球囊前壁的黏膜局部增厚,呈嵴突状或斑块状隆起,分别称壶腹嵴、椭圆囊斑和球囊斑,均是位觉感受器。人的膜蜗管围绕蜗轴盘旋两周半,切面呈三角形(图 16-13)。膜蜗管的顶壁为前庭膜,外侧壁上

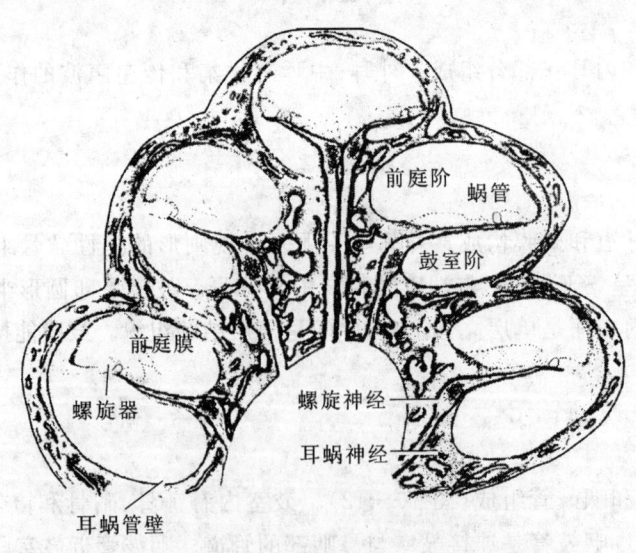

图 16-13 人耳蜗垂直切面模式图

皮为复层柱状，因上皮内有血管，故称血管纹，可分泌内淋巴。血管纹下方为增厚的骨膜，称螺旋韧带。膜蜗管的底壁由内侧的骨螺旋板和外侧的膜螺旋板构成。骨螺旋板是蜗轴骨组织向外延伸而形成，其起始部骨膜增厚并突入膜蜗管形成螺旋缘。螺旋缘向蜗管中伸出一胶质性盖膜，覆盖于螺旋器上方。膜螺旋板又称基底膜，其底壁的上皮增厚形成螺旋器，为听觉感受器（图16-14）。

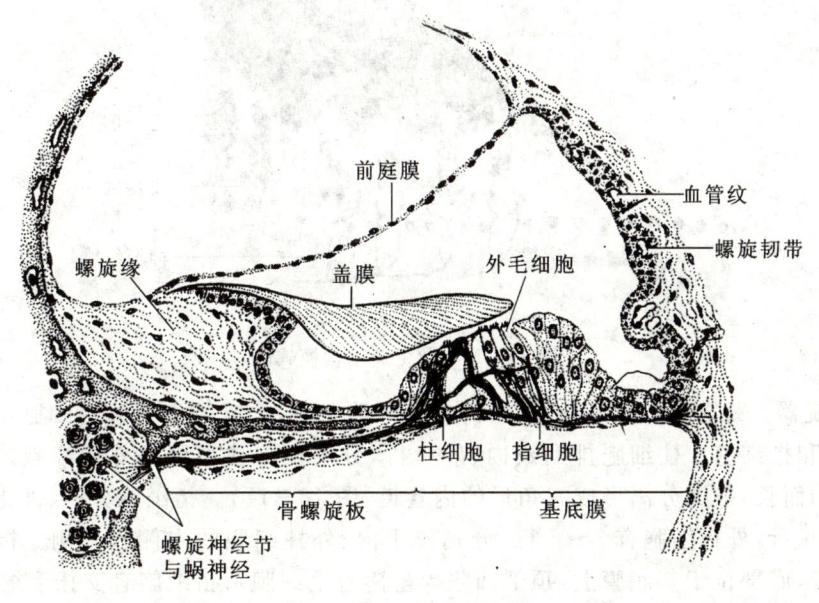

图 16-14　膜蜗管与螺旋器

（1）壶腹嵴　壶腹嵴（crista ampullaris）是膜半规管壶腹部局部黏膜增厚突入腔内形成的嵴状隆起，黏膜上皮由支持细胞和毛细胞组成（图16-15）。支持细胞呈高柱状，其分泌的酸性粘多糖形成胶质状的壶腹帽，覆盖在壶腹嵴上。毛细胞呈烧瓶状，顶部有许多静纤毛，在静纤毛一侧有一根较长的动纤毛。纤毛伸入壶腹帽中。前庭神经末梢分布在毛细胞基部。壶腹嵴感受头部旋转运动开始和终止时的刺激。由于半规管互相垂直排列，无论头部作任何方向的旋转，其开始和停止时均能导致半规管内淋巴位移，使壶腹帽倾倒，从而刺激毛细胞，兴奋经前庭神经传入脑。

（2）椭圆囊斑和球囊斑　椭圆囊斑和球囊斑合称位觉斑（macula acustica），为较平坦的圆锥状隆起，表面上皮的结构与壶腹嵴相似。斑顶覆盖一片均质蛋白样胶质膜，称耳石膜或位砂膜，膜表面有极小的碳酸钙结晶体，即位砂（图16-16）。位觉斑接受直线运动开始和终止以及直线变速运动的刺激，也感受头部处于静止时的位觉。由于两个位觉斑互成直角，位砂的密度大于内淋巴，这样无论头

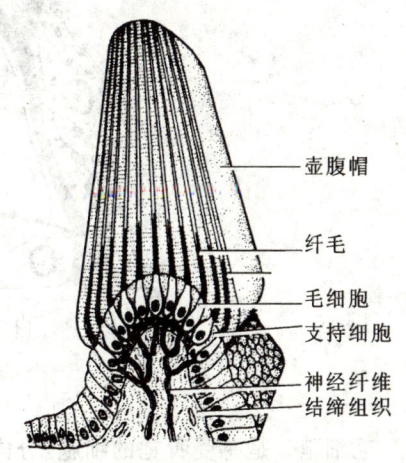

图 16-15　壶腹嵴结构模式图

处于任何位置,位砂膜可因地心引力作用而刺激毛细胞,毛细胞感受到的刺激经前庭神经传入脑。

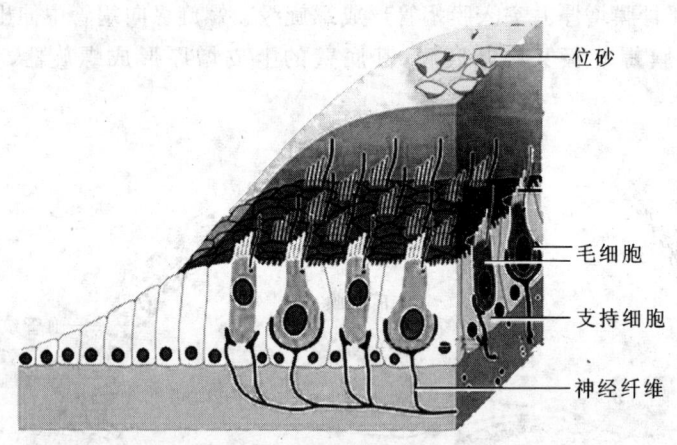

图 16-16 位觉斑结构模式图

(3) 螺旋器　螺旋器(spiral organ)又称 Corti 器,也是由支持细胞和毛细胞组成。支持细胞分柱细胞和指细胞。柱细胞排列成内、外两行,分别称内柱细胞与外柱细胞。柱细胞基部较宽,中部细而长,彼此分离形成三角形的内隧道(图 16-17)。指细胞分内、外指细胞。内指细胞排列成一行,外指细胞有 3～5 行,分别位于内、外柱细胞的内侧和外侧。指细胞呈高柱状,下宽上窄,底部位于基底膜上,顶部凹陷内坐落着毛细胞。指细胞有支托毛细胞的作用。

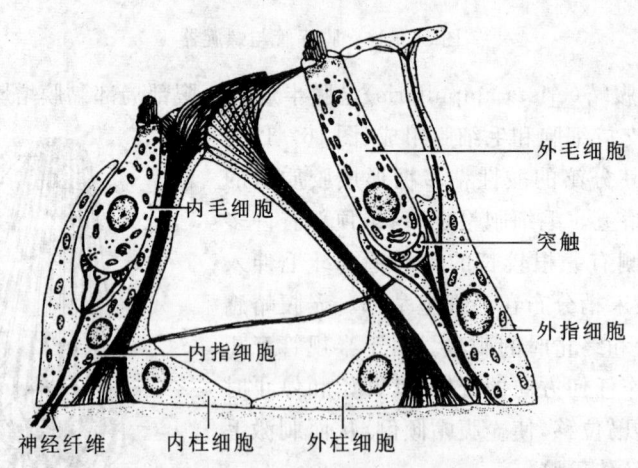

图 16-17 螺旋器毛细胞与支持细胞关系模式图

毛细胞　是感受听觉的细胞,分内、外毛细胞,分别坐落在内、外指细胞的胞体上。毛细胞顶部有许多静纤毛呈"V"或"W"形排列(图 16-17)。毛细胞的基底面与螺旋神经节双极神经元的周围突形成突触。

基底膜中有从蜗轴向外呈放射状排列的胶原样细丝,称听弦。当声波使基底膜内的听弦发生共振时,听毛与盖膜接触,听毛弯曲,使毛细胞兴奋,由耳蜗神经传至中枢,产生听觉。

思 考 题

1. 试述角膜的一般结构。
2. 试述虹膜的结构。
3. 试述视网膜的细胞构成及组织结构特点。
4. 试述螺旋器的结构特点及功能。

（张 雷）

第十七章 内分泌系统

内容提要
- 内分泌系统的组成
- 甲状腺和甲状旁腺
- 垂体的结构和功能及其与下丘脑的关系
- 内分泌细胞的结构
- 肾上腺的结构与功能
- 弥散神经内分泌系统

内分泌系统(endocrine system)是机体的重要调节系统,由内分泌腺和分散在其他器官内的内分泌细胞组成。内分泌系统包括:体内独立存在的内分泌腺,如甲状腺、甲状旁腺、肾上腺、垂体和松果体等;位于其他器官内的内分泌细胞群,如胰腺中的胰岛、睾丸中的间质细胞、卵巢中的黄体等;以及散在分布于消化、呼吸、泌尿、生殖等管道及神经系统中的内分泌细胞。

内分泌腺的一般结构特点是腺细胞通常排列成团、索或球形,有些则围成滤泡状;腺细胞或滤泡间有丰富的毛细血管和毛细淋巴管;腺体无导管,分泌物被称为激素(hormone),直接进入血液周流全身,故称内分泌。而一些内分泌细胞分泌的激素可直接作用于其邻近细胞,称为旁分泌(paracrine)。

内分泌细胞按其分泌激素的化学性质不同可分为两类:含氮类激素细胞和类固醇激素细胞。含氮类激素细胞分泌的激素为蛋白质、多肽和胺类等;其超微结构特点是粗面内质网较多,高尔基复合体发达,含有膜包裹的分泌颗粒;此类细胞起源于外胚层或内胚层。类固醇激素细胞,其超微结构特点是滑面内质网丰富,线粒体嵴呈管状,胞质内含较多脂滴;此类细胞起源于中胚层。

各种激素经血液循环作用于特定的器官或细胞,称为该激素的靶器官或靶细胞。靶细胞具有与特定激素相结合的特异性受体,含氮激素的受体位于靶细胞的质膜上,类固醇激素受体位于靶细胞的胞质或核内。激素通过与靶细胞受体结合而影响靶细胞的生理活动,从而调节机体的各种生理功能。内分泌系统和神经系统构成两大调节体系共同调节着机体的生长、发育和各种代谢活动。

本章仅叙述甲状腺、甲状旁腺、肾上腺和垂体。其余将在有关章节内阐述。

一、甲 状 腺

甲状腺(thyroid gland)位于颈前部,分左、右两侧叶,中间以峡部相连。甲状腺表面包有薄层结缔组织被膜,被膜结缔组织深入腺实质形成小叶间隔,将甲状腺分为许多界限不很明显的小叶,小叶内含有许多由甲状腺滤泡上皮细胞和少量滤泡旁细胞围成的滤泡。滤泡间有从小叶间隔延伸来的疏松结缔组织构成的间质,其内含有丰富的毛细血管和散在的滤泡旁细胞(图17-1)。

(一) 甲状腺滤泡

甲状腺滤泡(thyroid follicle)大小不等,呈不规则圆形或卵圆形。滤泡由单层滤泡上皮细胞围成,中央为滤泡腔,腔内充满胶质(colloid)。胶质是滤泡上皮细胞的分泌物,呈均质状,嗜酸性,被伊红染成红色。滤泡上皮细胞通常为立方状,核圆形位于中央,细胞质弱嗜碱性,细胞界限清晰。滤泡上皮细胞的形态和胶质的数量随腺体的功能状况而发生变化,一般腺体分泌功能旺盛时,滤泡上皮细胞增高呈柱状,滤泡腔内胶质减少;反之,细胞变低呈扁平状,腔内胶质增多。

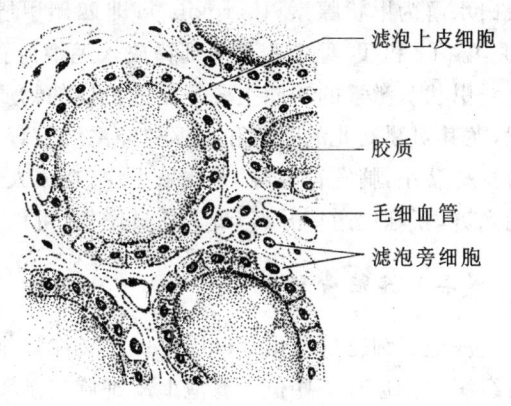

图17-1 甲状腺

电镜下观察,滤泡上皮细胞的游离面有少量微绒毛,胞质内有丰富的粗面内质网,核上部有发达的高尔基复合体,线粒体和溶酶体也较多。细胞顶部含有膜包被的分泌颗粒,中等电子密度,体积较小。同时还有由细胞胞吞作用形成的胶质小泡,胶质小泡低电子密度,体积较大。滤泡上皮细胞外周有完整的基膜,少量结缔组织和丰富的有孔毛细血管(图17-2)。

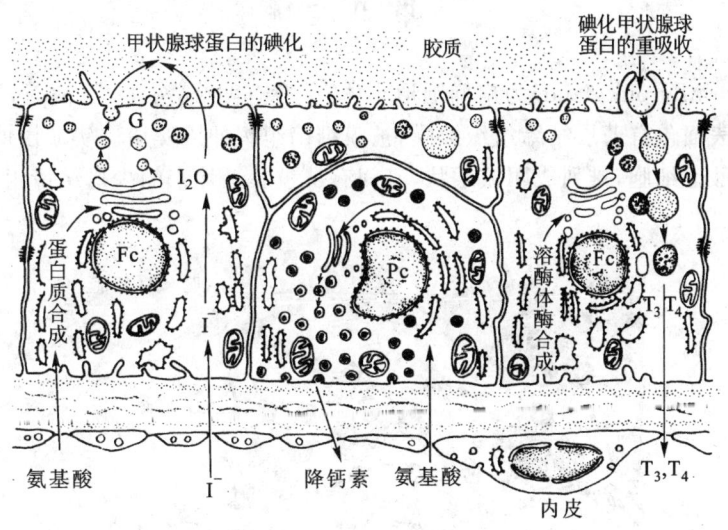

图17-2 甲状腺滤泡上皮细胞(Fc)和滤泡旁细胞(Pc)超微结构
及甲状腺素合成与分泌模式图

甲状腺滤泡上皮细胞具有合成、储存和分泌甲状腺激素(thyroid hormone)的功能。它一方面从血液中摄取酪氨酸等氨基酸,在粗面内质网合成甲状腺球蛋白前体,运到高尔基复合体加工包装成分泌颗粒,然后以胞吐方式将甲状腺球蛋白前体排到滤泡腔。同时从血液中摄入碘离子,在细胞过氧化酶的作用下使其活化,并排入滤泡腔内,与甲状腺球蛋白前体结合形成碘化甲状腺球蛋白,储存在滤泡腔。另一方面,在垂体分泌的促甲状腺激素的作用下,滤泡上皮细胞以胞吞方式将碘化甲状腺球蛋白吞入胞内,形成胶质小泡,并与细胞内的溶酶体融合,将碘化甲状腺球蛋白水解为甲状腺素(thyroxine),即四碘甲腺原氨酸(简称 T_4),以及少量的三碘甲腺原氨酸(T_3)。T_4 和 T_3 经细胞基底部释放入毛细血管,随血流到达靶细胞,产生激素效应。

甲状腺激素的功能主要是促进机体的物质和能量代谢,以及与这些代谢有关的生长发育过程,尤其对婴幼儿的骨骼和中枢神经系统发育具有很大影响。甲状腺功能减退时,在婴幼儿表现为身材矮小,脑发育障碍,导致呆小症;在成人出现结缔组织显著水肿,称黏液性水肿。甲状腺功能亢进,新陈代谢率升高,氧消耗量增加,可以表现为突眼性甲状腺肿。

(二) 滤泡旁细胞

滤泡旁细胞(parafollicular cell),又称 C 细胞,数量相对较少,一般多位于滤泡之间的疏松结缔组织中。也有一些位于滤泡上皮细胞与基膜之间,细胞顶端被滤泡上皮细胞覆盖而不达滤泡腔。HE 染色标本可见:滤泡旁细胞呈卵圆形,胞体较大,胞质着色浅(图 17-1)。用镀银法显示,可见胞质内有嗜银颗粒。电镜观察胞质内含有发达的粗面内质网和高尔基复合体,细胞基部有许多膜包的分泌颗粒(图 17-2),细胞以胞吐方式释放颗粒内的降钙素(calcitonin)。滤泡旁细胞的功能是合成和分泌降钙素,降钙素是一种多肽物质,可促进成骨细胞的成骨活动,使钙盐沉积于类骨质,并抑制肾小管和胃肠道上皮细胞对钙的吸收,从而使血钙下降。

二、甲状旁腺

甲状旁腺(parathyroid gland)为扁椭圆形小体,一般有四个,分上、下两对,贴附于甲状腺两侧叶的后面。其表面包有薄层结缔组织被膜,被膜结缔组织伸入实质。实质由两种细胞组成,可分为主细胞和嗜酸性细胞,排列成团或索状,其间有从被膜延伸来的少量结缔组织及丰富的毛细血管构成的间质(图 17-3)。

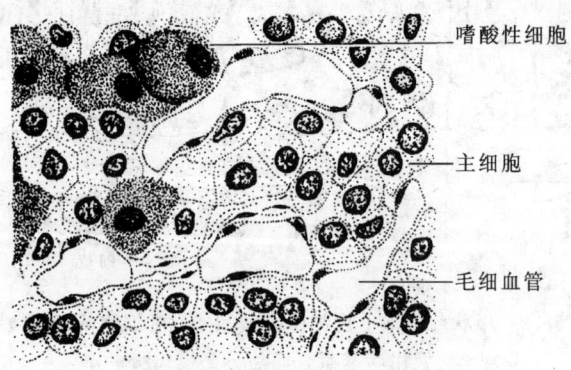

图 17-3 甲状旁腺

(一) 主细胞

主细胞(chief cell)是甲状旁腺的主要细胞,数量多。胞体较小,呈多边形或圆形,界限清楚,核圆形,位于细胞中央。由于细胞质的着色深浅不同,又可分为静止期细胞和活动期细胞两种类型,电镜下看,静止期细胞大而亮;活动期细胞小而暗。

主细胞分泌甲状旁腺[激]素(parathyroid hormone),甲状旁腺素可加强破骨细胞的活动,使骨盐溶解,并促进肠及肾小管对钙的吸收,使血钙升高;其与降钙素共同调节和维持机体血钙浓度的稳定。甲状旁腺功能低下时,血钙降低,可引起肌肉抽搐,严重时导致死亡;功能亢进时,血钙增高,可引起软组织病理性钙化,并可导致骨质疏松。

(二)嗜酸性细胞

嗜酸性细胞(acidophilic cell)数量较少,人体一般在7岁时开始出现,散在于主细胞之间,单独或成群分布。细胞为多边形,体积较大,胞质内含有许多嗜酸性颗粒,细胞核较小,染色深。电镜表明:嗜酸性颗粒是密集的线粒体,并无分泌颗粒,其他细胞器也不发达。该细胞的功能目前尚不清楚。

三、肾 上 腺

肾上腺(adrenal gland)位于肾上端的前内侧,表面包有一层结缔组织被膜,被膜结缔组织伴随血管和神经进入实质,将实质的腺细胞分隔成团块或条索状。肾上腺实质分为外周的皮质和中央的髓质两部分,在胚胎起源上皮质来自中胚层,腺细胞具有分泌类固醇激素细胞的结构特点;髓质来自外胚层,腺细胞具有分泌含氮类激素细胞的特点。

(一)皮质

皮质约占肾上腺体积的大部分,根据皮质腺细胞的形态结构和排列方式不同,可将皮质由外向内分为三个带:即球状带、束状带和网状带(图17-4)。

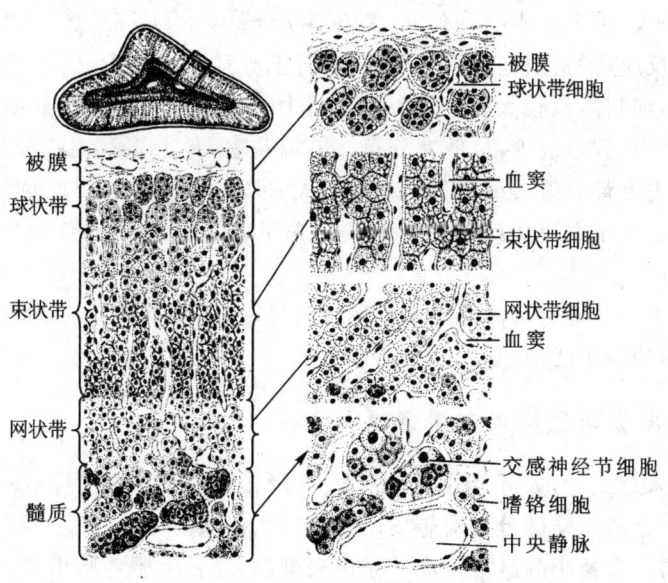

图 17-4 肾上腺

1. 球状带(zona glomerulosa) 位于被膜下,较薄。细胞排列成团状,细胞团外有薄层基膜和少量结缔组织及窦状毛细血管。腺细胞较小,呈矮柱状或多边形。胞质弱嗜碱性,内有少量脂滴,细胞核小,染色较深。电镜下,滑面内质网和游离核糖体较多(图17-4)。

球状带细胞分泌盐皮质激素(mineralocorticoid),如醛固酮等,此类激素主要作用于肾远曲小管和集合管,促其吸钠排钾,对维持体内电解质和体液的动态平衡具有十分重要的作用。

2. 束状带(zona fasciculata) 位于球状带下部,最厚。细胞排列成单行或双行细胞索,细胞索间有少量结缔组织和窦状毛细血管。腺细胞体积较大,呈多边形,细胞界限清晰,胞质中含较多脂滴,在染色中由于脂滴被溶解,故胞质着色浅,呈空泡状。核圆形或卵圆形位于中央,着色浅,少数细胞可有两个核(图17-4)。电镜观察可见丰富的滑面内质网;线粒体呈圆形,嵴呈管状;脂滴呈圆形。

束状带细胞分泌糖皮质激素(glucocorticoid),如可的松等,其主要作用可使细胞中蛋白质和脂肪分解转化为糖,即所谓糖异生;并有抑制免疫反应,延缓伤口愈合等作用。

3. 网状带(zona reticularis) 位于皮质的最深面,与髓质相交界。细胞呈条索状交织成网,网眼中是结缔组织和窦状毛细血管。腺细胞较小,形状不规则,界限不清楚,胞质弱嗜酸性,常有脂褐素及少量脂滴。核小,着色深,有时核有固缩现象(图17-4)。

网状带细胞主要分泌性激素(sex-hormone),但以雄激素为主,也有少量雌激素。

(二) 髓质

髓质由髓质细胞组成,仅占腺体的小部分,位于腺体中央与网状带相连,细胞为多边形,排列成团或条索状,并相互连接成网。网眼中有血窦和结缔组织,血窦相互汇合,至髓质中央形成中央静脉。髓质细胞较大,核圆形,着色浅;胞质内含有细小的分泌颗粒。用含铬盐的固定液固定标本,胞质内可见呈黄褐色的嗜铬颗粒,故髓质细胞又称嗜铬细胞。此外,髓质内还有少量交感神经节细胞,胞体较大,单个或成群分布,核呈空泡状(图17-4)。

根据组织化学反应,嗜铬细胞又可分为两种:肾上腺素细胞和去甲肾上腺素细胞。肾上腺素细胞分泌肾上腺素,细胞体积较大,数量较多,常呈团分布;去甲肾上腺素细胞分泌去甲肾上腺素,这种细胞体积较小,数量也少,呈散在分布。电镜观察,肾上腺素细胞分泌颗粒一般较小,呈圆形,电子密度低;去甲肾上腺素细胞分泌颗粒较大,呈不规则形,电子密度高或有致密核心。

肾上腺素可使心肌收缩力增强,心率加快。去甲肾上腺素主要使血管平滑肌收缩,血压升高。

髓质中的交感神经节细胞可与髓质细胞形成突触联系,交感神经兴奋时,神经末梢释放乙酰胆碱,调节髓质细胞的分泌活动。

(三) 肾上腺皮质与髓质的功能关系

肾上腺动脉进入被膜后,大部分分支进入皮质,形成窦状毛细血管网,经皮质进入髓质,与髓质毛细血管相连通;少数小动脉分支穿越皮质直接进入髓质,形成窦状毛细血管。髓质内的毛细血管汇成小静脉,再由多条小静脉汇合成一条中央静脉,经肾上腺静脉出肾上腺。从肾上腺的血管分布可以看出,肾上腺的大部分血流是从皮质到达髓质,因而皮质的激素便可进入髓质。其中糖皮质激素能激活髓质细胞内的苯乙醇胺 N-甲基转移酶,该酶可使去甲肾上腺素甲基化,变成肾上腺素。从而调控两种激素的释放比例,调节机体的生理反应。由此可见,肾上腺皮质和髓质在功能上有密切关系。

四、垂　体

垂体(hypophysis)为椭圆形小体,位于蝶骨的垂体陷窝中。表面包有一薄层结缔组织被膜;垂体由腺垂体和神经垂体两部分组成。腺垂体分为远侧部、中间部和结节部;神经垂体分为神经部和漏斗,漏斗又可分为正中隆起和漏斗柄。远侧部又称前叶,神经部和中间部合称后叶。神经垂体以漏斗与下丘脑相连(图17-5)。

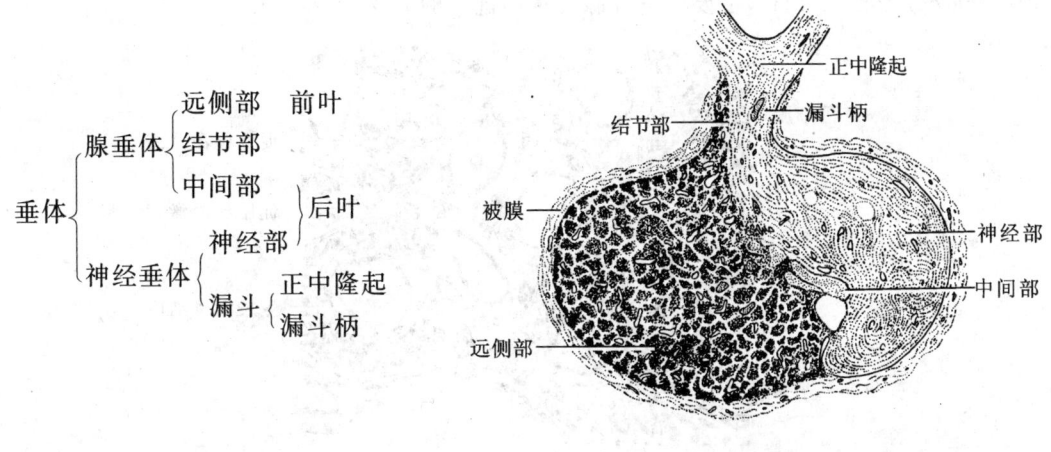

图17-5　垂体(矢状切面)

(一) 腺垂体

1. 远侧部　远侧部(pars distalis)是腺垂体的主要部分。腺细胞排列成索、团或连接成网,其间有丰富的窦状毛细血管和少量结缔组织。在HE染色标本上,可将腺细胞分为嗜酸性细胞、嗜碱性细胞和嫌色细胞三种(图17-6)。

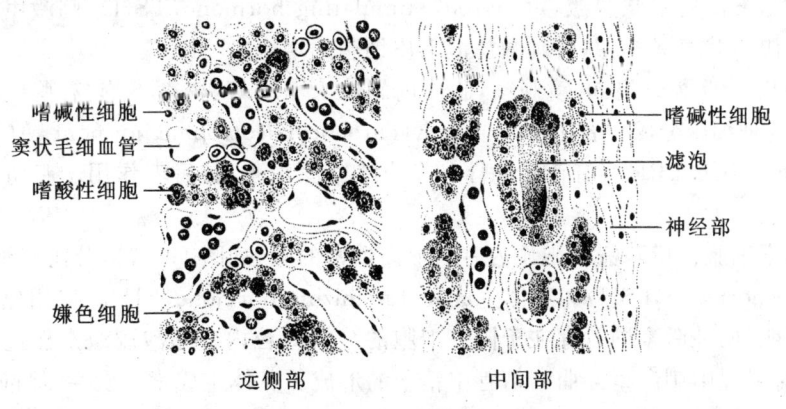

图17-6　腺垂体远侧部和中间部

(1) 嗜酸性细胞 约占远侧部腺细胞总数的40%。细胞较大,直径为15～20 μm,圆形或多边形,细胞内充满粗大的嗜酸性颗粒,核圆,位于中央。嗜酸性细胞(acidophilic cell)根据其分泌的激素不同,分为下述两种细胞。

生长激素细胞:电镜下,可见细胞质内充满电子密度高的圆形分泌颗粒。主要分泌生长激素(growth hormone,GH)作用于全身细胞,促进细胞蛋白质合成,尤其刺激骺板软骨细胞增生,促进骨骼生长。该激素分泌过多,在幼年时期引起巨人症,成年人则发生肢端肥大症。儿童分泌不足,可引起侏儒症。

催乳激素细胞:男性和女性垂体内均存在此种细胞,但女性较多,特别是在妊娠期和泌乳期,细胞增多并增大。电镜观察,胞质内的分泌颗粒较粗大(图17-7)。该细胞分泌催乳激素(lactotrophic hormone,LTH),主要促进乳腺发育和乳汁的分泌。

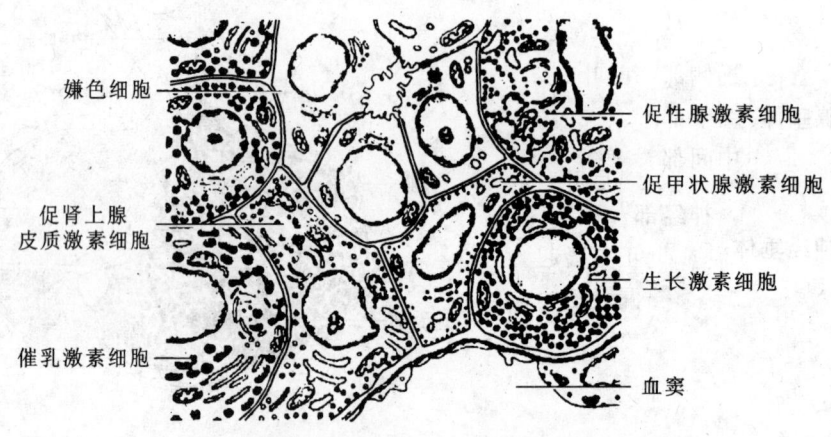

图17-7 腺垂体细胞电镜模式图

(2) 嗜碱性细胞 约占远侧部腺细胞总数的10%。细胞大小不等,呈椭圆形或多边形。胞质内含嗜碱性颗粒。嗜碱性细胞(basophilic cell)可根据其分泌激素的不同分为下述三种细胞。

促甲状腺激素细胞:电镜下观察,胞质内分泌颗粒呈圆形,少且小,颗粒常位于细胞周边(图17-7)。该细胞分泌促甲状腺激素(thyroid stimulating hormone,TSH),刺激甲状腺滤泡上皮细胞合成和分泌甲状腺激素,并可刺激滤泡上皮细胞的增生。

促肾上腺皮质激素细胞:电镜观察,胞质内颗粒大小不等,密度不均,有些颗粒有致密核心(图17-7)。这种细胞分泌促肾上腺皮质激素(adrenocorticotrophic hormone,ACTH)和促脂素(lipotrophic hormone,LPH),前者促进肾上腺分泌糖皮质激素,后者作用于脂肪细胞促其合成脂肪酸。

促性腺激素细胞:电镜观察,胞质内有圆形而致密的颗粒(图17-7),分泌卵泡刺激素(follicle stimulating hormone,FSH)和黄体生成素(luteinizing hormone,LH)。应用免疫电镜细胞化学方法研究证明,两种激素同时存在于同一细胞的分泌颗粒内。卵泡刺激素促进女性卵巢中卵泡的发育,而对男性则刺激睾丸曲细精管中精子的形成。黄体生成素对女性,促进成熟卵泡排卵和黄体形成;对男性,则刺激睾丸间质细胞分泌雄激素,故又称间质细胞刺激素(interstitial cell stimulating hormone,ICSH)。

(3) 嫌色细胞 数量最多,占远侧部腺细胞的50%。光镜下,体积较小,界限不清,胞质着色很淡。电镜下,绝大部分嫌色细胞(chromophobe cell)有细小的分泌颗粒(图17-7)。目前认为它们是嗜酸性细胞和嗜碱性细胞的前体细胞,随着功能的需要可进一步分化为各种内分泌细胞。也有人认为此种细胞可能是上述各种内分泌细胞脱颗粒后的状态。

2. 中间部 中间部(pars intermedia)位于远侧部和神经部之间,人类中间部不发达,主要为嗜碱性细胞。一些嗜碱性细胞可围成大小不等的滤泡,滤泡腔内有胶质(图17-6)。某些鱼类和两栖类动物,中间部发育较完善,嗜碱性细胞可分泌黑色素细胞刺激素(MSH),有调节表皮内黑色素细胞合成黑色素的作用。

3. 结节部 结节部(pars tuberalis)位于神经垂体漏斗的周围。结节部含丰富的纵行毛细血管。腺细胞沿血管呈条索状排列,主要为嫌色细胞,也有少量嗜碱性细胞,此处的嗜碱性细胞分泌促性腺激素(FSH和LH)。

(二)神经垂体

神经垂体主要由神经胶质细胞和无髓神经纤维组成(图17-8),其间有少量结缔组织和较丰富的窦状毛细血管。神经胶质细胞又称垂体细胞,形态多样,胞质内常有脂滴和棕色的色素颗粒。垂体细胞对神经纤维起支持和营养作用。无髓神经纤维来自下丘脑视上核和室旁核内神经元的轴突,经漏斗而达神经部(图17-8),此类神经元又称神经内分泌细胞。视上核和室旁核的神经元胞体产生的分泌颗粒,沿轴突送到神经部,将分泌颗粒中的激素释放入毛细血管。有些轴突内大量分泌颗粒聚集成嗜酸性团块,称赫令体。由此可见,神经垂体与下丘脑是一个整体,神经垂体只起贮存、释放下丘脑激素的作用。视上核和室旁核神经元分别分泌抗利尿激素(antidiuretic hormone,ADH)和催产素(oxytocin)。抗利尿激素又称血管升压素(vasopressin)能使血管收缩,血压升高。并能增强肾远曲小管和集合管对水分的重吸收,使尿量减少;如果这些神经元功能受损,ADH分泌减少时,将出现尿崩症。催产素使妊娠子宫平滑肌收缩,并可促进乳腺分泌乳汁。

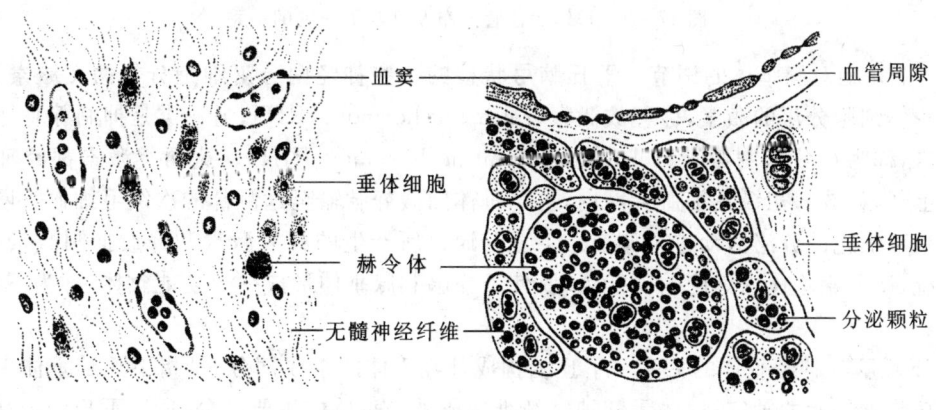

图17-8 垂体神经部

(三)下丘脑与垂体的关系

下丘脑和垂体在结构和功能方面均有密切关系。下丘脑神经元对腺垂体细胞分泌活动具有调节作用,而下丘脑神经元的轴突又构成神经垂体的无髓神经纤维(图 17-9)。

1. 下丘脑与腺垂体的关系　下丘脑对腺垂体的调节作用,是通过垂体门脉系统而实现的。

(1) 垂体门脉系统　腺垂体主要由大脑基底动脉环发出的垂体上动脉供血。垂体上动脉在垂体柄上部形成初级毛细血管网,而后汇集成数条垂体门微静脉,沿漏斗柄下行入远侧部再度形成次级毛细血管网。初级毛细血管网、垂体门微静脉和次级毛细血管网构成垂体门脉系统(图 17-9)。

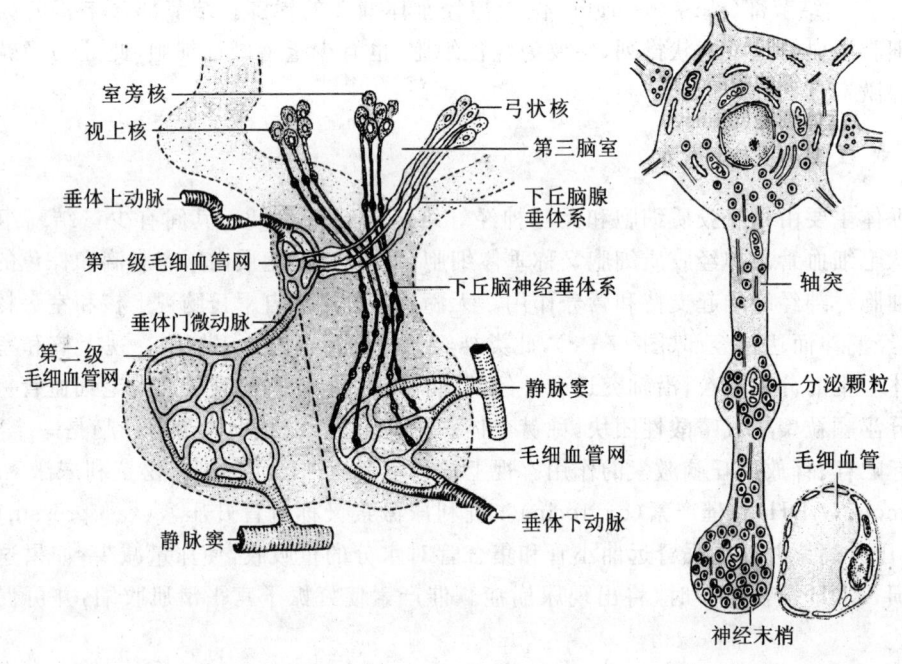

图 17-9　垂体的血管分布及其与下丘脑的关系

(2) 下丘脑对腺垂体的调节　下丘脑弓状核的一些神经内分泌细胞分泌两类激素:一类是促进腺垂体细胞分泌的激素,称释放激素(releasing hormone,RH);另一类是抑制腺垂体细胞分泌的激素,称为释放抑制激素(releasing inhibiting hormone,RIH)。这两类激素都经轴突送到垂体柄上部,释放入初级毛细血管网内,再经垂体门微静脉输至远侧部的次级毛细血管网。对远侧部各种腺细胞的分泌活动进行调节。下丘脑通过所产生的释放激素和释放抑制激素,经垂体门脉系统,调节腺垂体内细胞的功能活动,使下丘脑和腺垂体形成一个功能整体,称为下丘脑-腺垂体系。

2. 下丘脑与神经垂体的关系　下丘脑构成神经垂体的组成部分,是指下丘脑垂体束。此束来自下丘脑神经元的轴突,这些无髓神经纤维构成神经垂体的主要部分,所以下丘脑与神经垂体是一个整体,两者共同构成下丘脑-神经垂体系。神经垂体并无分泌功能,赫令体是下丘脑神经内分泌细胞的分泌物在神经垂体内的贮存形式。神经垂体是贮存和释放下丘脑激素的部位(图 17-9)。

五、弥散神经内分泌系统

人体除了独立的内分泌腺外,在许多器官内还存在大量散在的内分泌细胞。某些细胞能摄取胺的前体物质,并使其脱羧转变为胺类产物,具有这种特性的细胞统称为摄取胺前体脱羧细胞(amine precursor uptake and decarboxylation cell,APUD 细胞)。APUD 细胞可产生胺和肽类物质,而神经系统内的许多神经元也合成和分泌此类物质,如 5-羟色胺和血管活性肠肽(VIP)等。因此,把具有内分泌功能的神经元和 APUD 细胞统称为弥散神经内分泌系统(diffuse neuroendocrine system,DNES)。

目前已明确属于这一系统的细胞有 50 余种,分中枢和周围两大部分:中枢部分包括下丘脑、垂体等处的神经内分泌细胞;周围部分包括分布在消化、呼吸、泌尿和生殖管道的散在内分泌细胞,以及甲状腺滤泡旁细胞、甲状旁腺主细胞和肾上腺髓质细胞等。弥散神经内分泌系统把神经系统和内分泌系统联系起来,构成一个整体,共同调节和控制机体的生理活动。

思 考 题

1. 简述内分泌腺的一般结构和功能。
2. 简述甲状腺的组织结构和功能。
3. 简述肾上腺皮质的分带及各带所分泌激素的作用。
4. 简述腺垂体远侧部的细胞组成及所分泌的激素。
5. 简述神经垂体的组织结构及其所释放激素的作用。
6. 试述甲状腺激素合成、储存和释放的过程。
7. 试述下丘脑与垂体的关系。

(李宝园)

第十八章　男性生殖系统

内容提要

- 睾丸的一般结构
- 生精小管与精子发生
- 血-睾屏障
- 精子的形态结构
- 睾丸间质和间质细胞
- 附睾的结构与功能

男性生殖系统由睾丸、生殖管道、附属腺及外生殖器组成,是产生男性生殖细胞的场所,并具有内分泌功能。

一、睾　丸

睾丸位于阴囊内,表面覆以被膜,被膜由浆膜(为鞘膜脏层)、白膜和血管膜构成。白膜位于浆膜下面,为致密结缔组织,血管膜位于白膜内侧,为富含血管的疏松结缔组织。白膜在睾丸后缘增厚,形成睾丸纵隔。纵隔中的结缔组织呈放射状向睾丸实质伸入,将其分隔成约 250 个锥体形小叶。每个小叶内有 1～4 条弯曲细长的生精小管。生精小管之间的少量疏松结缔组织为间质,内有散在或成群分布的睾丸间质细胞。生精小管在近睾丸纵隔处与直精小管相延续,直精小管进入睾丸纵隔后相互吻合形成睾丸网(图 18-1)。

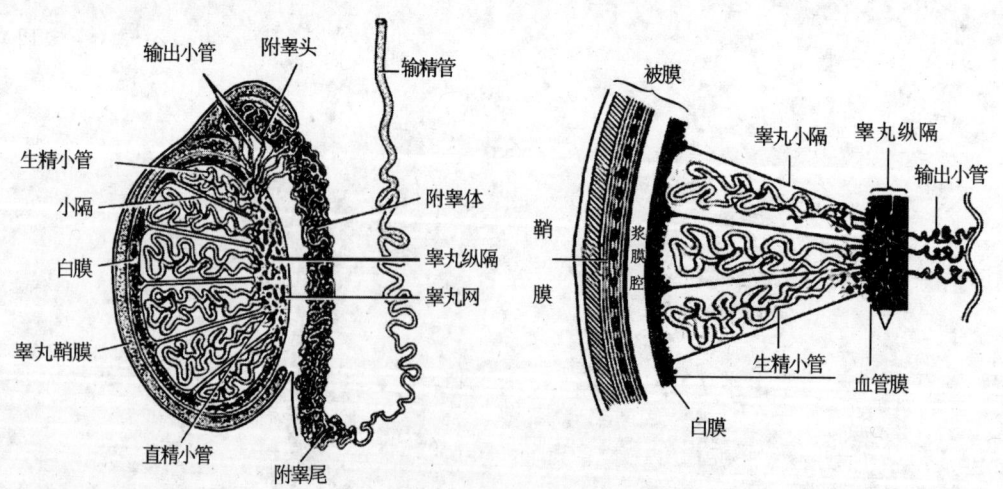

图 18-1　睾丸和附睾模式图

（一）生精小管

生精小管(seminiferous tubule)位于睾丸小叶内。其管腔较小，管壁较厚，为一特殊的复层上皮，称生精上皮，由支持细胞和5～8层生精细胞组成（图18-2）。生精上皮基膜较厚，基膜外侧为肌样细胞层，肌样细胞收缩有助于精子的排出。

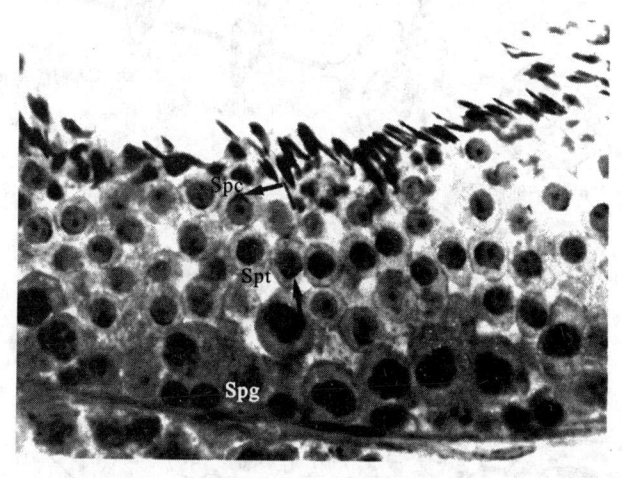

图18-2　生精小管纵切面 PAS 染色×720
Spg：精原细胞；Spt：精母细胞；Spc：精子细胞

1. 生精细胞　是发生精子的一类细胞，按发育阶段分为精原细胞、初级精母细胞、次级精母细胞、精子细胞和精子，自生精小管基底部至管腔面依次排列。青春期前，生精小管没有管腔，只有精原细胞和支持细胞。进入青春期后，生精小管出现管腔，精原细胞增殖形成精母细胞，精母细胞经过二次成熟分裂形成精子细胞，精子细胞不再分裂，经过复杂的形态变化成为精子（图18-3）。从精原细胞至形成精子的过程称精子发生(spermatogenesis)。在人类从精原细胞分化发育为精子，约需64天。

(1) 精原细胞　精原细胞(spermatogonium)是生精上皮中最幼稚的细胞，紧贴于基膜，呈圆形或椭圆形。精原细胞分为A、B两型。A型精原细胞是生精细胞的干细胞，经过分裂增殖，其中一部分继续作为干细胞，另一部分分化为B型精原细胞。B型精原细胞为圆形，核呈球形，染色质呈细颗粒状，沿核膜分布。B型精原细胞经过多次分裂分化为初级精母细胞（图18-3）。

(2) 初级精母细胞　初级精母细胞(primary spermatocyte)位于精原细胞的近管腔侧，细胞呈圆形，体积较大，核大而圆，核型为46,XY。初级精母细胞经过第一次成熟分裂(4n DNA)，位置进一步靠近管腔，形成两个次级精母细胞。在生精小管的切面上可见大量处于不同增殖阶段的初级精母细胞。

(3) 次级精母细胞　次级精母细胞(secondary spermatocyte)体积较初级精母细胞小，核圆形，染色较深，核型为23,X或23,Y(2n DNA)。次级精母细胞形成后，不进行DNA复制，迅速进入第二次成熟分裂，形成两个精子细胞，核型为23,X或23,Y。

(4) 精子细胞　精子细胞(spermatid)靠近管腔，体积小，核圆形，染色质致密，染色深。精子细胞为单倍体，不再进行分裂，经过复杂的形态、结构变化，由球形细胞演变成蝌蚪形的精子，该

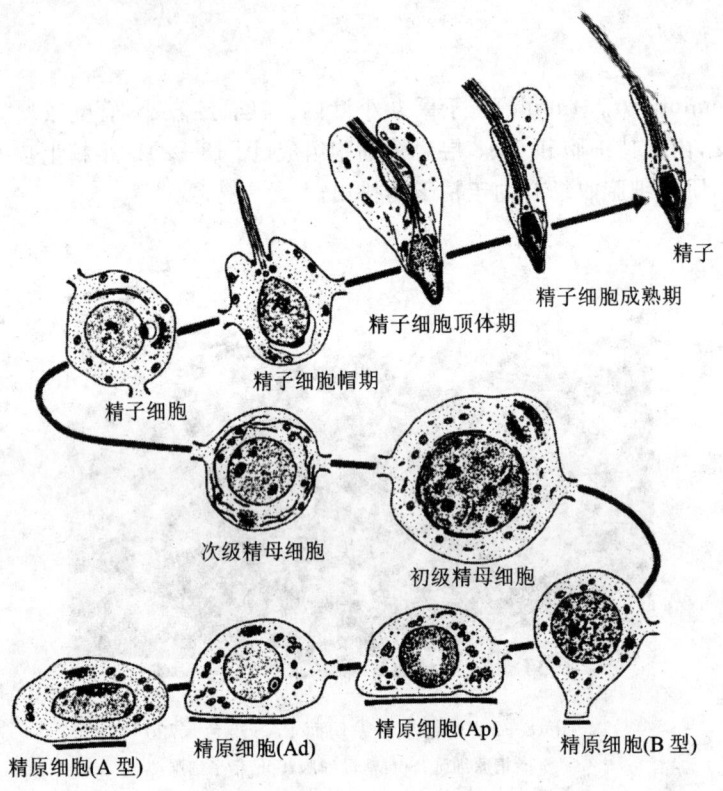

图 18-3 精子发生过程超微结构模式图

过程称为精子形成(spermiogenesis)或精子变态。整个过程包括:① 细胞核变大,向细胞的一侧移动,染色质逐渐浓缩,构成精子头部的主要结构;② 高尔基复合体增大,形成顶体泡,逐渐凹陷成双层帽状结构,覆盖于核的头部前面,称为顶体;③ 中心粒迁移至细胞核的尾端,微管延长形成轴丝,轴丝逐渐增长,形成精子尾;④ 随着精子尾的延长,胞质中的线粒体向轴索的近端聚集,规则地盘绕在轴周围,形成线粒体鞘;⑤ 在精子的核、顶体和轴丝周围仅存有薄层细胞质,多余的细胞质脱落形成残余体,被支持细胞所吞噬。

(5) 精子 精子(spermatozoon)呈蝌蚪状,长约 60 μm,在生精小管内,常见精子头部嵌入支持细胞的顶部胞质中,尾部游离于生精小管腔内。精子可分为头、尾两部分。人类精子头部的形状有球形、卵圆形、梨形和圆锥形等。头部前 2/3 部分被顶体覆盖,顶体内容物为均质状,内含透明质酸酶、顶体蛋白酶、放射冠分解酶、酸性磷酸酶等多种酶类,这些酶在受精过程中起着十分重要的作用。精子的尾部又称鞭毛,具有运动功能,可分为颈段、中段、主段和末段四部分。颈段是头部和尾部的结合部位,含中心粒及少量线粒体。由中心粒发出 9×2+2 排列的微管,纵行贯通精子尾部的全长,形成鞭毛中心的轴丝。中段的轴丝由 9 组微管构成,其外侧有 9 条纵行排列的外周致密纤维,致密纤维外周由线粒体密集缠绕形成线粒体鞘。主段最长,逐渐变细,与末段相连接,线粒体鞘消失,由致密的纤维鞘构成。末段较短、最细,实质仅由轴丝构成(图 18-4)。鞭毛中心的微管滑动可使精子产生运动,中段的线粒体鞘可保证精子活动时能量的充分供应,外围致密纤维和纤维鞘均富含蛋白质,对精子有支持和保护作用,纤维鞘还与鞭毛的弯曲与摆动功能有关。

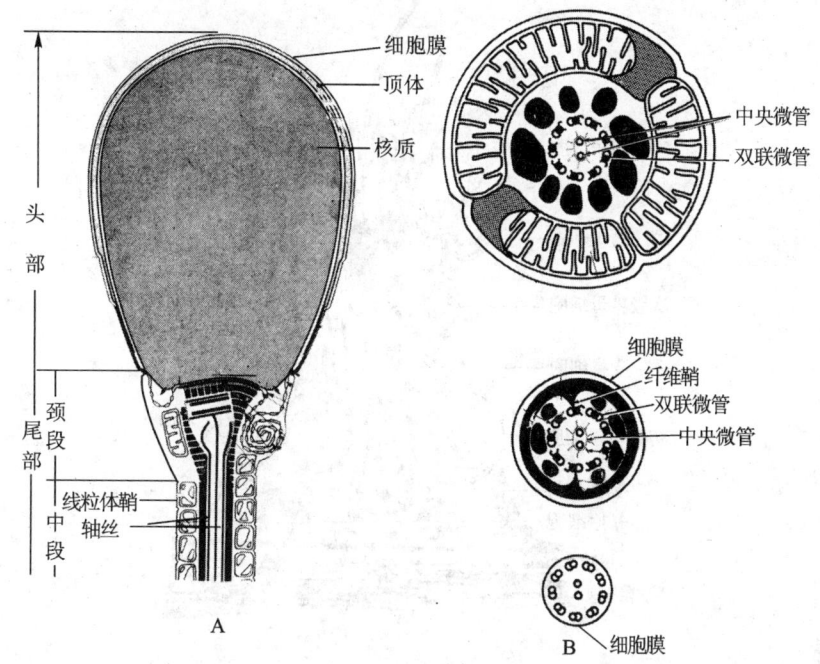

图 18-4 精子超微结构模式图
A. 精子头部、尾部的颈段及中段从切面;
B. 精子尾部横切面,由上至下为中段、主段和末段

2. 支持细胞　又称 Sertoli 细胞,性成熟前,生精小管内支持细胞数量相对较多。青春期开始,生精细胞增殖分化,支持细胞也分化为有极性的柱状细胞。在光镜下,支持细胞轮廓不清楚,一般有一个细胞核,核常呈不规则形位于基底部,异染色质稀疏,染色浅,核仁明显。在电镜下,支持细胞呈高度不规则的圆柱状,其基底部紧贴于生精小管的基膜上,顶部伸达生精小管的管腔。侧面和管腔面有许多不规则的凹陷,各级生精细胞镶嵌在凹陷内。细胞核凹陷深,核膜有皱褶,核孔密集。胞质内有丰富的粗面内质网、滑面内质网、线粒体、溶酶体和糖原颗粒,并有许多微丝和微管。其中滑面内质网尤其丰富,在细胞基底部滑面内质网常呈同心圆排列,形成环行板层结构。微丝和微管与支持细胞的形态维持及运动有关。在支持细胞的顶部胞质中常可见到吞噬的精子残余体。相邻支持细胞之间有连接复合体,位于细胞基底部,由紧密连接和缝管连接构成。连接复合体将生殖上皮分隔成基底室和近腔室两部分。基底室位于生精上皮的基膜和支持细胞的连接复合体之间,内有精原细胞及分化早期的初级精母细胞。近腔室位于连接复合体的上方,与生精上皮的管腔相通,内有精母细胞、精子细胞和精子(图 18-5)。

支持细胞有重要的生理功能:对生精细胞有支持和营养作用。精子发生过程中,吞噬和清除变性或凋亡的细胞及残余体;微丝和微管的收缩可使生精细胞向腔面移动,并促使精子释入管腔;支持细胞基底部的紧密连接是构成血-睾屏障的重要结构,为生精细胞的发育与成熟创造了稳定的微环境;支持细胞有旺盛的分泌功能,可分泌雄激素结合蛋白(androgen binding protein, ABP)、抑制素(inhibin)、转化生长因子、胰岛素样生长因子等。其中雄激素结合蛋白与雄激素结合后,可维持生精小管内雄激素的浓度,有利于生精细胞的分化成熟。抑制素

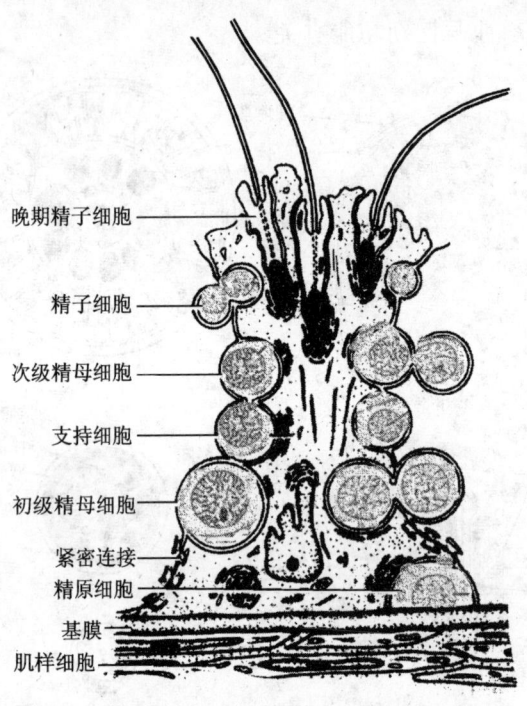

图 18-5　各级生精细胞与支持细胞关系示意图

可以抑制垂体远侧部分泌卵泡刺激素。

(二) 睾丸间质

生精小管之间的疏松结缔组织称为睾丸间质。睾丸间质内有丰富的毛细血管、淋巴管和结缔组织，间质中还可见一种单个或成群分布的具有内分泌功能的间质细胞，又称 Leydig 细胞，呈圆形或多边形，核圆形或椭圆形，位于细胞中间或偏于一侧，胞质嗜酸性，呈颗粒状。电镜下，间质细胞具有分泌类固醇激素细胞的特征，其主要功能是合成和分泌雄激素(androgen)(图18-6)。

(三) 直精小管和睾丸网

生精小管近睾丸纵隔处变成短而直的直精小管(tubulus rectus)，其管径较细，管壁上皮为单层立方或矮柱状，无生精细胞。直精小管进

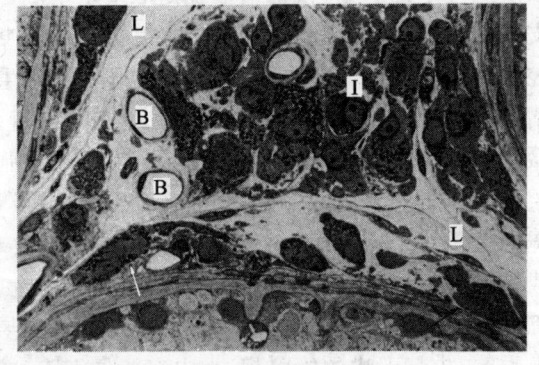

图 18-6　睾丸间质细胞
I:间质细胞；B:毛细血管；L:淋巴管

入睾丸纵隔后分支吻合成网状的管道，称为睾丸网，其管腔大而不规则，由单层立方上皮组成。生精小管产生的精子经直精小管到睾丸网，在睾丸网内，精子和液体充分混合后进入附睾(图18-7)。

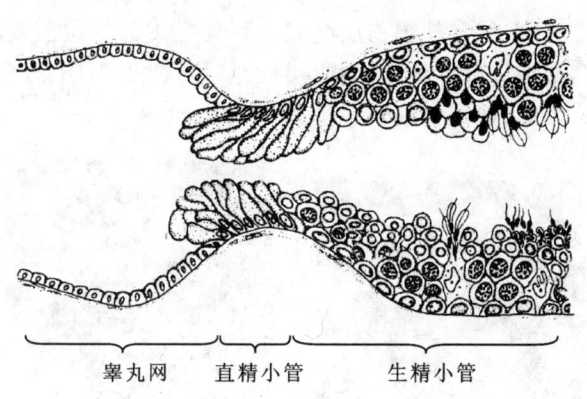

图 18-7 生精小管、直精小管和
睾丸网关系模式图

二、生殖管道

生殖管道包括附睾、输精管、射精管和睾丸内的直精小管和睾丸网,是输送和排出精子的管道。附睾还有储存和使精子进行成熟发育的重要功能。

(一) 附睾

附睾分为头、体、尾三部分,头部主要是输出小管,体部和尾部主要由附睾管组成。

1. 输出小管　输出小管(efferent duct)是连接睾丸网与附睾的 10~15 根弯曲小管,小管上皮由高柱状纤毛细胞和矮柱状细胞相间排列构成,管腔面高低不平(图 18-8),管壁周围由薄层平滑肌包绕。

2. 附睾管　附睾管(epididymal duct)是一条高度蟠曲的管道,近端与输出小管相连,远端与输精管相通。附睾管管壁为假复层柱状上皮,主要由主细胞和基细胞组成。管腔面整齐、规则,腔内充满精子和分泌物(图 18-8)。

(1) 主细胞　呈高柱状,游离面有静纤毛。电镜下观察,胞质电子密度高,富含线粒体和粗面内质网,高尔基复合体发达,位于核上方,还可见较多的膜包裹的致密颗粒及泡样结构。胞质顶端有较多的微丝和微管。主细胞有分泌和吞饮功能。

(2) 基细胞　位于主细胞基底部之间,细胞呈扁平或锥形,核呈杆状或圆形。基细胞的基底面与基膜接触面大,与相邻主细胞形成广泛的紧密连接和桥粒连接,具有吞饮功能(图 18-8)。

附睾不仅具有输送和储存精子的功能,而且精子只有在附睾内经过一系列成熟变化,才能获得运动能力,达到功能上的成熟。这不仅由于有雄激素的存在,而且还与附睾上皮分泌 K^+、肌醇、磷酸甘油胆碱及唾液酸等物质密切相关;附睾上皮还能合成分泌运动蛋白和制动素等多种蛋白质,以及糖苷酶、糖基转移酶及血管紧张素转换酶等多种酶类,这些物质对于精子成熟发育也极为重要。

(二) 输精管

附睾管末端移行为输精管。输精管分为附睾部和自由部。自由部与精索动、静脉及神经丛一起构成精索,管壁由黏膜、肌层和外膜三层组成。黏膜上皮为薄层假复层柱状上皮,固有层结缔组织中弹性纤维丰富,交织成弹性纤维网;肌层较厚,由内纵、中环、外纵排列的三层平滑肌组成。射精时,肌层强有力收缩,促使精液快速排放(图18-9)。

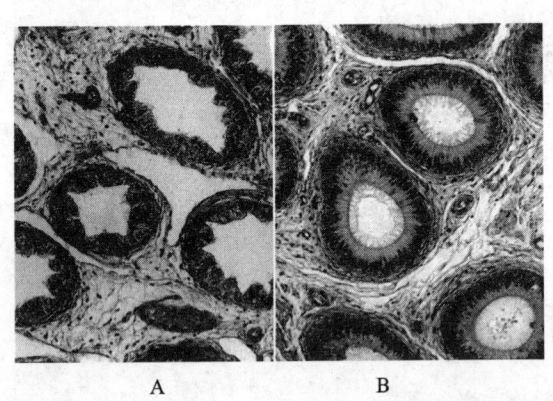

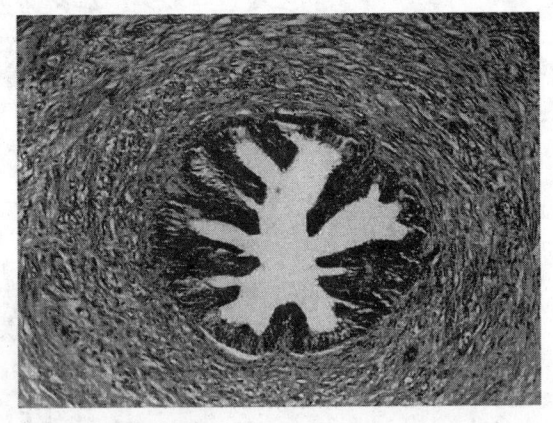

图18-8 附睾输出小管(A)和附睾管(B)　　　　图18-9 输精管横切面

三、附　属　腺

附属腺包括前列腺、精囊及尿道球腺。附属腺和生殖管道的分泌物及精子共同组成精液,其中精囊的分泌物约占60%,前列腺分泌物约占30%,附睾、尿道球腺等产生的分泌物仅占5%～10%。精液中还含有一些特殊成分,如去获能因子、前列腺素和酶抑制因子等,可直接影响精子的活动和受精能力。每毫升精液含1亿～2亿个精子,若每毫升精液中含精子数少于400万个,可致不育症。成熟的精子在男性生殖管道中可存活数周,精子排出体外后,在接近正常体温条件下,活动能力可持续24～72小时,而受精能力只有48小时。

1. 前列腺　人的前列腺呈栗子形环绕于尿道起始部。前列腺的大小与激素水平、年龄有关。前列腺为实质性器官,表面覆有被膜,被膜伸入腺内构成支架组织。腺实质由上皮和间质构成,腺上皮形成30～50个复管泡状腺,围绕尿道呈同心圆形分布,有15～30条导管开口于尿道前列腺部精阜的两侧。腺实质可分三个带:尿道周带,又称黏膜腺,位于尿道黏膜内;内带,又称黏膜下腺,位于黏膜下层;外带,包绕着尿道周带和内带,构成前列腺的大部分,又称主腺。腺的分泌部由单层立方、单层柱状及假复层柱状上皮构成,腺腔很不规则(图18-10)。腔内可见圆形嗜酸性板层状小体,称

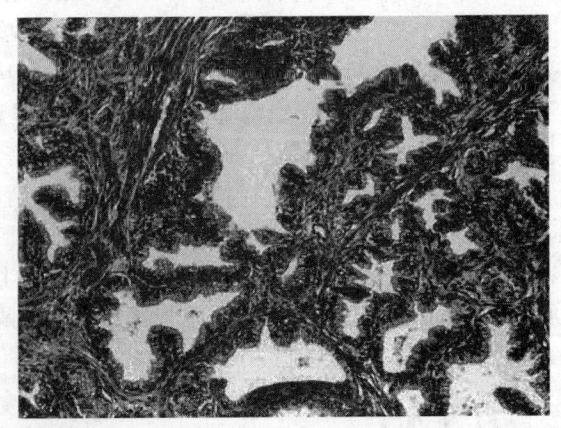

图18-10 前列腺分泌部(低倍)

前列腺凝固体,它是前列腺分泌物凝固后形成,随年龄增长而增多,钙化后成为前列腺结石。前列腺的分泌功能受雄激素和雌激素的调控。其分泌活动自青春期开始,在雄激素的刺激下,前列腺分泌活动增强,其分泌物的量占精液总量的 13%~33%。分泌物为稀薄的液体,富含锌、柠檬酸盐、酸性磷酸酶、精胺和多种蛋白。老年人雄激素分泌减少,腺组织逐渐萎缩。但有些老年人前列腺可增生肥大,压迫尿道,造成排尿困难。

2. 精囊　是一对蟠曲的囊状器官。黏膜表面上皮为假复层柱状上皮,胞质内含有许多分泌颗粒和黄色的脂色素。黏膜外有平滑肌层和结缔组织外膜。黏膜向腔内突起形成高大的皱襞,皱襞间彼此融合。在雄激素作用下,精囊分泌弱碱性的浅黄色液体,内含果糖、前列腺素等成分,果糖为精子运动提供能量。

思 考 题

1. 试述生精小管的微细结构和精子发生的过程。
2. 简述睾丸支持细胞和间质细胞的结构与功能。
3. 试述附睾管的微细结构和生理功能。
4. 简述前列腺和精囊的微细结构和生理功能。

(牛嗣云　高福禄)

第十九章 女性生殖系统

内容提要
- 卵巢的一般结构
- 黄体的形成、结构和功能
- 乳腺的一般结构
- 卵泡发育及各级卵泡的结构
- 月经周期与内分泌调节
- 各期子宫内膜的结构特点

女性生殖系统包括卵巢、输卵管、子宫、阴道和外生殖器。

一、卵 巢

卵巢(ovary)表面覆以单层扁平或立方上皮,称表面上皮。上皮下方为薄层致密结缔组织构成的白膜。卵巢实质分周围的皮质和中央的髓质两部分,二者之间无明显分界。皮质较厚,含有不同发育阶段的卵泡、黄体和退变的闭锁卵泡等,卵泡间的结缔组织中富含网状纤维和梭形基质细胞。髓质范围狭小,由疏松结缔组织构成,内含有许多血管、淋巴管及神经等(图 19-1)。近卵巢门处有少量平滑肌束及门细胞,一般认为门细胞能分泌雄激素。

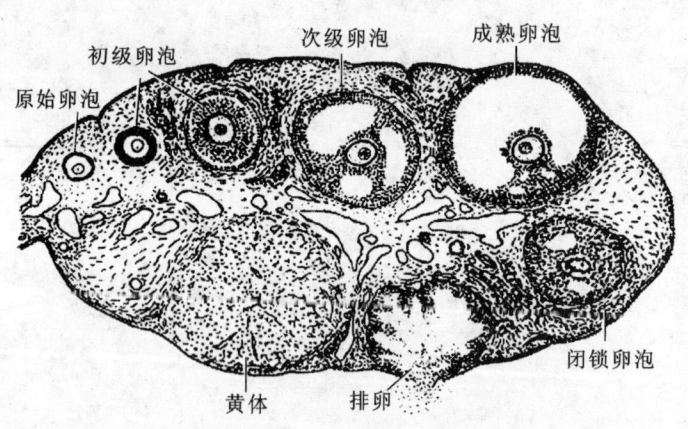

图 19-1 卵巢组织结构模式图

(一) 卵泡的发育与成熟

卵泡(follicle)由卵母细胞(oocyte)和卵泡细胞(follicular cell)组成。卵泡发育是一个连续过程,每一个卵泡发育都经过原始卵泡、初级卵泡、次级卵泡和成熟卵泡四个阶段。初级卵泡和次级卵泡又合称为生长卵泡。

1. 原始卵泡　原始卵泡(primordial follicle)位于皮质浅层,体积小,数量多,由中央一个初级卵母细胞(primary oocyte)和周围一层扁平的卵泡细胞构成。初级卵母细胞圆形,体积较大,直径约30~40 μm,核大而圆,染色浅,核仁大而明显,胞质嗜酸性。初级卵母细胞在胚胎时期由卵原细胞分化而成,随即进入第一次减数分裂,但长期停滞于分裂前期,直至排卵前才完成第一次减数分裂。卵母细胞周围的卵泡细胞体积较小,扁平形,核扁圆形,染色较深。卵泡细胞与外周结缔组织之间有薄层基膜(图19-2)。

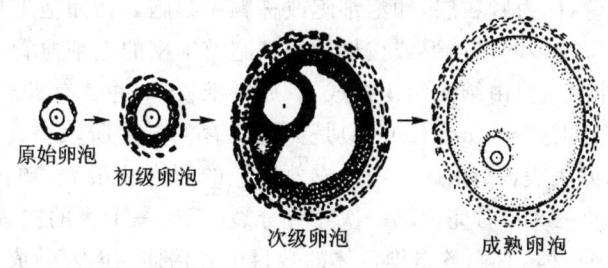

图19-2　卵泡发育模式图

2. 初级卵泡　初级卵泡(primary follicle)由原始卵泡发育形成。此时期的初级卵母细胞体积增大,靠近质膜的胞质中出现电子密度高的溶酶体,称皮质颗粒,参与受精过程。卵泡细胞由单层扁平变为立方或柱状,随之细胞增殖成多层(5~6层)。初级卵母细胞与卵泡细胞之间出现一层含糖蛋白的嗜酸性均质膜,称为透明带(zona pellucida),它是卵泡细胞和初级卵母细胞共同分泌形成的。电镜下可见初级卵母细胞的微绒毛和卵泡细胞的突起均伸入透明带(图19-3),卵泡细胞的长突起可穿越透明带与卵母细胞膜接触。在卵泡细胞与卵母细胞之间或卵泡细胞之间有许多缝隙连接。这些结构有利于卵泡细胞将营养物质输送给卵母细胞。此外,透明带上有精子受体,在受精过程中,对精子与卵细胞间的相互识别和特异性结合起着重要作用。同时,卵泡周围的结缔组织逐渐密集形成卵泡膜,它与卵泡细胞之间隔以基膜。随着初级卵泡的体积增大,卵泡渐向卵巢皮质深部移动。

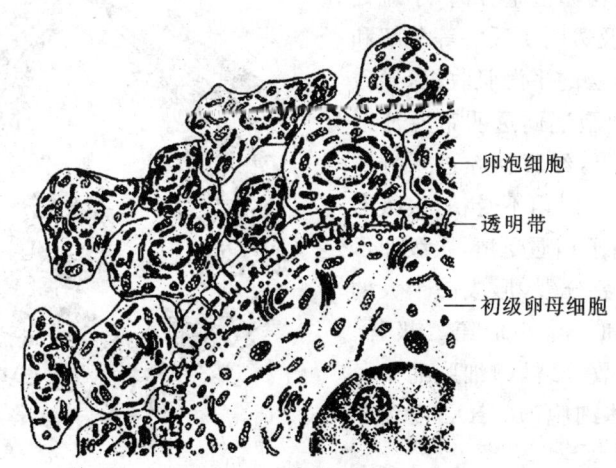

图19-3　透明带超微结构模式图

3. 次级卵泡 次级卵泡(secondary follicle)由初级卵泡发育而来。此时,卵泡体积更大,卵泡细胞间出现一些不规则的腔隙,并逐渐汇合成一个半月形的大腔,称为卵泡腔,腔内充满卵泡液。卵泡液是由卵泡细胞分泌和卵泡膜血管渗出液组成,卵泡液除含有一般营养成分外,还有卵泡分泌的类固醇激素和多种生物活性物质,对卵泡的发育成熟有重要影响。随着卵泡液增多及卵泡腔扩大,初级卵母细胞、透明带及其周围卵泡细胞被挤到卵泡一侧,形成圆形隆起突向卵泡腔,称卵丘。紧靠透明带的一层柱状卵泡细胞呈放射状排列,称放射冠。分布在卵泡腔周边的卵泡细胞较小,构成卵泡壁,称为颗粒层,卵泡细胞改称颗粒细胞。在卵泡生长过程中,卵泡膜分化为内、外两层。内层含有较多的多边形或梭形的膜细胞及丰富的毛细血管,膜细胞具有分泌类固醇激素的结构特征。外层主要由结缔组织构成,胶原纤维较多,并含有平滑肌纤维(图19-2)。

4. 成熟卵泡 成熟卵泡(mature follicle)是卵泡发育的最后阶段。此时,卵泡体积很大,直径可达20 mm,并突向卵巢表面(图19-1)。成熟卵泡的卵泡腔很大,颗粒细胞也不再增殖,卵泡壁变薄。在排卵前36～48小时完成第一次减数分裂,产生一个大的次级卵母细胞(secondary oocyte)和一个小的第一极体,它们各自染色体的数目由二倍体(46,XX)成为单倍体(23,X)。第一极体位于次级卵母细胞和透明带之间的卵周间隙内。次级卵母细胞随即进入第二次减数分裂,并停滞于分裂中期。人每个月经周期,可有若干个原始卵泡生长发育,通常只有1个卵泡发育成熟并排卵。

卵泡发育过程中还有内分泌功能,生长卵泡和成熟卵泡在脑垂体分泌的FSH和LH的调节下,颗粒细胞和膜细胞协同作用,合成和分泌雌激素。雌激素少量进入卵泡腔,大部分进入血循环,调节子宫内膜等靶器官的生长分化。

(二) 排卵

成熟卵泡破裂,次级卵母细胞自卵巢排出的过程称为排卵(ovulation)。排卵前,在LH的作用下,成熟卵泡的卵泡液剧增,卵泡体积增大,使突出于卵巢表面的卵泡壁、白膜和表面上皮均变薄,局部缺血,形成圆形透明的卵泡小斑(图19-4)。排卵时,卵丘与卵泡壁分离,小斑处的结缔组织被胶原酶及透明质酸酶等分解和消化,再加上卵泡膜外层的平滑肌收缩,导致小斑破裂,次级卵母细胞连同透明带及放射冠随卵泡液从卵巢排出,经腹膜腔进入输卵管。卵排出后若在24小时内不受精,次级卵母细胞即退化;若与精子相遇受精,次级卵母细胞即完成第二次减数分裂,形成一个大的成熟卵细胞(ovum)和一个小的第二极体。卵母细胞经过两次减数分裂,卵细胞的染色体数目减半,从二倍体细胞(46,XX)变为单倍体细胞(23,X)。

青春期开始后,每隔28天左右排卵一次,一般一次只排一个卵细胞,偶见排两个或

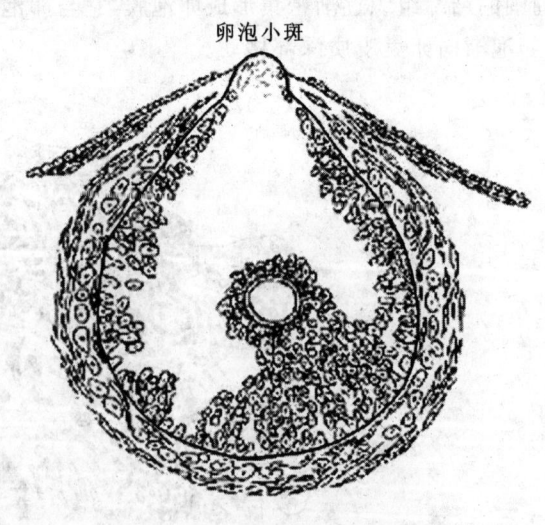

图19-4 成熟卵泡排卵模式图

多个者。左右卵巢交替排卵,排卵一般发生在下次月经来潮前14天左右。

（三）黄体

1. 黄体的形成　排卵后,残留在卵巢内的卵泡壁塌陷,卵泡膜内的血管和结缔组织伸入颗粒层。在 LH 的作用下,卵泡壁的细胞体积增大,逐渐发育成一个体积很大并富含血管的内分泌细胞团,新鲜时呈黄色,称为黄体(corpus luteum)。其中颗粒细胞分化为颗粒黄体细胞(granular lutein cell),其数量多,体积较大,呈多角形,染色较浅,分布于黄体中央;膜细胞分化为膜黄体细胞(theca lutein cell),其数量少,体积较小,呈圆形或多角形,染色较深,分布于黄体的周边(图19-5)。这两种细胞具有分泌类固醇激素细胞的超微结构特征,细胞内有丰富的滑面内质网和管状嵴的线粒体,还有脂滴和黄色脂色素。黄体的主要功能是分泌孕激素和一些雌激素,前者由颗粒黄体细胞分泌,后者主要由两种细胞协同分泌。

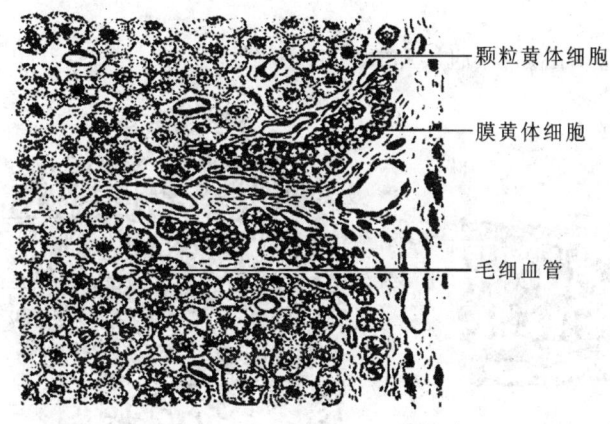

图19-5　黄体的结构

2. 黄体的退化　黄体的大小、持续时间的长短完全取决于卵细胞是否受精。如果排出的卵细胞未受精,则黄体小,维持12～14天后退化,称月经黄体。如果排出的卵细胞受精并妊娠,黄体在胎盘分泌的人绒毛膜促性腺激素(HCG)的作用下继续发育增大,直径可达4～5 cm,一直维持5～6个月,称妊娠黄体。两种黄体最终都萎缩退化,并逐渐由结缔组织代替,形成瘢痕样的白体。

（四）卵泡闭锁与间质腺

初生女婴两侧卵巢内共有30万～40万个原始卵泡,青春期开始排卵,妇女一生中共排出约400～500个卵,其余绝大多数卵泡不能发育成熟,它们在卵泡发育的各个阶段停止生长并退化,退化的卵泡称为闭锁卵泡。原始卵泡退化时,卵母细胞首先出现核固缩,细胞形态不规则,卵泡细胞变小且分散,两种细胞随后均自溶消失。初级卵泡和早期次级卵泡的退化与原始卵泡相似,但退化的卵泡内可见残留的透明带,卵泡腔内常见中性粒细胞和巨噬细胞。晚期次级卵泡和成熟卵泡的闭锁变化较特殊,卵泡壁塌陷,卵泡膜的血管和结缔组织伸入颗粒层及卵丘,膜细胞一度增大,形成多边形上皮样细胞,胞质中充满脂滴,形似黄体细胞,并被结缔组织和血管分隔成分散的细胞团索,称为间质腺(interstitial gland)(图19-6)。人卵巢间质腺不发达,猫及啮齿动物卵巢的间质腺较多,有分泌雌激素的功能。

· 153 ·

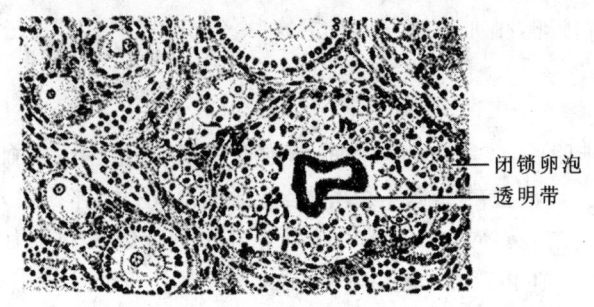

图 19-6　生长卵泡的闭锁

二、输卵管

输卵管(oviduct)管壁由黏膜、肌层和浆膜组成(图 19-7)。

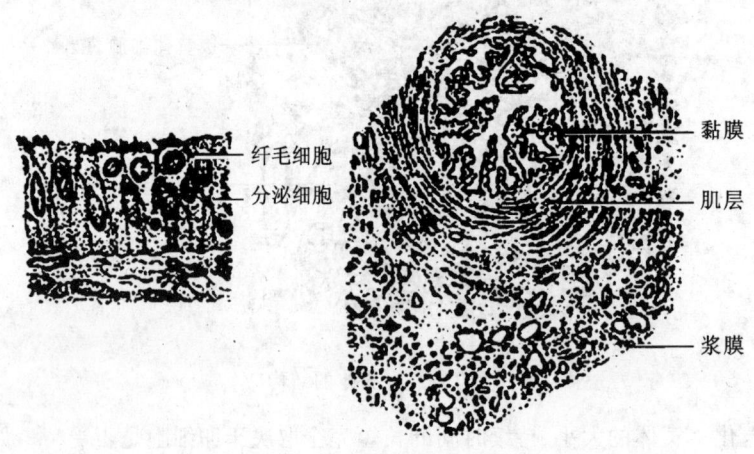

图 19-7　输卵管(横切面)

　　黏膜形成许多纵行而分支的皱襞,壶腹部的皱襞最发达,故管腔不规则。黏膜上皮为单层柱状,由纤毛细胞和分泌细胞组成。纤毛细胞的纤毛向子宫方向摆动,使卵移向子宫并阻止病菌进入腹膜腔;分泌细胞表面有微绒毛,顶部胞质内有分泌颗粒,其分泌物构成输卵管液。黏膜上皮在月经周期中有周期性变化。黏膜固有层为薄层的结缔组织,内含较多的血管和少量的平滑肌。肌层以峡部最厚,由内环行和外纵行两层平滑肌组成。壶腹部肌层较薄,环行肌明显,纵行肌散在分布。浆膜由间皮和富含血管的疏松结缔组织构成。

三、子　宫

　　子宫为肌性器官,腔小壁厚,分底部、体部、颈部三部分。

(一) 子宫壁的组织结构

体部和底部的子宫壁由外向内可分为外膜、肌层和内膜三层(图19-8)。

1. 外膜 子宫外膜(perimetrium)大部分为浆膜,只有子宫颈以下部分为纤维膜。

2. 肌层 子宫肌层(myometrium)很厚,从内向外大致可分三层,即黏膜下层,中间层和浆膜下层。黏膜下层和浆膜下层主要由纵行的平滑肌束组成;中间层较厚,由环行和斜行肌束组成,并含有丰富的血管。成年女性子宫平滑肌纤维长约 50 μm,妊娠时肌纤维显著增长,可长达 500~600 μm。

3. 内膜 子宫内膜(endometrium)又称黏膜,由单层柱状上皮和固有层构成。上皮由较多分泌细胞和少量纤毛细胞组成。固有层较厚,由结缔组织构成,除含有较多的结缔组织细胞、丰富的血管、淋巴管和神经外,还有大量分化程度较低的梭形或星状细胞,称为基质细胞(stroma cell)。固有层内还有子宫腺(uterine gland),为黏膜上皮向固有层内凹陷形成单管状腺,其末端近肌层处常有分支,腺上皮主要是分泌细胞,纤毛细胞较少。

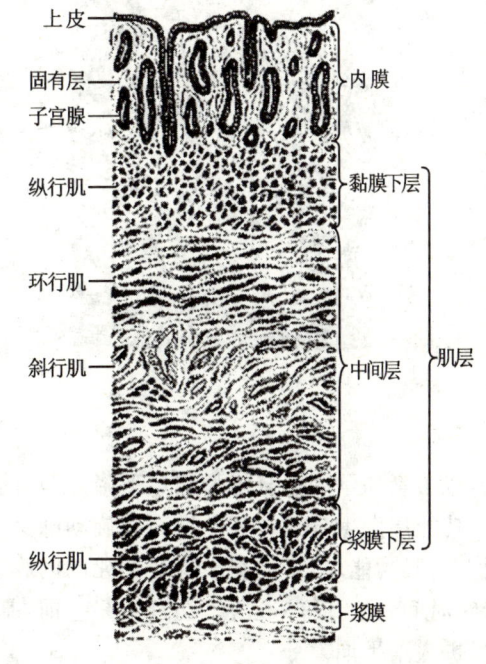

图19-8 子宫壁切面(低倍)

子宫底部和体部的内膜按其结构和功能特点,可分为功能层(functional layer)和基底层(basal layer)。功能层位于浅层,较厚,自青春期起在卵巢激素的作用下发生周期性剥脱和出血,形成月经。

子宫内膜的血管来自子宫动脉的分支。子宫动脉的分支经外膜穿入子宫肌层,在中间层内形成弓形动脉。从弓形动脉发出许多放射状分支,垂直穿入内膜,在内膜与肌层交界处,每条小动脉发出一小而直的分支称基底动脉,分布于内膜基底层。小动脉主干从内膜基底层一直延伸至功能层浅部,呈螺旋状走行,称螺旋动脉(spiral artery)(图19-9)。螺旋动脉在内膜浅部形成毛细血管网。然后汇入小静脉,穿越肌层,汇合成子宫静脉。螺旋动脉对卵巢激素的刺激敏感,反应迅速。

(二) 子宫内膜的周期性变化

自青春期起,在卵巢分泌的雌激素和孕激素的周期性作用下,子宫底部和体部的内膜功能层出现周期性变化,即每28天左右发生一次内膜剥脱、出血、修复和增生,称月经周期(menstrual cycle)。每个月经周期是指从月经来潮第1天起至下次月经来潮前1天止,可分为月经期、增生期和分泌期(图19-10)。

1. 月经期 月经期(menstrual phase)为周期第1~4天。由于排出的卵未受精,卵巢黄体

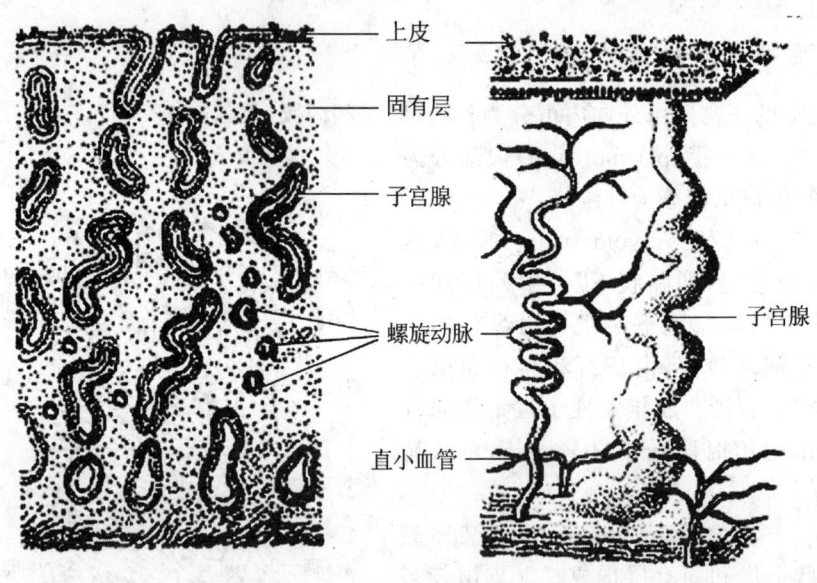

图 19-9 子宫内膜

退化,雌激素和孕激素分泌量骤然下降,子宫内膜功能层的螺旋动脉发生持续性收缩,导致内膜缺血,功能层发生萎缩坏死。继而螺旋动脉又突然短暂地扩张,致使功能层的血管破裂,大量血液涌入内膜功能层,最终突破退变坏死的内膜表层,流入子宫腔,从阴道排出,即为月经。月经期的持续时间一般为3～5天。在月经终止前,基底层残存的子宫腺细胞迅速分裂增生,修复内膜上皮,进入增生期。

2. 增生期　增生期(proliferation phase)为周期的第5～14天。此期卵巢内有若干卵泡生长发育,故又称卵泡期。在卵泡分泌的雌激素作用下,上皮细胞和基质细胞分裂增生,使内膜逐渐增厚,至增生晚期,内膜可厚达3 mm。增生早期的子宫腺短直而细,数量较少;增生中期子宫腺增多、增长并稍弯曲;增生晚期(第11～14天),子宫腺继续增长且更弯曲,腺腔扩大,腺细胞顶部有分泌颗粒,核下区糖原聚集,螺旋动脉也增长并弯曲。至增生末期,卵巢内有一个卵泡发育成熟并排卵,子宫内膜进入分泌期。

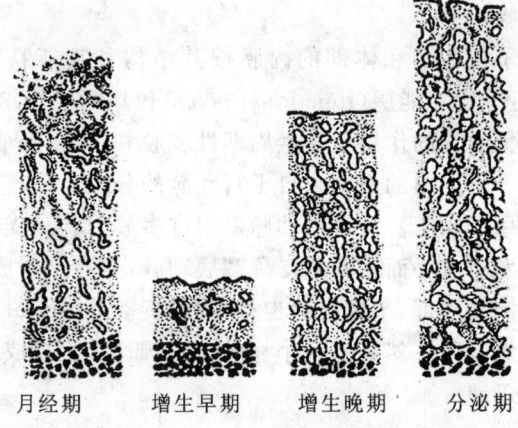

图 19-10 子宫内膜周期性变化示意图

3. 分泌期　分泌期(secretory phase)为周期的第15～28天。此时卵巢内黄体形成,故又称黄体期。在黄体分泌的雌激素和孕激素的作用下,子宫内膜继续增厚,可达5～7 mm。子宫腺进一步增长、变弯曲,腺腔扩张,充满腺细胞的分泌物。螺旋动脉继续增长,更加弯曲并深入内膜浅层。基质细胞继续分裂增殖,胞质内充满糖原和脂滴,称前蜕膜细胞。妊娠时,此细胞在妊娠黄体分泌的孕激素影响下,继续发育增大,成为蜕膜细胞。如未妊娠,卵巢内的月经黄体退变,孕激素和雌激素水平下降,内膜功能层脱落,又转入下一周期的月经期。

子宫内膜周期性变化直接受卵巢的控制,卵巢的周期性活动受腺垂体的调节,而腺垂体又受下丘脑弓状核的调控,血中高浓度的雌激素通过反馈而影响垂体和下丘脑的活动,把下丘脑、垂体、卵巢和子宫内膜之间的关系称为下丘脑-垂体-卵巢-子宫轴。

四、乳　　腺

乳腺的结构随年龄及生理状况不同而异。乳腺于青春期受卵巢激素的影响而开始发育。妊娠期和授乳期的乳腺有泌乳活动,称活动期乳腺;无分泌功能的乳腺,称静止期乳腺。

乳腺实质的腺泡由单层立方或柱状上皮组成,在上皮细胞和基膜间有肌上皮细胞;静止期乳腺的结构特点是:腺体不发达,仅见少量导管和小的腺泡,脂肪组织和结缔组织丰富;活动期乳腺的腺泡和小导管迅速增生,腺泡增大,结缔组织和脂肪组织相应减少。

思　考　题

1. 简述卵泡生长过程中的形态结构。
2. 简述子宫壁的结构。
3. 试述黄体的形成、结构和功能。
4. 试比较子宫内膜增生期和分泌期的形态结构。

(金　政)

第二十章 人体胚胎学总论

内容提要
- 胚胎学的研究内容
- 学习人体胚胎学的意义和方法
- 生殖细胞和受精
- 胚层的形成及相关结构的发生
- 胎盘和胎膜
- 双胎、多胎和联体双胎
- 先天性畸形的发生原因
- 胚胎学发展简史与现代胚胎学
- 人胚发生和早期发育
- 胚泡形成和植入
- 三胚层的分化和胚体的形成
- 胚胎龄的推算
- 畸形学概论
- 致畸敏感期

一、胚胎学绪论

(一) 胚胎学的研究内容

胚胎学是研究个体发生和发育的科学,人体胚胎学是研究人类个体发生过程、发展规律及其机制的科学,其研究内容包括生殖细胞的发生、从受精至出生整个胚胎发育过程、胚胎与母体的关系、先天性畸形等。

人胚胎发育的分期　人胚胎在母体子宫中的发育时间约 266 天(约 38 周),可分为三个时期:① 早胚期:从受精到第 2 周末;② 主胚期:从第 3 周至第 8 周末;③ 胎儿期:从第 9 周至出生。在前两期内,新个体由单个细胞经过迅速而复杂的增殖分化,发育为具有各器官、系统及外形的胎儿雏形,胎儿期内胎儿逐渐长大,各器官、系统继续发育,并出现不同程度的功能活动。

个体的出生,仅仅是生命过程的一个重要的初始阶段的完成,许多器官的结构和功能还远未发育完善,还要经历相当长时期的继续发育和生长方能成熟,在维持一段时期后进入衰老死亡阶段。研究出生前和出生后生命全过程的科学则称人体发育学。

(二) 胚胎学发展简史与现代胚胎学

在过去相当长的一段时间内,人们对个体发生的初期阶段一无所知。这种一无所知及好奇导致的是迷信与猜测。古希腊对胚胎学做出了重大贡献。最早记录有关胚胎研究的书籍可推至公元前 5 世纪,被称为医学之父的希波克拉底(Hippocrates)通过观察鸡胚发育的形态变化提出了一个机体发生的学说;公元前 4 世纪亚里士多德写了关于胚胎学的论著,正确地描述了鸡胚与其他胚胎的发生,他的工作使人们由迷信和猜测逐渐转向实际观察。17世纪显微镜的发明扩大了人们的视野,借助于显微镜,人们发现了精子和卵子,观察到鸡胚的体节、神经管和卵黄血管。然而,受到当时科学发展程度的限制,人们提出了"先成论"学说:认为在精子或卵内存在一微小个体,由此逐渐发育长大为胎儿。随着显微镜技术的不断改进和相关学科的发展,人们发现在精子或卵子内没有预成的微小个体,胚胎的各个器官都经历了从无到有、从简单到复杂的逐渐形成过程,这就是"渐成论"。从"先成论"到"渐成论",实现了人类对生殖认识的一大飞跃,是胚胎学发展史上的一个里程碑。19世纪细胞学说的创立使人们证实了无论是精子还是卵子都是发育为一个新个体所必需的。进一步的观察研究使人们进一步认识到胚胎是由一个单一的细胞——受精卵发育而来。

随着研究方法的改进和技术进步,胚胎学在不断地发展和充实,在其发展过程中逐渐形成了几个主要分支学科。① 描述胚胎学:主要应用组织学和解剖学的方法对胚胎发生和各种器官结构的发生及演变进行观察和系统地描述;② 比较胚胎学:比较不同种系动物(包括人类)的胚胎发育的异同,为探讨生物进化过程及其内在联系提供依据;③ 实验胚胎学:对胚胎或体外培养的胚胎组织给予化学或物理等因素刺激,观察其对胚胎发育的影响,研究胚胎发育的内在规律和机制;④ 化学胚胎学:应用化学与生物化学技术,揭示胚胎发生过程中细胞及组织内的某种化学物质的变化和形态发生的化学基础;⑤ 分子胚胎学:用分子生物学的理论和技术,探索胚胎发生过程中基因调控、各器官发生及演变的分子机制;⑥ 畸形学:专门研究胚胎发育异常和先天性畸形发生的原因、机制和预防措施;⑦ 生殖工程学:通过人工介入早期生殖过程,以获得人们期望的新生个体,如各种辅助生育技术。

分子胚胎学和生殖工程学作为现代胚胎学的两大标志和成果,实现了人类对生殖过程的改善和调控的设想。目前,分子胚胎学、实验胚胎学、细胞生物学、分子遗传学等学科互相渗透,形成了一个交叉学科,即发育生物学,它是21世纪发展最快的并已成为现代生命科学的重要基础和前沿学科之一。

(三) 学习人体胚胎学的意义和方法

人体胚胎学是一门非常重要的医学基础课,只有学习了人体胚胎学之后,才能真正了解作为个体的人是如何来到人世间的,才能了解其外形和各器官、系统是如何发生演化的,才能有针对性地对孕妇进行正确的妊娠跟踪和保健指导。由于胚胎在发生过程中,各器官结构的形态发生和演变是一个非常复杂的生物学过程,一旦受到干扰,有可能出现异常发育,引起先天畸形。因此,在将提高人口素质、降低出生缺陷上升到人类可持续发展高度的今天,学好胚胎学具有重要的理论意义及实用价值。尽管胚胎学属于形态学科,但与解剖学、组织学和其他形态学科有着较大的区别。其特点是胚胎的各种形态结构不断地发生变化。这种变化于前8周尤为急剧,因此在胚胎学的学习中,不仅要学习某一时期胚胎的立体结构(三维结构),也要掌握在不同时期这些结构演变的来龙去脉,即胚胎的时间和空间的结构变化,这不仅对学好胚胎学十分必要,而且有益于建立科学的思维方法。

二、人胚发生和早期发育

(一) 生殖细胞和受精

人胚发生和早期发育是指从受精卵形成至第8周末的发育过程,包括早胚期和主胚期。此时期的胚胎发育变化很大,易受内、外环境因素的影响。

1. 生殖细胞　两性生殖细胞的发生和成熟是胚胎发生的前提。生殖细胞(germ cell)又称配子(gamete),包括精子和卵子,均为单倍体细胞,即仅有23条染色体,其中一条是性染色体,它们的发生概况见图20-1。

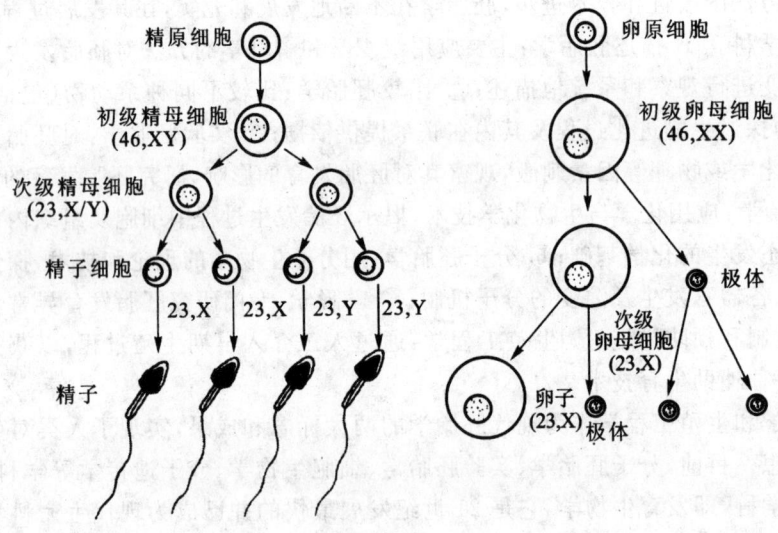

图20-1　精子与卵子发生示意图

(1) 精子的发生和获能　精子在睾丸曲精小管中发生,在附睾内获得了定向运动的能力,但尚无释放顶体酶、穿越卵子周围的放射冠和透明带的能力,这是因为精子头部覆盖一层来自精浆的能阻止顶体酶释放的糖蛋白。当精子通过女性生殖管道时,该糖蛋白被去除,从而获得使卵子受精的能力,精子在女性生殖管道内获得使卵子受精能力的过程称精子获能(capacitation)。精子在女性生殖管道内可存活1~2天,受精能力可维持1天。

(2) 卵子的发生和成熟　卵子发生于卵巢中的卵泡,排卵前完成第一次成熟分裂,生成次级卵母细胞。从卵巢的成熟卵泡中排出的次级卵母细胞处于第二次成熟分裂中期,在受精时完成第二次成熟分裂,变成成熟的卵细胞。若未受精,于排卵后12~24小时内退化。

2. 受精　受精(fertilization)是精子穿入卵子形成受精卵的过程,受精的部位一般发生在输卵管的壶腹部。

(1) 受精过程　① 顶体反应:当获能的精子与卵子周围的放射冠接触时,精子顶体的前膜即与表面的细胞膜融合,并破裂形成许多小孔,释放顶体酶,溶解放射冠和透明带,形成一个可供精子进入卵周间隙的通道,精子顶体释放顶体酶的过程称顶体反应。② 进入卵周间隙的精子与卵子直接接触,其头侧的细胞膜与卵子细胞膜融合,精子的细胞核和细胞质进入卵子内。③ 精子入卵子后,激发卵子发生下列两个变化:卵子浅层胞质内的皮质颗粒立即释放其内容物,使透明带结构发生变化,这个变化称透明带反应。该反应可阻止其他精子穿越透明带,保证了人类单精受精的生物学特性;同时,精子的进入促使卵子迅速完成第二次成熟分裂,排出第二极体。此时精子核和卵细胞核膨大,分别称为雄原核和雌原核。两个原核在细胞中部靠拢,核膜消失,染色体混合,形成二倍体的受精卵,又称合子,受精过程结束(图20-2)。

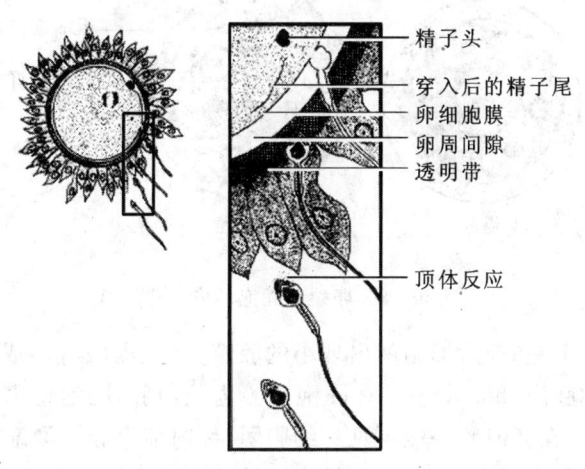

图 20-2 顶体反应及受精示意图

(2) 受精的条件 发育正常并已获能的精子与发育正常的次级卵母细胞在限定的时间内相遇是受精的基本条件,包含着以下几方面的要求:① 男女生殖细胞必须发育正常,且精子已获能;正常男子每次射精约 3~5 ml,每毫升含精子 1 亿~2 亿个左右;若精液量少于 1 ml,或精子密度低于 400 万个/ml,或畸形精子超过 40%,或精子活力低下,均可造成男性不育;② 男、女性生殖管道必须通畅;③ 精子和次级卵母细胞必须在限定的时间内相遇,若排卵 12 小时后和射精 24 小时之后,卵子和精子即使相遇也失去了受精能力。使用避孕药可干扰精子或卵细胞的成熟,应用避孕套、子宫帽、输卵管粘堵或输精管结扎等措施,可以阻止精子和卵细胞相遇,均可达到避孕的目的。

(3) 受精的意义 ① 受精是两性生殖细胞相互融合、相互激活的过程,是新生命的开始;② 单倍体的精子与卵子结合,恢复了二倍体,维持了物种的稳定性;③ 受精决定新个体的遗传性别。带有 Y 染色体的精子与卵子结合,新个体发育为男性;带有 X 染色体的精子与卵子结合,新个体发育为女性;④ 受精使双亲的遗传基因随机组合,新个体既保持了双亲的遗传特征,又具有不同于亲代的遗传特征。

(二) 胚泡形成和植入

1. 卵裂和胚泡形成 受精卵的有丝分裂称卵裂,卵裂产生的子细胞称卵裂球。受精卵在向子宫运行的过程中,不断进行卵裂。随细胞数目的增多,细胞体积越来越小。第 3 天,卵裂球的数目达 12~16 个,外观如桑椹,称桑椹胚(morula)(图 20-3)。

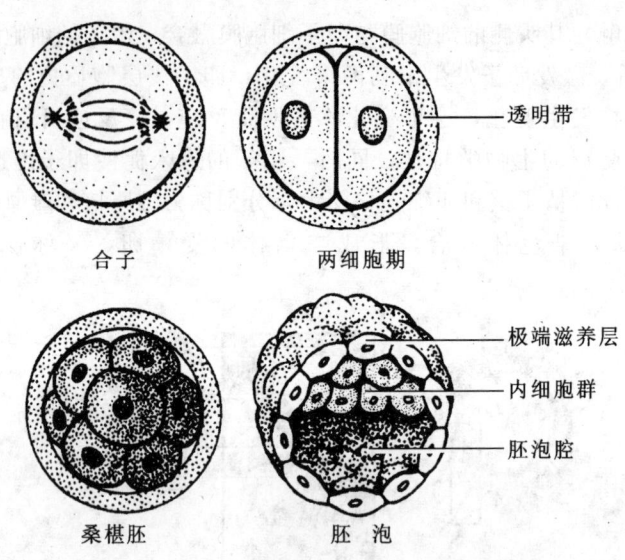

图 20-3 卵裂和胚泡形成示意图

当卵裂球达到 100 个左右时,细胞间出现小的腔隙,并逐渐融合形成一个大腔,腔内充满液体,此时胚呈囊泡状,称胚泡(blastocyst)。胚泡中心为胚泡腔,胚泡壁由单层细胞构成,与吸收营养有关,故称滋养层。在胚泡腔一端可见一细胞团,称内细胞群。覆盖在内细胞群外面的滋养层称极端滋养层。随着胚泡逐渐长大,透明带变薄而消失。

2. 植入 胚泡完全埋入子宫内膜的过程称植入(implantation),植入开始于受精后第 5～6 天,完成于第 11～12 天。

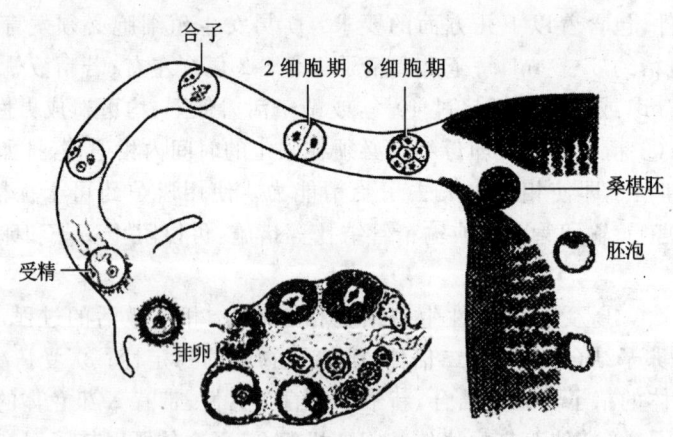

图 20-4 排卵、受精、卵裂和植入

(1) 植入过程 脱去透明带的胚泡以极端滋养层首先与子宫内膜接触(图 20-4),分泌蛋白水解酶,溶蚀子宫内膜形成缺口,胚泡沿着被消化组织的缺口逐渐埋入内膜功能层。在植入的过程中,侵入子宫内膜的滋养层细胞迅速分裂增生,形成内外两层。外层细胞相互融合,细胞之间的界限消失,称合体滋养层;内层细胞界限清楚,由单层立方细胞组成,称细胞滋养层。内层的细胞不断分裂增多,补充合体滋养层。胚泡全部植入子宫内膜后,缺口修复,植入完成。这时整个滋养层均由细胞滋养层和合体滋养层组成(图20-5)。

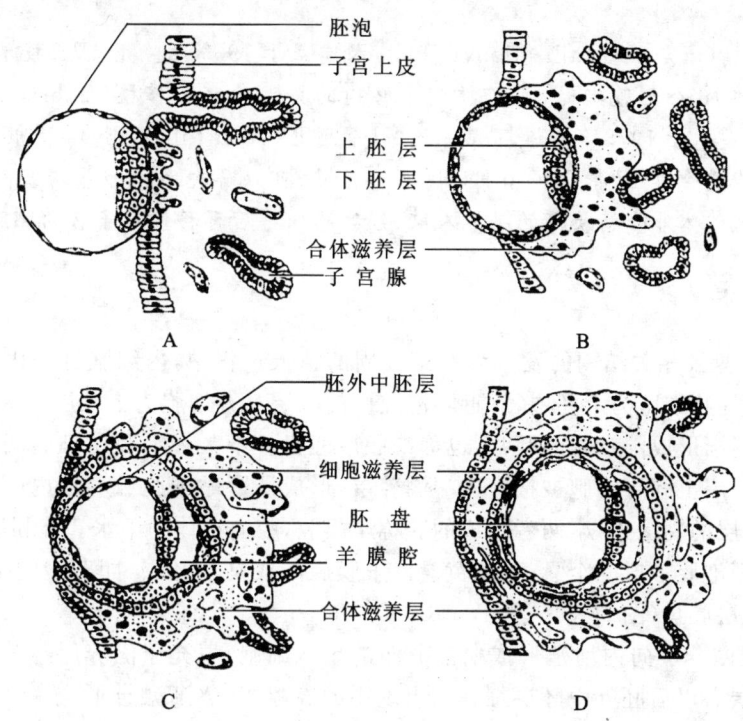

图20-5 植入过程
A. 植入早期(第7天);B. 第8天;
C. 植入后期(第9天);D. 植入完成(12天)

(2) 植入条件 ① 子宫内膜必须处于分泌期,这依赖于母体性激素的正常分泌,以便为胚泡的植入创造适宜的内膜环境;② 胚泡必须按时进入宫腔;③ 透明带必须按时消失。人为地干扰植入条件,如口服避孕药,在宫腔内置入节育器等,均可阻碍植入,达到避孕目的。

(3) 植入的部位 通常在子宫的体部或底部。若植入位于近宫颈处,则形成前置胎盘,分娩时胎盘可堵塞产道,导致胎儿娩出困难;前置胎盘是妊娠晚期出血的主要原因之一,处理不当,可危及母婴生命。若植入发生在子宫以外的部位,称宫外孕,常发生在输卵管,偶见于子宫阔韧带、肠系膜,甚至卵巢表面等处。

(4) 蜕膜形成 植入后的子宫内膜血液供应更加丰富,腺体分泌更加旺盛,基质细胞肥大,富含糖原和脂滴,子宫内膜进一步增厚,这一系列变化称蜕膜反应。此时的子宫内膜改称蜕膜,基质细胞改称蜕膜细胞。根据蜕膜与胚泡的位置关系,将蜕膜分为三部分:位于胚泡深面的称基蜕膜(也称底蜕膜),覆盖在胚泡表面的称包蜕膜,子宫其余部位的蜕膜称壁蜕膜(图20-6)。

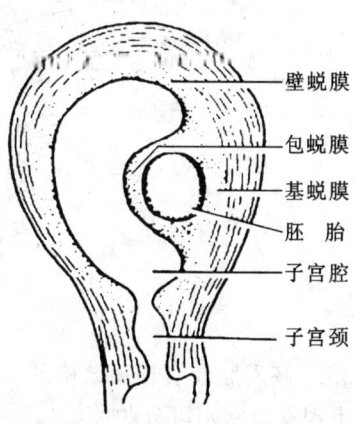

图20-6 胚胎与蜕膜的关系

体外受精技术

人卵体外受精(in vitro fertilization,IVF)技术建立于1969年。用IVF技术获得的受精卵在体外发育到2~16个细胞期时,再移植到子宫内的技术称胚胎移植(embryo transfer, ET)。应用IVF和ET技术于1978年诞生了第一例"试管婴儿"(test tube baby)。我国大陆于1988年春天诞生了首例"试管婴儿"。IVF和ET技术的开展,可以解决因输卵管堵塞而不能怀孕妇女的生育问题。目前,体外受精获得的早期人胚,经冷冻保存后再移植入子宫的胚胎也获得成活。

(三) 胚层的形成

1. 二胚层胚盘及相关结构的发生 在第2周的植入过程中,内细胞群分化为两层细胞,邻近滋养层的一层柱状细胞为上胚层,靠近胚泡腔侧的一层立方细胞为下胚层。两个胚层紧贴,中间隔以基膜,并逐渐形成圆盘状的胚盘,也称二胚层胚盘。不久在上胚层细胞间出现一个腔隙,腔内充满液体,一层上胚层细胞被推向极端滋养层,形成了紧贴细胞滋养层内面的膜,这就是羊膜。羊膜与上胚层的周缘连续,两者围成的腔称羊膜腔,腔内液体为羊水。下胚层周缘的细胞向腹侧增生,包绕胚泡腔形成一个囊,称卵黄囊。羊膜腔的底是上胚层,卵黄囊的顶是下胚层,上、下胚层构成两胚层胚盘(图20-5)。

此时的细胞滋养层向内增殖形成松散分布的星状细胞,填充于滋养层与羊膜囊、卵黄囊之间,称胚外中胚层。以后胚外中胚层细胞间出现小的腔隙,又逐渐融合形成一个大腔,称胚外体腔。胚外体腔将胚外中胚层分成两层:衬在细胞滋养层内面和羊膜腔外面的称胚外体壁中胚层,覆盖在卵黄囊外面的称胚外脏壁中胚层。随着胚外体腔的扩大,二胚层胚盘和其背腹两侧的羊膜腔、卵黄囊仅通过少部分胚外中胚层与滋养层直接连接,这部分胚外中胚层称体蒂,将发育为脐带的主要成分(图20-7)。

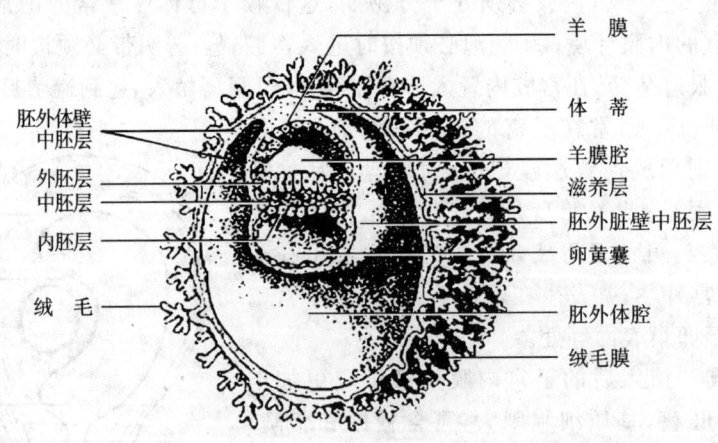

图20-7 卵黄囊、羊膜腔、胚外体腔和体蒂的形成

2. 三胚层胚盘及相关结构的发生 三个胚层形成于第3周,均起源于上胚层,其形成与原条的出现有着密不可分的关系。

(1) 原条的形成 第3周初,两胚层胚盘尾端中线处的上胚层细胞增殖,形成一条纵行的细胞索,称原条。原条的头端略膨大,为原结,原结的背面凹陷,称原凹。原条的背面中线出现浅沟,称原沟。原条的出现,有两个意义:① 决定了胚盘的中轴、头尾端和左右侧,出现原条的一端为胚盘的尾端(图20-8);② 形成了中胚层、内胚层和外胚层:原沟深部的细胞在上、下胚层之间向周边扩散迁移,一部分细胞在上、下胚层之间形成胚内中胚层,即中胚层;一部分细胞进入下胚层,并逐渐置换了下胚层的细胞,形成一层新的细胞层,称内胚层(图20-9)。此时,原上胚层改称外胚层。由此可见内、中、外胚层均来自上胚层。在第3周末,胚盘呈椭圆形,头大尾小,称三胚层胚盘。

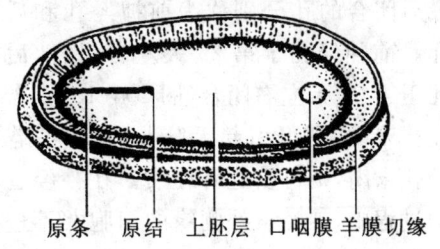

图20-8 第16天胚盘

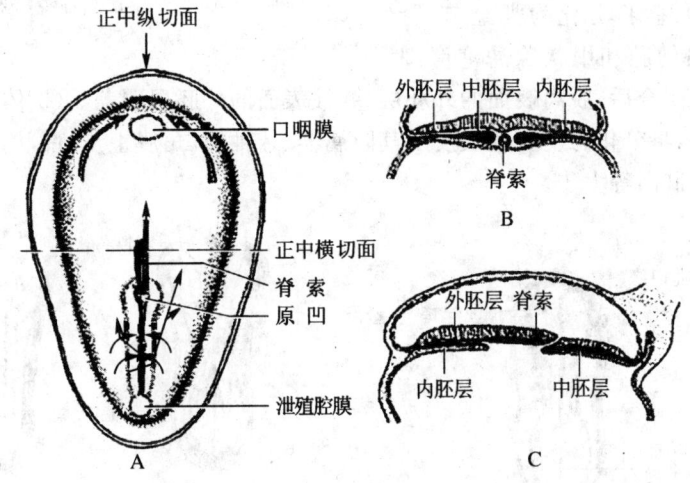

图20-9 三胚层的发生
A. 示第18天胚盘背面图;B. 胚盘正中横切面;C. 胚盘正中纵切面
↗ 示上胚层细胞增殖形成原条,⇩ 示中胚层细胞迁移方向

(2)脊索的形成 原凹处的细胞向头端增生迁移,在内、外胚层间形成一条头突,经衍化后形成脊索,它是脊索动物的支持结构,虽然在脊椎动物和人类的发育过程中,脊索退化为椎间盘的髓核,但其出现在神经管和椎体的发生中起着重要的诱导作用(图20-9)。在脊索的头侧和原条尾侧的一小片椭圆形区域内,缺乏中胚层,内、外胚层直接相贴呈薄膜状,分别称口咽膜和泄殖腔膜。随着胚体的发育,脊索向头端生长,原条相对缩短,最终消失。若原条细胞残留,在人体骶尾部可分化形成由多种组织构成的畸胎瘤。

(四)三胚层的分化和胚体的形成

1. 三胚层的分化 从第4周至第8周,是三个胚层逐渐分化并形成各种组织和器官原基的重要阶段。

(1)外胚层的分化 ① 神经外胚层:胚胎发育至第18~19天,在脊索诱导下,背侧中线的外胚层增厚呈板状结构,称神经板。神经板中央沿长轴凹陷形成神经沟,沟两侧边缘隆起形成神经褶,发育至第22天左右时,两侧神经褶靠拢并愈合,从第四对体节开始向头、尾方向延续,形成神经管(图20-10,20-11)。神经管是中枢神经系统的原基,头端膨大形成脑的原基,其余部分较细形成脊髓原基,神经管中央的腔将分化为脑室和脊髓中央管。在神经管形成过程中,头端和尾端最后闭合的孔分别称为前神经孔和后神经孔。前神经孔于第 25 天左右闭合,后神经孔于第 28 天左右闭合(图 20-12)。若前神经孔未闭,则可引起无脑儿的发生;若后神经孔未闭,则可引起脊柱裂。在神经管闭合的过程中,神经板外侧缘的细胞并不进入神经管壁,而是分列于神经管的背外侧,形成两条纵行的细胞索,称神经嵴。神经嵴是周围神经系统的原基,将分化为神经节、肾上腺髓质中的嗜铬细胞和甲状腺滤泡旁细胞等结构。神经沟闭合后,脱离表面的外胚层,并被表面的外胚层覆盖。② 体表外胚层:覆盖在胎儿体表的外胚层,将分化为皮肤的表皮及其附属器、牙釉质、角膜上皮、晶状体、内耳膜迷路、腺垂体、口腔、鼻腔与肛门等上皮。

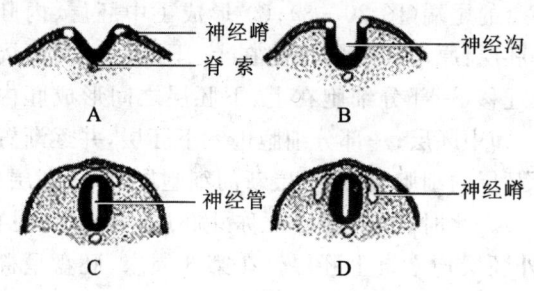

图 20-10 神经管及神经嵴发生示意图

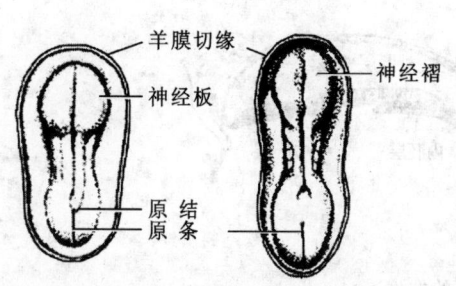

图 20-11 神经板和神经褶的发生

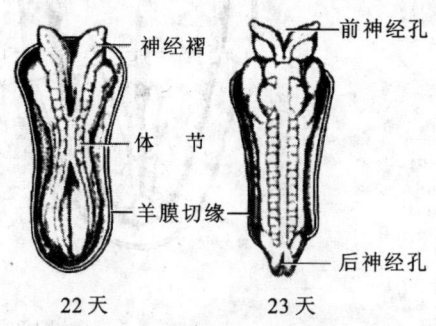

图 20-12 神经管的形成

(2) 中胚层的分化 第 3 周中期,中胚层增生,在脊索两旁依次分化为轴旁中胚层、间介中胚层和侧中胚层(图 20-13)。散在的中胚层细胞,称间充质,分化为结缔组织、血管及肌组织等。

1) 轴旁中胚层 紧邻脊索两侧的中胚层细胞迅速增殖,形成一对纵行的细胞索,即轴旁中胚层。它们呈节段性的增生,形成左右成对的中胚层团块,称体节(图 20-12)。第 5 周末时,共形成 42~44 对。体节将分化为皮肤的真皮、中轴骨骼及骨骼肌。

2) 间介中胚层 位于轴旁中胚层与侧中胚层之间,分化为泌尿生殖系统的大部分器官和结构。

3) 侧中胚层 位于间介中胚层的外侧。侧中胚层内部先是出现一些小的腔隙,后融合为一个大腔,这就是胚内体腔,该体腔与胚外体腔相通。胚内体腔的出现,将侧中胚层分为两层:与外胚层相贴的称体壁中胚层,将分化为胸腹部和四肢的皮肤真皮、骨骼肌、骨骼和血管等;与内胚层相贴的是脏壁中胚层,将分化为消化系统和呼吸系统的肌组织、血管、结缔组织和间皮等。胚内体腔分化为心包腔、胸膜腔及腹膜腔(图 20-13)。

(3) 内胚层的分化 随着胚盘头褶、尾褶和侧褶的形成,胚盘逐渐由扁盘状转化为筒状,作为卵黄囊顶的内胚层被包入胚体形成原始消化管,将分化为消化管道、消化腺、呼吸管道和肺的

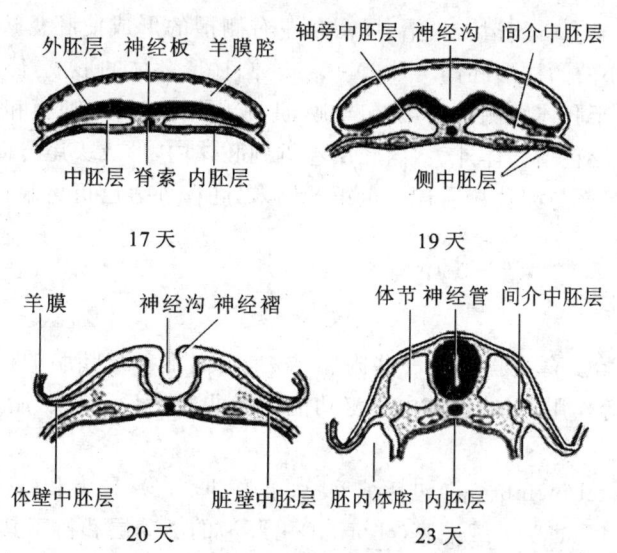

图 20-13 中胚层的早期分化和神经管的形成示意图

上皮组织,以及中耳、甲状腺、甲状旁腺、胸腺、膀胱等器官的上皮组织(图 20-13、20-14)。

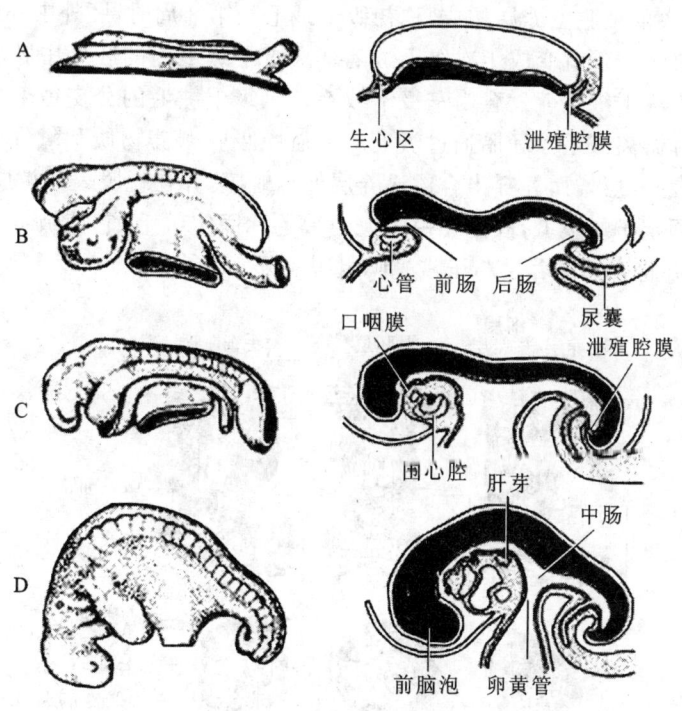

图 20-14 胚体外形的演变和胚体内的相应变化

2. **胚体形成** 在三胚层分化的过程中,扁平形胚盘逐渐变为圆柱形的胚体。这是通过 ① 原条、脊索、神经管和体节等中轴器官的形成,使胚盘变厚;② 胚盘头尾方向的生长速度快于左右方向,头端生长速度快于尾端,形成头褶、尾褶;③ 外胚层的生长速度快于内胚层,羊膜腔生长快于卵黄囊,于是形成左右侧褶。头褶、尾褶和左右侧褶的形成使胚盘边缘向腹侧卷折,使扁平形胚盘形成头大尾小的圆柱形胚体(图20-14)。圆柱形胚体的形成,使胚体凸入羊膜腔的羊水内,体蒂和卵黄囊连于胚体腹侧脐处,外包羊膜,形成原始脐带;口咽膜和泄殖腔膜分别转到胚体头和尾的腹侧;外胚层包于胚体外表,内胚层卷折到胚体内,形成头尾方向的原始消化管,管中份的腹侧借缩窄的卵黄蒂与卵黄囊通连。至第8周末,胚体外表已可见眼、耳和鼻的原基及发育中的四肢,初具人形。

(五) 胎膜和胎盘

胎膜和胎盘是胚胎发育过程中的一些附属结构,它们不参与胚胎的构成,但对胚胎起着保护、营养、呼吸和排泄等作用,有的还有内分泌功能。胎儿娩出后,胎膜、胎盘与子宫蜕膜一并排出,总称衣胞。

1. 胎膜　胎膜(fetal membrane)包括绒毛膜、羊膜、卵黄囊、尿囊和脐带。

(1) 绒毛膜的结构及演变　绒毛膜(chorion)由胚泡的滋养层和衬于其内面的胚外中胚层构成。在胚泡植入子宫内膜后,滋养层迅速增生并分化为两层,即内层的细胞滋养层和外层的合体滋养层。两层细胞在胚泡的表面形成一些绒毛状突起,称绒毛。胚外中胚层和胚外体腔的出现,使滋养层内面增添了一层胚外中胚层壁层,两层组织紧密相贴构成绒毛膜板。早期绒毛由表面的合体滋养层和中央的细胞滋养层构成,称初级干绒毛。第3周时,胚外中胚层从绒毛膜板长入初级干绒毛内,初级干绒毛就变成了次级干绒毛。次级干绒毛内的胚外中胚层分化为结缔组织和血管网,此时的次级干绒毛就发育为三级干绒毛。三级干绒毛的分支绒毛呈游离状浸浴在绒毛间隙的母血中,称游离绒毛。胚胎通过绒毛从母血中吸收营养物质和氧气,并排除代谢废物。而主干末端的细胞滋养层增殖并穿出合体滋养层伸至蜕膜,并在蜕膜表面扩展,形成一层细胞滋养层壳,将干绒毛固定于蜕膜上,固定在蜕膜上的绒毛称固定绒毛,它使绒毛膜与子宫蜕膜牢固连接(图20-15),并将合体滋养层与子宫蜕膜组织隔开。

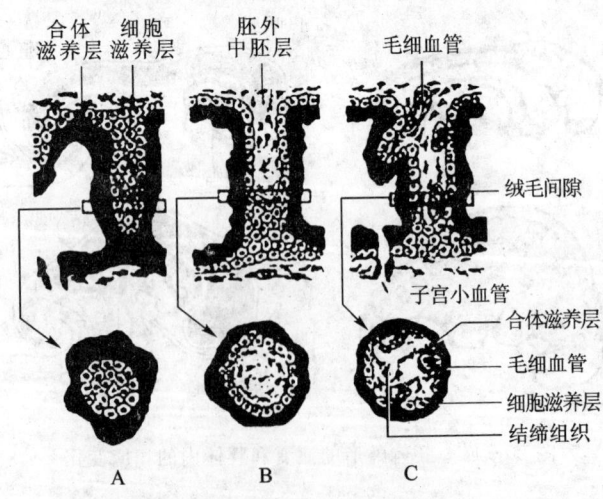

图20-15　干绒毛的分化发育
A. 初级干绒毛;B. 次级干绒毛;C. 三级干绒毛

胚胎早期,绒毛膜的表面绒毛分布均匀。随后,与包蜕膜相贴的绒毛膜因供血不足,绒毛逐渐退化萎缩,变得光滑,称平滑绒毛膜。伸入基蜕膜侧的绒毛膜由于供血充足,生长茂密,反复分支,称丛密绒毛膜,与基蜕膜一起共同构成胎盘。随着胚胎的发育及羊膜腔的不断扩大,羊膜与平滑绒毛膜逐渐融合,胚外体腔消失,最终与包蜕膜、壁蜕膜融合,子宫腔消失。这时,羊膜、平滑绒毛膜、包蜕膜和壁蜕膜共同构成衣包。(图20-16,20-17)。

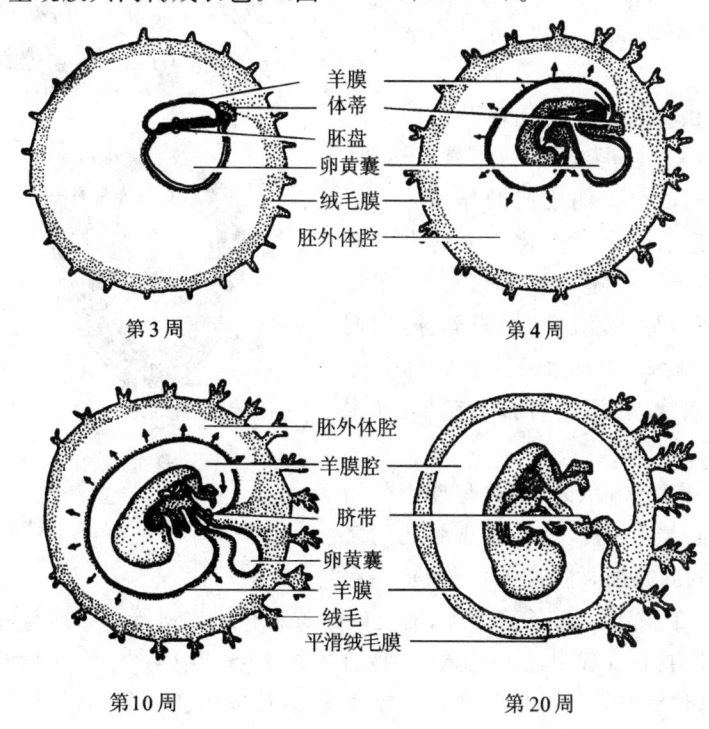

图20-16 胎膜的变化

若绒毛滋养层细胞过度增殖,结缔组织变性水肿,血管消失,胚胎缺乏营养而发育迟缓或死亡,绒毛呈水泡状或葡萄状膨大,称葡萄胎或水泡状胎。若滋养层细胞发生癌变,称绒毛膜上皮癌。

(2) 卵黄囊 卵黄囊(yolk sac)由内胚层和胚外中胚层构成,是连于原始消化管腹侧的一个囊状结构,与原始消化管相连的卵黄管于第6周闭锁成卵黄蒂,卵黄囊随之也逐渐退化。鸟类胚胎的卵黄囊内贮有大量卵黄,为胚胎发育提供营养。人胚胎的卵黄囊囊内没有卵黄,其出现是种系发生和进化的重演。但人类的造血干细胞来自卵黄囊的胚外中胚层,原始生殖细胞来源于卵黄囊尾侧壁上的内胚层。

(3) 羊膜囊 羊膜囊(amniotic sac)由羊膜、羊膜腔和羊水组成。羊膜为半透明薄膜,由单层羊膜上皮及胚外中胚层构成。羊膜包裹体蒂、卵黄囊、尿囊等形成脐带。羊膜腔内充满羊水,胚胎在羊水中发育。羊水主要有两个来源:一是由羊膜细胞分泌,二是胎儿的代谢产物。羊水不断地产生,又不断被羊膜、胎儿体表吸收和胎儿吞咽,使之不断更新。妊娠早期的羊水无色透明,后期的羊水浑浊,含有胎儿的脱落上皮细胞及代谢产物。足月时的羊水量一般为1 000～1 500 ml;少于500 ml,为羊水过少,常见于胎儿无肾或尿道闭锁,易发生羊膜与胎儿的粘连。多于

2 000 ml,为羊水过多,常见于消化道闭锁或神经管缺陷。

羊水为胎儿的生长发育提供了保护作用,可缓冲震荡,保护胎儿免受外界机械性损伤,防止胎儿与羊膜粘连。分娩时,还可扩张宫颈,冲洗产道。妊娠初期,羊水还具有一定的营养作用。穿刺抽取羊水进行胎儿脱落细胞染色体检查、DNA分析或测定某些物质含量的变化,可早期诊断某些先天性畸形。

(4) 尿囊　是由卵黄囊尾侧向体蒂内伸出的一个盲囊(图20-14)。鸟类胚胎的尿囊发达,具有气体交换、排放和贮存代谢废物的作用。人胚尿囊很不发达,发生后数周就退化。它的出现只是生物进化过程的重演。随着尿囊的发生,尿囊壁的胚外中胚层形成尿囊动脉和尿囊静脉,它们将分别演变成脐动脉和脐静脉。尿囊大部分退化,其远端形成脐尿管,后闭锁为脐中韧带,其根部演化为膀胱顶部。

(5) 脐带　脐带(umbilical cord)是连于胚胎脐部与胎盘间的圆柱状条索,一端连于胎儿的脐部,一端连于胎盘的胎儿面。脐带外包羊膜,内有

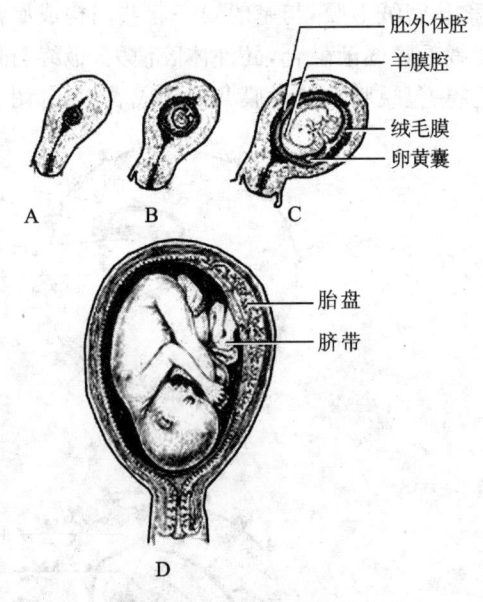

图20-17　人胚外形的变化

黏液性结缔组织、2条脐动脉、1条脐静脉、退化的卵黄囊和尿囊遗迹。脐血管的一端与胚胎血管相连,另一端与胎盘绒毛血管相连。妊娠末期,脐带长40~60 cm,直径1.5~2 cm。脐带过短(35 cm),胎儿分娩时易引起胎盘早期剥离等异常变化,造成出血过多;脐带过长(80 cm),易缠绕胎儿肢体或颈部,从而引起局部发育不良,甚至导致胎儿窒息死亡。

2. 胎盘　胎盘(placenta)是由胎儿和母体组织共同构成的,是能保证胎儿正常发育的一个重要器官。

(1) 胎盘的形态、结构　正常足月胎儿的胎盘呈圆盘状,中央略厚,周边略薄,与衣包相延续。直径约15~20 cm,重约500 g。胎盘有两个面,一是母体面,一是胎儿面。母体面粗糙,为剥离后的基蜕膜,由浅沟将其分隔的15~30个胎盘小叶。胎儿面光滑,表面覆有羊膜,脐带附于中央或稍偏,透过羊膜,可见脐血管的分支由脐带附着处向四周蜿蜒走行(图20-18)。

胎盘是由胎儿的丛密绒毛膜和母体的基蜕膜共同构成。丛密绒毛膜发出40~60根干绒毛,干绒毛又发出许多细小的游离绒毛,固定绒毛借细胞滋养层壳固着于基蜕膜上,绒毛之间为绒毛间隙,子宫螺旋动脉与子宫静脉开口于绒毛间隙,间隙内含母体血,绒毛浸在母血中。由基蜕膜构成的短隔伸入间隙内,称胎盘隔。胎盘隔将胎盘分隔成胎盘小叶,每个小叶含1~4根干绒毛(图20-19)。

(2) 胎盘的血液循环和胎盘膜　胎盘内有母体和胎儿两套血液循环系统。母体血液经子宫动脉的分支即子宫螺旋动脉流入绒毛间隙,与绒毛内毛细血管的胎儿血进行物质交换后,再经子宫静脉流回母体。胎儿血经脐动脉进入胎盘绒毛内毛细血管,与绒毛间隙的母体血进行物质交

换后,经脐静脉流回胎儿体内。胎儿血与母体血并不混合,这种允许胎儿血和母体血进行物质交换所必须经过的结构,称胎盘膜(placental membrane)或胎盘屏障(placental barrier)。早期胎盘膜由合体滋养层、细胞滋养层及其基膜、薄层绒毛结缔组织、毛细血管基膜和内皮组成。胎儿发育后期,胎盘膜变薄,只由合体滋养层、基膜和毛细血管内皮组成,物质交换功能增强,更利于胎儿血与母体血之间的物质交换(图20-20)。

(3) 胎盘的功能

1) 物质交换和屏障功能 物质交换是胎盘的主要功能。胎儿通过胎盘从母体血中获得营养和 O_2,排出代谢产物和 CO_2。多数细菌和致病菌微生物不能通过胎盘膜,所以胎盘是胎儿的一道重要的防御屏障。

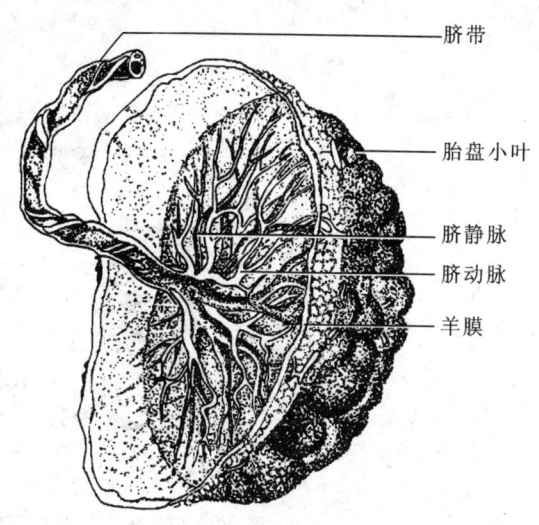

图 20-18 胎盘外形

但也有些病毒可通过胎盘屏障而致胎儿宫内感染,甚至引起发育畸形。有些药物也可以透过胎盘膜影响胎儿,故孕妇用药需慎重。

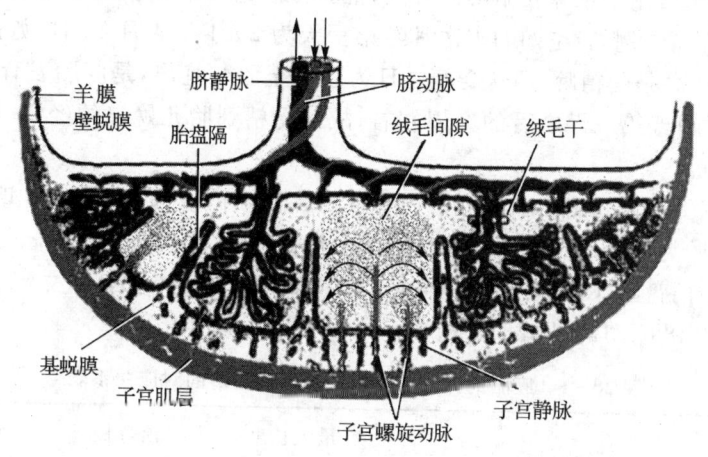

图 20-19 胎盘结构与血液循环模式图

2) 内分泌功能 胎盘的合体滋养层细胞可分泌数种激素,这对妊娠的正常进行和胎儿的生长发育具有重要作用。其合成分泌的激素主要为:① 人绒毛膜促性腺激素(human chorionic gonadotropin,HCG),受精后第二周开始分泌,第 8 周达高峰,以后逐渐下降。其作用是促进母体卵巢黄体的生长发育,维持妊娠;② 人胎盘催乳素(human placental lactogen,HPL),受精后第 2 个月开始分泌,第 8 个月达高峰,直至分娩。其作用是可促进母体乳腺和胎儿的生长发育;③ 孕激素和雌激素,妊娠第 4 个月开始分泌,以后逐渐增多,以便在母体的黄体退化后,继续维持妊娠。

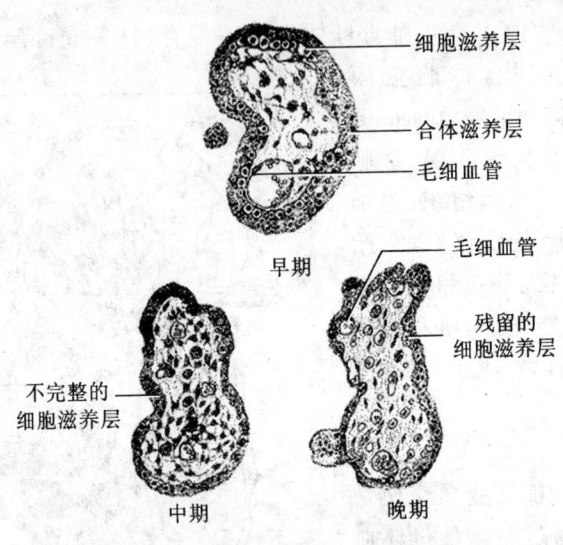

图 20-20 胎盘膜结构在妊娠过程中的变化

(六) 胚胎龄的推算

胚胎龄的推算方法有两种,一是月经龄,即从孕妇末次月经的第一天,至胎儿娩出共 40 周(280 天)。这是临床常用来推算胚胎龄的方法;推算方法通常是末次月经来潮的年份加 1,月份减 3(或+9),日加+7。例如:孕妇的末次月经第一天为 2004 年 4 月 10 日,她的预产期是 2005 年 1 月 17 日。另一种是受精龄,即从受精之日为起点至胎儿娩出,是胚胎发育的确切时间。受精一般发生在末次月经第一天之后的 2 周左右,故从受精到胎儿娩出约经 38 周(266 天),这是胚胎学者常用的方法。

胚胎学家根据大量人胚胎标本的观察和测量,总结归纳了各期胚胎的典型外形特征及测量参数,作为推算胚胎龄的依据。常用的测量指标主要有体重、最大长度、坐高、足长等。最大长度用来测量 3 周之前的盘状胚;坐高又称顶臀长,常用来测量 4~8 周的胚;立高又称顶跟长,常用以测量 8 周之后的胎儿。具体见表 20-1。

表 20-1 胚胎的外形特征及长度与胚胎龄的对应关系表

胚胎受精龄/周	外形特征	最大长度(GL)/mm	顶臀长(CRL)/mm	足长/mm	体重/g
1	受精、卵裂、胚泡形成,开始植入				
2	圆形两胚层胚盘,植入完成,绒毛膜形成	0.1~0.4			
3	梨形三胚层胚盘,神经板和神经褶出现,体节初现	0.5~1.5			
4	胚体渐形成,神经管形成,体节 3~29 对,鳃弓 1~2 对,眼鼻耳始基初现,脐带与胎盘形成		1.5~5.0		

续表

胚胎受精龄/周	外形特征	最大长度(GL)/mm	顶臀长(CRL)/mm	足长/mm	体重/g
5	胚体屈向腹侧,鳃弓5对,肢芽出现,手板明显,体节30~40对	4~8			
6	肢芽分为两节,足板明显,视网膜出现色素,耳郭突出现	7~12			
7	手板、足板相继出现指趾初形,体节不见,颜面形成,乳腺嵴出现	10~21			
8	手指足趾明显,指趾出现分节,眼睑开放,尿生殖窦膜和肛膜先后破裂,外阴可见,性别不分,脐疝明显	19~35			
9	眼睑闭合,外阴性别不可辨		50	7	8
10	肠拌退回腹腔,指甲开始发生		61	9	14
12	外阴可辨性别,颈明显		87	14	45
14	头竖直,下肢发育好,趾甲开始发生		120	20(22.0)	110
16	耳竖起		140	27(26.3)	200
18	胎脂出现		160	33(32.9)	320
20	头与躯干出现胎毛		190	39(37.9)	460
22	皮肤红、皱		210	45(43.2)	630
24	指甲全出现,胎体瘦		230	50(49.8)	820
26	眼睑部分打开,睫毛出现		250	55(54.0)	1 000
28	重新打开,头发出现,皮肤略皱		270	59(61.9)	1 300
30	趾甲全出现,胎体平滑,睾丸开始下降		280	63(63.4)	1 700
32	指甲平齐指尖,皮肤浅红光滑		300	68(67.4)	2 100
36	胎体丰满,胎毛基本消失,趾甲平齐趾尖肢体弯曲		340	79(73.4)	2 900
38	胸部发育好,乳腺略隆起,睾丸位阴囊或腹股沟管,指甲超过指尖		360	83(77.1)	3 400

注:GL 为最大长度(greatest length),CRL 为顶臀长(crown-rump length),又称坐高。足长指胎儿足底的长度。

足长括弧内数据是应用 B 超测国人妊娠胎儿足长所得均数,其他数据均参照 Jirasek(1989)和 Moore(1988)直接测量结果。

(七) 双胎、多胎和联体双胎

1. **双胎** 双胎(twins),又称孪生,指一次娩出两个新生儿,发生率占新生儿的1%。若是一次排出两个卵子,分别受精发育为两个胎儿,称双卵双胎,占双胎的大多数,双胎有各自独立的胎膜和胎盘,性别相同或不同,相貌和生理特征如同一般兄弟姐妹。若是由一个受精卵发育为两个胎儿的,称单卵双胎,孪生者的遗传基因完全相同,性别相同,相貌、体态、代谢类型和生理特征等极为相似。单卵双胎的成因可分为以下三种情况:① 卵裂球发育形成两个胚泡,并分别植入,两个胎儿有各自独立的绒毛膜、羊膜和胎盘;② 一个胚泡内出现两个内细胞群,内细胞群各自发育成一个胚胎,则两个胎儿共用一个绒毛膜和胎盘,而羊膜囊是独立的;③ 一个胚盘上形成两个原条,则发育成的两个胎儿共有一个羊膜囊、一个绒毛膜和一个胎盘(图 20-21)。

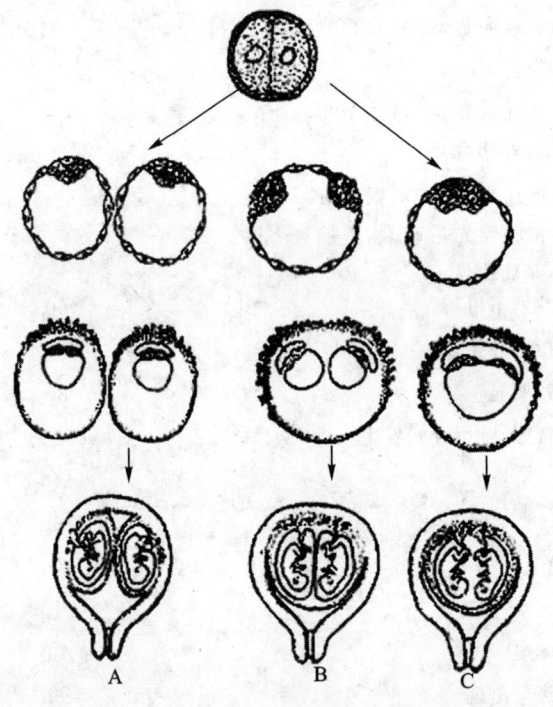

图 20-21 单卵双胎形成示意图
A. 形成两个胚泡;B. 形成两个内细胞群;C. 形成两个原条

2. 多胎　一次分娩两个以上新生儿者为多胎,发生率很低。四胎以上者更为罕见,且不易存活。多胎可以是单卵多胎、多卵多胎或混合性多胎。常为混合性多胎。

3. 联体双胎　联体双胎发生在单卵孪生中。当一个胚盘出现两个原条并分别发育为两个胚胎时,若两原条靠得较近,胚体形成时发生局部联接,称联体双胎,分为头联双胎、臀联双胎、胸联或腹联双胎。当两个联体胚胎大小一致,称对称型联体双胎(图 20-21)。若两个联体胚胎一大一小,则称不对称型。如果一个胎儿很小且发育不完整,称寄生胎(图 20-22);如果小而发育不全的胚胎被包裹在大胎体内,称胎内胎。

三、畸形学概论

先天性畸形(congenital malformation)是由于胚胎发育紊乱而出现的以形态结构异常为主要特征的先天性疾病。研究先天畸形的科学称畸形学(teratology),是胚胎学的一个重要分支,旨在研究各种先天性畸形发生的原因、过程和机制,为预防、诊断和治疗先天性畸形提供理论基

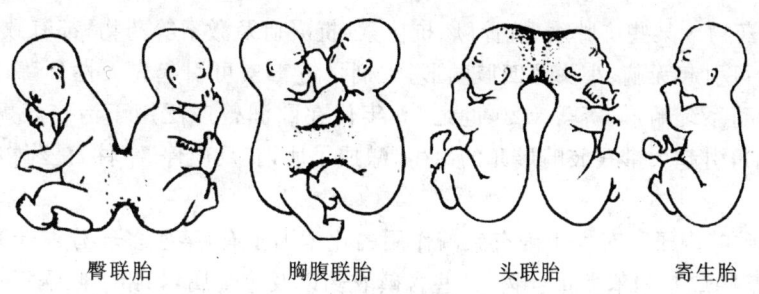

| 臀联胎 | 胸腹联胎 | 头联胎 | 寄生胎 |

图 20-22 联体胚胎

础。婴儿出生时，大约5%的个体具有某种先天异常，其中2%～3%在出生时便可以发现。先天性畸形可以导致死胎、围生儿或婴儿死亡。重大缺陷可导致终身残疾，影响生长、发育以及正常的生活和工作。近些年来，由于生产、生活环境受到不同程序污染，以及人们生活方式的改变，人类先天性畸形的发生呈增长趋势，已成为危害人类健康的严重疾患。

（一）先天性畸形的发生原因

先天性畸形可因遗传因素、环境因素或两者的相互作用而发生。统计资料表明，遗传因素引起的先天性畸形占20%～25%，环境因素占10%～15%，遗传因素和环境因素相互作用及原因不明者占60%～70%。

1. 遗传因素　包括染色体畸变和基因突变。

（1）染色体畸变　包括染色体数目异常和染色体结构异常，可由亲代遗传或由配子的异常发育引起。染色体数目减少常见于单体型。常染色体的单体型胚胎几乎不能存活；性染色体的单体型胚胎97%死亡，仅有3%成活，并伴有畸形。如先天性卵巢发育不全，即Turner综合征(45,X0)。染色体数目增多常见于三体型，如21号染色体的三体可引起先天愚型，即Down综合征。染色体结构畸变是指染色体某一片段的缺失、重复或易位，这种畸变同样也可引发畸形，如5号染色体短臂末端断裂缺失可引起患儿小头、智力低下并伴有心脏病，其哭声微弱，似猫叫，称猫叫综合征。

（2）基因突变　指DNA分子碱基组成或排列顺序发生改变，主要引起微观结构或功能方面的遗传病，其引起的畸形较少，主要有多指（趾）畸形、肾上腺肥大、小头畸形、多囊肾、皮肤松垂症等。

2. 环境因素　尽管胎盘屏障能够阻挡一定相对分子质量大小的物质进入胎儿体内，但这种作用并不是万无一失的。一些外环境中的致畸因子可通过这道屏障而直接或间接地影响胚胎的发育。能引起先天性畸形的环境因素统称为致畸因子，主要有以下5类：

（1）生物性致畸因子　主要指某些致畸微生物。目前已经明确的对人类胚胎有致畸作用的生物因子有：风疹病毒、巨细胞病毒、单纯疱疹病毒、弓形虫、梅毒螺旋体、支原体等。它们有的穿过胎盘屏障直接作用于胚体，有的作用于母体，引起母体发热、缺氧、酸中毒等，或干扰胎盘的转运功能，破坏胎盘屏障，从而间接影响胚胎发育。

（2）物理性致畸因子　已确认的对人类胚胎有致畸作用的物理因子有射线、机械性压迫和损伤等。另外，高温、严寒、微波等对动物有致畸作用，但对人类有无致畸作用尚未确定。

(3) 致畸性药物　某些抗肿瘤、抗惊厥、抗生素、抗凝血及激素等药物，都有致畸作用。如抗肿瘤药氨基喋呤可引起无脑、小头及四肢畸形；大剂量链霉素可引起先天性耳聋；长期服用性激素可导致胎儿生殖系统畸形，等等。20世纪60年代在欧洲曾广泛用于治疗妊娠呕吐的"反应停"(酞胺哌啶酮)，引起大量残肢畸形儿的出生，酿成了所谓"反应停"事件，是药物致畸最典型的例子。

(4) 化学性致畸因子　对人类确有致畸作用的化学因子有：某些多环芳香碳氢化合物、某些亚硝基化合物、某些烷基和苯类化合物、某些含磷农药以及重金属，如铅、砷、镉、汞等。

(5) 其他致畸因子　孕妇长期酗酒、吸烟、缺氧、严重营养不良等均有致畸作用。如孕妇过量饮酒可引起胎儿多种畸形，称胎儿酒精综合征，表现为发育迟缓、小头、小眼等。

3. 遗传因素和环境因素的相互作用　先天性畸形的发生大多数是环境因素和遗传因素相互作用的结果。环境因素可通过引起染色体畸变和基因突变而致先天性畸形；同样，胚胎的遗传特性即基因型也可影响胚胎对环境中致畸因子的易感程度。例如，流行病学调查发现，同样条件下，同时怀孕的孕妇在一次风疹流行中都受到感染，但其所生的新生儿中并不都出现畸形。这是因为每个胚胎对风疹病毒的易感性不同。不同物种对致畸因子的易感程度也不同，如人类和其他灵长类动物对药物"反应停"非常敏感，可引起残肢畸形，但"反应停"对非灵长类的其他哺乳动物几乎无致畸作用。在遗传因素和环境因素相互作用引起的先天性畸形中，衡量遗传因素所起作用的指标称遗传度。某种畸形的遗传度越高，说明遗传因素在畸形发生中的作用越大。例如先天性心脏畸形的遗传度为35%，脊柱裂为60%，腭裂为76%。

(二) 致畸敏感期

处于不同发育阶段的胚胎对致畸因子作用的敏感程度不同。受到致畸因子作用后，最易发生畸形的发育阶段称致畸敏感期。

早胚期的胚胎，细胞分化程度极低，受到致畸作用后容易发生损害，但是若致畸作用强，胚胎死亡；若致畸作用弱，则少数细胞受损死亡，多数细胞可以代偿调整。故胚胎受致畸因子作用后，较少发生畸形。

主胚期正是器官原基发生时期，胚体内细胞增生、分化活跃，最易受致畸因子的干扰而发生畸形，故此期为致畸敏感期。由于胚胎各器官的发生、分化时间不同，故致畸敏感期也不同（图20-23）。

胎儿期（自第9周直至分娩），此期胎儿生长发育快，各器官进行组织分化和功能分化，胎儿受到致畸作用后也会发生畸形，但多属组织结构和功能缺陷，一般不出现器官畸形，故此期不属于致畸敏感期。另外，不同致畸因子对胚胎的致畸敏感期也不同。

(三) 先天性畸形的预防

引起先天性畸形的原因很多，但完全防止畸形的发生几乎是不可能的。针对可引起畸形的原因采取相应的措施以防止畸形的发生是一级预防，婚前及孕前进行相应的咨询，做好孕期保健是防止环境致畸的根本措施；有遗传病家族史的，应进行染色体检查。减少先天性畸形的出生，早发现、早诊断、早治疗，进行二级预防，由于越来越多的畸形可以在出生前就做出明确诊断，有些还可进行宫内治疗；对有遗传性疾病家族史或接触上述各种环境致畸因子的夫妇，均应进行宫

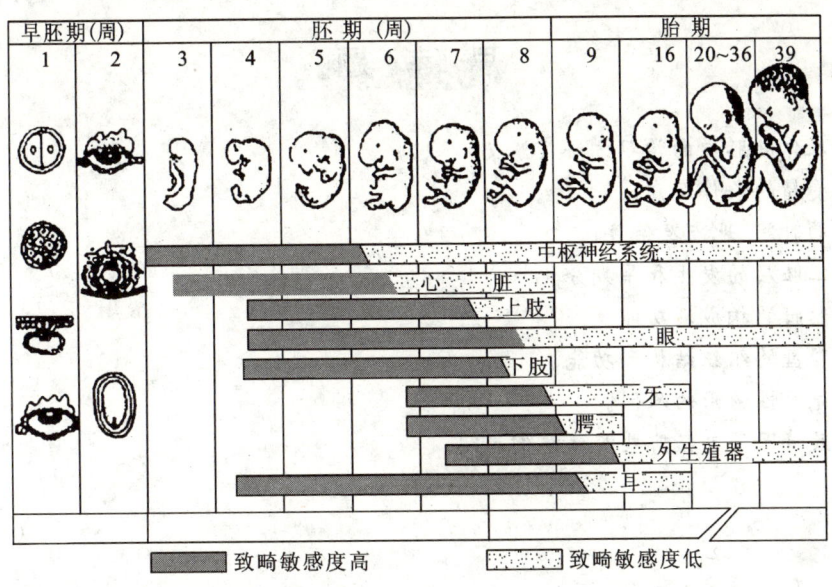

图 20-23 人胚胎主要器官的致畸敏感期

内诊断,以便及早发现畸形胚胎并采取相应措施。对先天性畸形进行治疗,减少痛苦、延长生命,这是第三级预防,如脊柱裂、先天性肛门闭锁、唇裂等,可在生后用外科手术治疗;而先天智力低下也可进行早期的家庭和社区干预治疗,也会收到较好的效果。

(四) 先天性畸形的宫内诊断和治疗

1. 宫内诊断的主要方法

(1) 羊膜囊穿刺　由于羊水中含有胎儿分泌物和多种酶以及胎儿皮肤和黏膜脱落下来的上皮细胞,因此,羊水的化学分析可以准确地反映胎儿的代谢状况,羊水细胞的染色体分析能够准确地反映胎儿的遗传状况。最适宜和较安全的时间是妊娠第 15 周后。

(2) 绒毛膜检查　妊娠第 8 周时,可通过绒毛膜活检来检查胚胎的染色体有无异常,并可进行基因分析。

(3) 胎儿镜检查　胎儿镜是用光导纤维制成的内窥镜,可直接观察胎儿的外部形态,并可采取胎儿血液、皮肤等样本做进一步检查。在妊娠第 15～20 周使用最好。

(4) 超声检查　是一种简便易行且安全可靠的宫内诊断方法,临床已常规应用。超声检查不仅能诊断胎儿外部畸形,还可诊断某些内脏畸形。

(5) X 线检查　将水溶性造影剂注入羊膜腔,在荧光屏上可观察到胎儿的大小和外部畸形。

2. 宫内治疗　虽然已能对多种畸形做出准确的宫内诊断,但能进行宫内治疗的畸形很有限。非手术性治疗开展较早,如用甲状腺素治疗胎儿甲状腺机能低下引起的发育紊乱。宫内手术治疗是 LiLey(1963) 首先用宫内胎儿输血的方法治疗胎儿水肿并取得成功。高压氧纠正胎儿宫内发育迟缓;20 世纪 80 年代初,开展胎儿颅脑穿刺手术治疗胎儿脑积水取得成功。现在,常用的宫内治疗手段包括胎儿外科治疗,胎儿宫内药物治疗,胎儿输血治疗以及宫内移植造血干细胞等。

思 考 题

1. 试述人体胚胎学的学习方法及意义。
2. 试述受精的条件及意义。
3. 植入的时间、地点及条件。
4. 试述三胚层的发生和早期分化。
5. 简述胎膜的构成及功能。
6. 试述胎盘的组织结构和功能。
7. 简述先天性畸形的原因。
8. 环境致畸因子包括哪些？试举例说明。

（王燕蓉）

第二十一章 颜面、消化与呼吸系统的发生

内容提要

- 鳃器的发生
- 腭的发生
- 消化管的形成和初步分化
- 呼吸系统的发生
- 颜面的形成
- 颜面、腭的常见畸形
- 肝、胆、胰的发生
- 消化与呼吸系统的先天性畸形

一、颜面与腭的发生

（一）鳃器的发生

人胚第4周时，胚盘已向腹侧卷折成为柱状胚体。胚胎脑泡膨大，其腹侧间充质局部增生，形成圆形隆起，称额鼻突(frontonasal prominence)。口咽膜尾侧的原始心脏发育长大并隆起，称心突。在额鼻突与心突之间，胚体头部两侧间充质增生，形成左右对称、背腹方向的6对柱状隆起，称鳃弓(图21-1)。相邻鳃弓之间的5对条形凹陷，称鳃沟(branchial groove)。原始消化管头段侧壁内胚层向外膨出，形成5对囊状突起，称咽囊(pharyngeal pouch)，与5对鳃沟相对应，二者之间隔以鳃膜。鳃弓、鳃沟、鳃膜和咽囊统称为鳃器。鱼类和两栖类幼体的鳃器演化为具有呼吸功能的鳃等器官。人胚的鳃器存在时间短暂，鳃弓将参与颜面与颈的形成，其间充质分化为肌组织、软骨与骨；咽囊内胚层则是多种重要器官的发生原基。人胚早期鳃器的出现是人个体发生重演种系发生的现象，也是生物进化与人类起源的佐证之一。

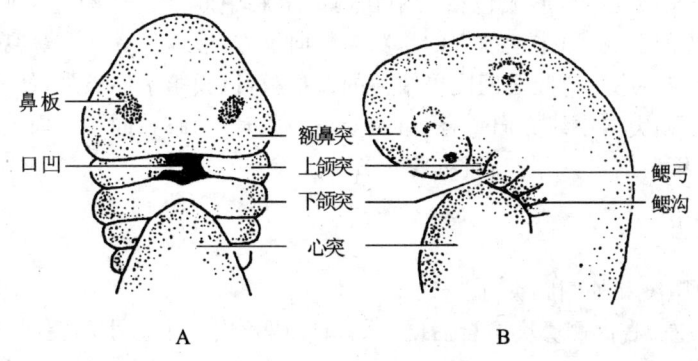

图21-1 第4周人胚头部

(二) 颜面的形成

第1对鳃弓出现后,腹侧份分支形成上颌突(maxillary prominence)和下颌突(mandibular prominence)。左、右两侧的上颌突、下颌突及其上方的额鼻突围成一个宽大的凹陷,称口凹(stomodeum),即原始口腔(图21-1)。它的底为口咽膜,将口凹与原始咽隔开,于第4周破裂,口凹与原始咽相通。

颜面的形成与额鼻突及第1对鳃弓密切相关。在第5周,额鼻突下缘两侧外胚层增生,形成两个椭圆形增厚区,称鼻板。第6周时,鼻板中央凹陷为鼻窝,其下方以一细沟与口凹相通。鼻窝的内、外侧缘,分别称内侧鼻突和外侧鼻突(图21-2)。

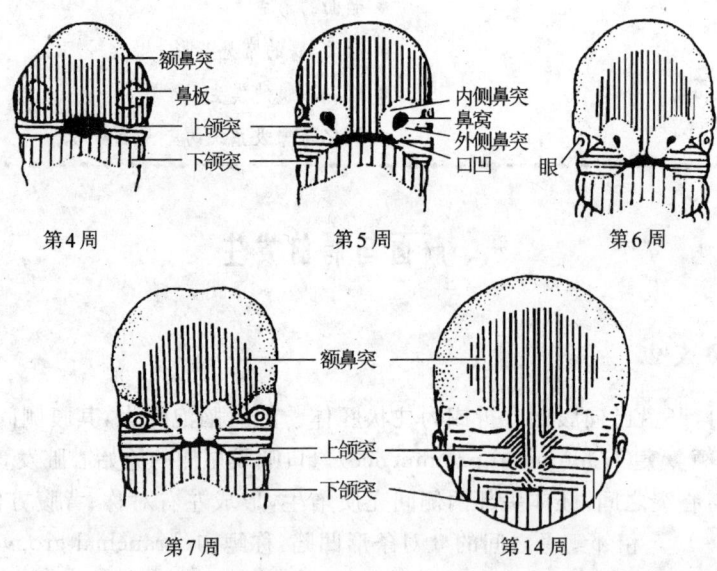

图21-2 颜面形成过程

颜面的演化是从周围向中心方向发展的。额鼻突上部发育为前额,下部形成鼻梁和鼻尖。左、右下颌突愈合发育为下颌与下唇,上颌突发育为上唇的外侧部及上颌;同时,左、右内侧鼻突向中线靠拢,并与上颌突愈合,形成包括人中在内的上唇中间部。外侧鼻突形成鼻外侧壁和鼻翼。随着鼻梁、鼻尖的形成,原来朝前方的鼻窝渐朝向下方,形成外鼻孔。鼻窝向深部扩大,形成原始鼻腔。原始鼻腔与原始口腔之间隔以很薄的口鼻膜,该膜第7周破裂,使原始鼻腔与原始口腔相通。随着上、下颌突向中线方向愈合,口裂变小。同时,两眼在同一平面上向中线靠近,两耳逐渐推向后上方。第8周末,胚胎颜面初具人形。

(三) 腭的发生

腭起源于正中腭突和外侧腭突(图21-3)。

1. **正中腭突** 左、右内侧鼻突愈合后向原始口腔内长出一个短小的突起,即正中腭突,将演变为腭前部的一小部分。

2. **外侧腭突** 左、右上颌突向原始口腔内长出的一对扁平突起,为外侧腭突。最初在舌两侧斜向下方,渐移至舌上方呈水平方向生长,并在中线愈合,形成腭的大部。其前缘与正中腭突愈合处残留一小孔,称切齿孔。腭前部骨化为硬腭,后部则形成软腭。软腭后缘正中组织增生形成一个小突起,即悬雍垂。腭的形成将原始口腔与原始鼻腔再次分隔,成为永久的口腔与鼻腔。鼻腔在腭的后缘与咽相通,该部位即为后鼻孔。伴随腭的形成,额鼻突的下部在形成鼻梁与鼻尖的同时,还向原始鼻腔内长出板状的鼻中隔,它向下垂直生长,最终与腭在中线愈合,鼻腔即被一分为二。

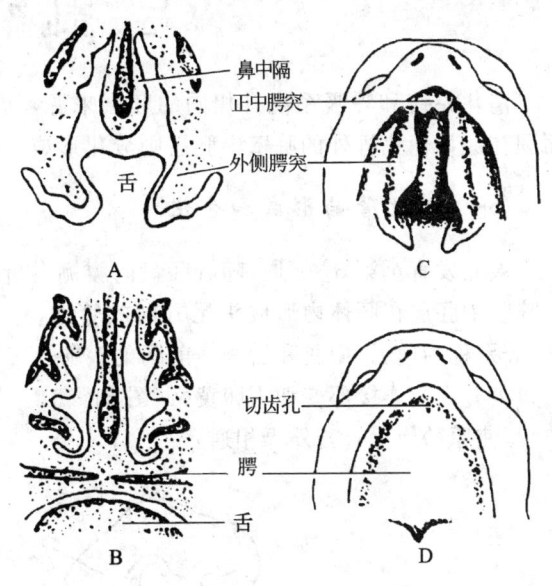

图 21-3 腭的发生
A、B. 冠状切面;C、D. 口腔顶面观

(四) 颜面与腭的常见畸形

1. 唇裂(cleft lip) 因上颌突与同侧的内侧鼻突未愈合所致,多为单侧,也可见于双侧。裂沟位于人中外侧(图 21-4)。

2. 腭裂(cleft palate) 有多种类型。因正中腭突与外侧腭突未愈合而致的前腭裂(单侧或双侧,常伴发唇裂);左、右外侧腭突未愈合而致的正中腭裂;还有两者复合的完全腭裂(图21-5)。

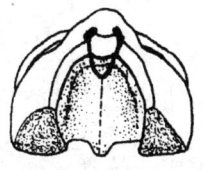
单侧唇裂

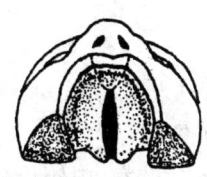
双侧唇裂

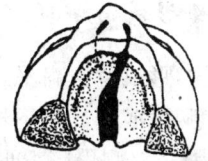
面斜裂

图 21-4 颜面畸形

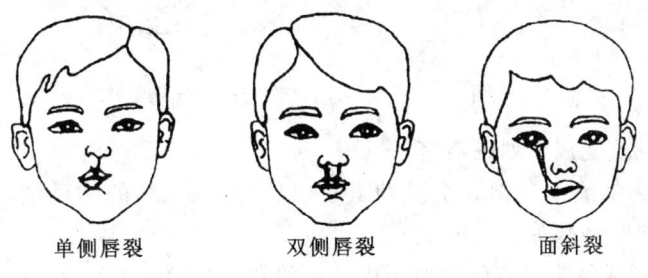

双侧前腭裂合并唇裂　　正中腭裂　　腭裂合并单侧唇裂

图 21-5 腭裂

3. 面斜裂(oblique facial cleft) 位于眼内眦与口角之间,因上颌突与同侧的外侧鼻突未愈合所致(图 21-4)。

二、消化系统的发生

消化系统和呼吸系统有相同的胚层来源,其多数器官都来源于内胚层形成的原始消化管。而围在原始消化管外的脏壁中胚层则分化形成上述各脏器的肌层和结缔组织。

(一) 消化管的形成和分化

人胚发育至第 3~4 周,随着胚盘向腹侧卷折成圆柱状胚体,卵黄囊顶部的内胚层及其外侧的脏壁中胚层在胚体内形成头尾方向的管道,称原始消化管(primitive gut)。此管可分为三部分,分别称为前肠、中肠和后肠。前肠的头端有口咽膜封闭,后肠的尾端有泄殖腔膜封闭。中肠与卵黄囊之间连接部变细为卵黄蒂(图 21-6)。口咽膜与泄殖腔膜分别于第 4 周和第 8 周先后破裂,使原始消化管与外界相通。

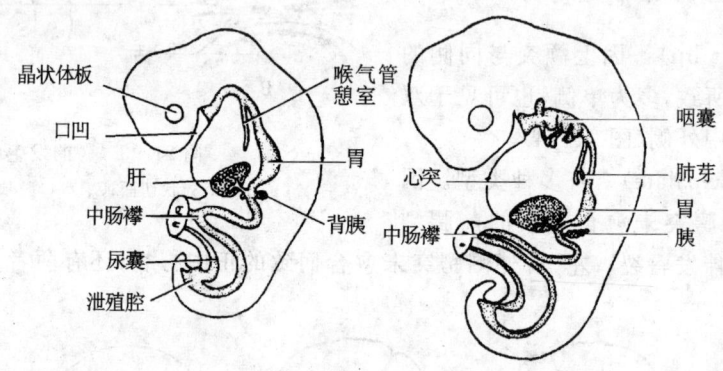

图 21-6 原始消化管的早期分化

原始消化管分别演变成下列各器官:

1. 前肠 分化为咽至十二指肠上段的上皮,以及肝、胆、胰的实质细胞;喉、气管和肺的上皮;甲状腺、甲状旁腺和胸腺等。
2. 中肠 分化形成从十二指肠中段至横结肠的右 2/3 段肠管的上皮。
3. 后肠 分化形成从横结肠左 1/3 段至肛管上段的肠管的上皮。

(二) 咽囊的形成与演变

前肠头端膨大,形成背腹扁平,呈漏斗状的原始咽。咽的两侧向外伸出 5 对囊状突起,与鳃沟对应,称咽囊。咽囊演变成以下器官(图 21-7)。

1. 第 1 对咽囊 外侧份膨大形成中耳鼓室,内侧份分化形成咽鼓管。第一对鳃膜分化为鼓膜,鼓膜外侧的第一对鳃沟形成外耳道。
2. 第 2 对咽囊 外侧份退化,内侧份分化形成腭扁桃体的上皮和隐窝。
3. 第 3 对咽囊 分为背腹两部分。腹侧份上皮增生形成左右两条细胞索,在胸腔中线愈合形成胸腺的上皮细胞。背侧份上皮增生随胸腺下移到甲状腺的背侧,分化为下一对甲状旁腺。
4. 第 4 对咽囊 也分为背腹两部分。腹侧份退化,背侧份形成上一对甲状旁腺。

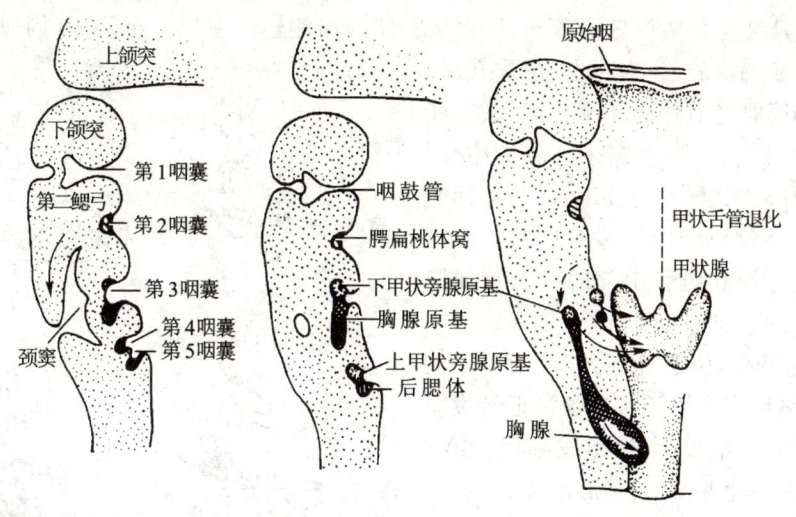

图 21-7 咽囊的演变

5. 第 5 对咽囊　仅为一小团细胞，又名后鳃体。一般认为后鳃体的一部分细胞迁移到甲状腺，分化形成滤泡旁细胞。

（三）消化管的发生

1. **食管和胃的发生**　胚第 5 周时，食管是咽与胃之间很短的一段管道。随着胚体颈部的伸长和胸部器官的发育，食管逐渐增长。食管形成早期，上皮增生由单层变为复层，管腔变窄，甚至消失，随着胚的发育，过度增生的上皮退化吸收，管腔重新出现，若管腔重现不良，会导致畸形。

胃是前肠尾部的梭形膨大，借腹系膜和背系膜与体壁相连。胃的背、腹侧生长速度不等，背侧生长快，形成胃大弯，腹侧生长慢，形成胃小弯。当胃背系膜向左膨出形成网膜囊时，胃大弯由背侧转向左侧，胃小弯由腹侧转向右侧。又因肝在胃的右侧逐渐增大，将胃的头端推向左上侧，使胃形成从左上至右下的斜向方位（图 21-8）。

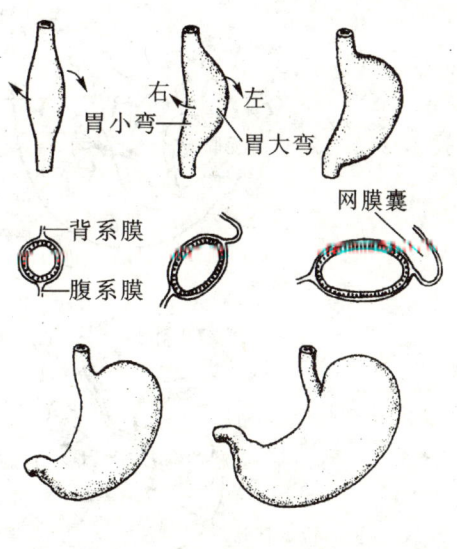

图 21-8　胃的发生

2. **肠的发生**　肠发生于前肠尾段、中肠和后肠。中肠的头部与前肠的尾部共同形成十二指肠，并贴附于腹后壁而被固定。十二指肠以下的中肠起初为一直管，由于生长速度比胚体快，肠管向腹侧弯曲，形成矢状位的"U"形肠襻，称中肠襻。肠系膜上动脉伸入襻中，中肠襻的顶部与卵黄蒂相连，卵黄蒂以上的中肠襻为头支，卵黄蒂以下的中肠襻为尾支（图 21-9）。胚第六周时由于肠襻的迅速生长而腹腔容积小，使中肠襻突入到脐腔（脐带中残存的胚外体腔）。中肠襻尾支上形成一个囊状的盲肠突，是盲肠和阑尾的原基。中肠襻在脐腔中以肠系膜上动脉为中轴，逆时针方向旋转 90 度,头支从胚体的头侧转向右侧,尾支从胚体的尾侧转向左侧。至第 10 周时腹腔增大,中肠襻由脐腔退回到腹腔,头支在先,尾支在后,在退入腹腔的同时逆时针旋转 180 度,头支转到肠系膜上动脉的左侧,盘踞于腹腔的中部,分化成空肠和回肠。尾支则位于右侧,退回到腹腔上部形成横结肠。中肠襻通过两次旋转共旋转 270 度。原在腹腔中部的后肠形成降结肠,降结肠尾段形成乙状结肠(图 21-9)。盲肠最初位置很高,位于肝下方,以后下降到右髂窝处,随之形成升结肠。盲肠突近端发育快,膨大成盲肠,远端发育慢,形成阑尾。第 6 周以后,卵黄蒂退化并闭锁,最后消失。

3. 泄殖腔的分隔 后肠末端的膨大部为泄殖腔(cloaca)。其腹侧与尿囊相连(图 21-10)。第 7 周时,尿囊与后肠之间的间充质增生,形成尿直肠隔,从头侧向尾侧生长,当尿直

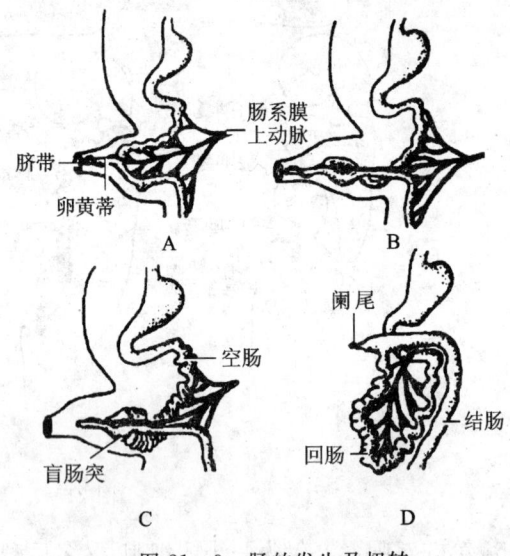

图 21-9 肠的发生及扭转

肠隔与泄殖腔膜连接后,将泄殖腔分为腹侧的尿生殖窦和背侧的原始直肠(图 21-10)。尿生殖窦主要发育为膀胱和尿道,原始直肠发育为直肠和肛管上半段。泄殖腔膜则被分隔为尿生殖膜和肛膜。肛膜外侧,外胚层向内凹陷形成肛凹,形成肛管的下半段。第 8 周末,肛膜破裂,肛管与外界相通。肛管上半段上皮来源于内胚层,下半段来源于外胚层,二者之间以齿状线分界。

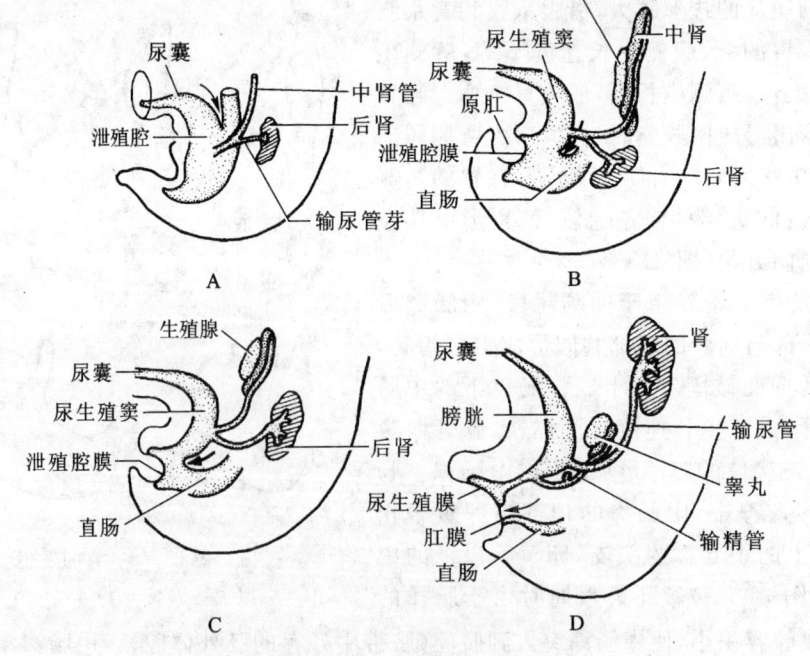

图 21-10 泄殖腔的分隔

(四)消化腺的发生

1. **肝与胆的发生** 胚第4周初,前肠末端腹侧壁的内胚层增生,形成一盲囊状结构,称肝憩室(hepatic diverticulum),是肝、胆囊和胆道的原基(图21-11)。肝憩室末端膨大,并分为头、尾两支,头支细胞增殖快,分化成肝细胞索继而形成肝板。在肝细胞索之间,卵黄静脉分支与脐静脉分支吻合,发育为中央静脉和肝血窦;包围头支周围的间充质分化成肝的被膜及肝内的结缔组织。胚第6周时,从卵黄囊血岛迁入肝的造血干细胞开始造血,胚胎后期造血逐渐减少,出生后停止造血。肝憩室的尾支较小,末端膨大形成胆囊,其柄形成胆囊管。肝憩室与十二指肠通连的部分发育成为胆总管。

2. **胰的发生** 在肝憩室发生的同时,内胚层细胞增生形成两个芽形突起,分别称腹胰和背胰(图21-11)。随着肠胃的扭转,腹胰转到背胰下方并与背胰合并。腹胰形成胰头的下半部,背胰形成胰头的上半部、胰体和胰尾。一部分内胚层细胞脱落形成胰岛。腹胰管与背胰管远侧段相连,形成主胰导管,开口于十二指肠乳头。背胰管近侧段退化或形成副胰导管,开口于十二指肠副乳头。

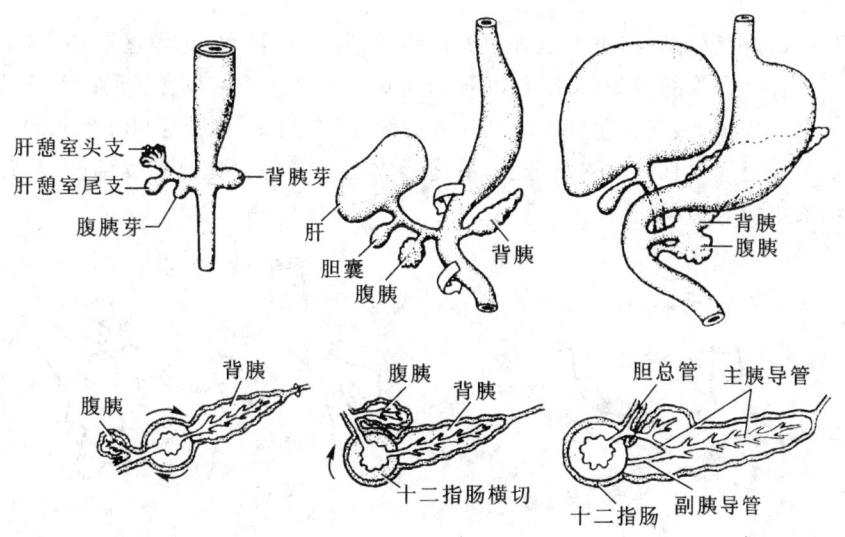

图21-11 肝、胆及胰的发生

(五)消化系统先天性畸形

1. **消化管狭窄和闭锁** 在消化管发育过程中,上皮细胞会过度增生而充满管腔,以后,过度增生的细胞出现细胞凋亡,使管腔重新出现。若管腔重建出现障碍,则发生局部管腔狭窄或闭锁,一般好发于食管和十二指肠。

2. **脐瘘** 是由于卵黄蒂未闭锁,在脐中残留一小管与回肠相通。出生后,肠内容物可通过该瘘管从脐溢出(图21-12)。

3. **回肠憩室** 又称梅克尔憩室。若卵黄蒂退化不全,则近端形成一盲囊,连于距回盲部40~50 cm的回肠壁上,其顶端可有纤维索与脐相连(图21-12)。

4. **不通肛** 多由于肛膜未破裂。也可由于直肠末端与肛凹未接通所致,此种情况下,直肠可与阴道或尿道形成瘘管,导致直肠阴道瘘或直肠尿道瘘。

5. **先天性脐疝** 脐腔未闭锁,当腹内压增高时肠管可膨入残留脐腔(图21-12)。

6. **肠襻旋转异常** 是由于中肠襻自脐腔退入腹腔时,未旋转或旋转不全,亦或反方向旋转,造成肠管解剖位置异常。常伴有心、肺等其他脏器的异位。

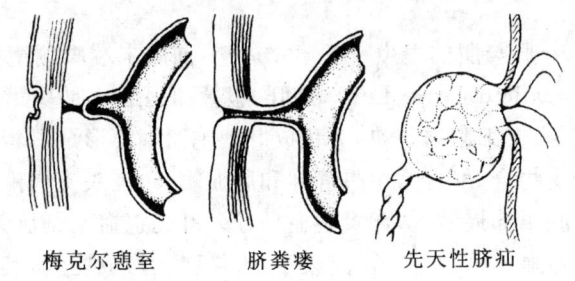

梅克尔憩室　　脐粪瘘　　先天性脐疝

图 21-12　消化管畸形

三、呼吸系统的发生

(一) 喉、气管和肺的发生

第4周初,原始咽尾部底壁正中出现一纵行浅沟,称喉气管沟,此沟逐渐加深,形成一盲囊,称喉气管憩室。位于食管的腹侧,是喉与气管的原基。喉气管憩室与食管间的间充质增生,形成气管食管隔。第4周末,喉气管憩室末端膨大并分为左、右两支,称肺芽(lung bud),形成支气管和肺的原基。肺芽迅速生长并呈树状分支,最终形成支气管树和肺泡上皮细胞。肺芽周围的间充质分化为结缔组织等肺间质(图21-13)。

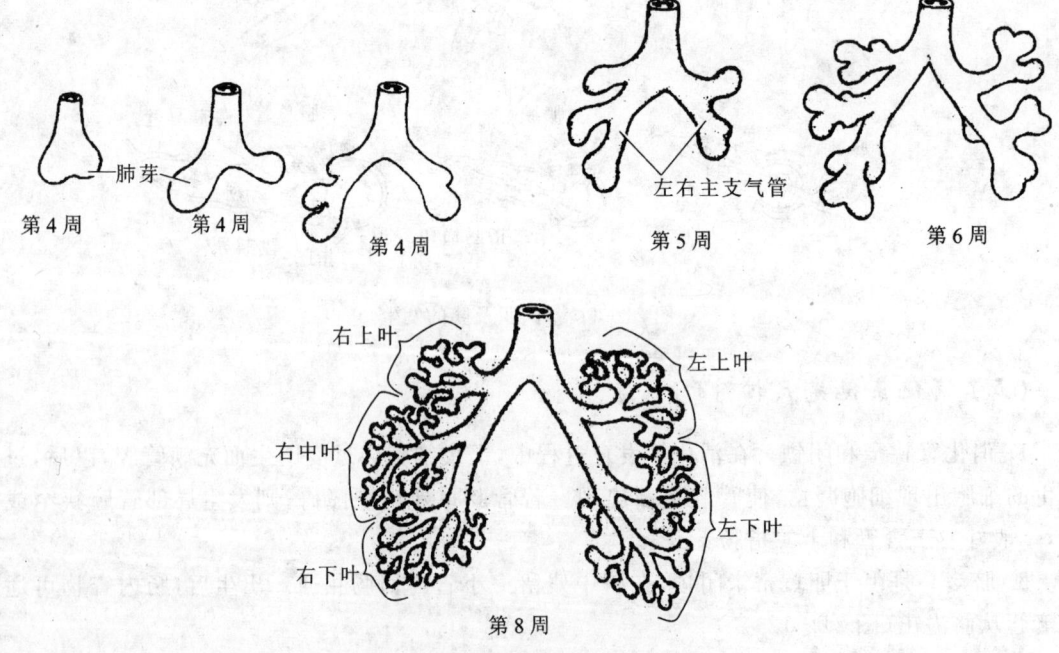

图 21-13　喉、气管及肺的发生

（二）呼吸系统先天性畸形

1. **气管食管瘘**　这是由于气管食管隔发育不良，导致气管与食管间分隔不完全，两者间有瘘管相通。
2. **透明膜病**　由于Ⅱ型肺泡上皮细胞分化不良，不能分泌表面活性物质，胎儿出生后，肺泡不能随呼吸运动而扩张。肺泡萎缩，肺泡上皮表面覆盖一层透明状血浆蛋白膜。

思 考 题

1. 简述颜面的形成过程。
2. 简述咽囊的形成与演化。
3. 简述泄殖腔的分隔与分化。
4. 简述中肠襻的形成、演变及相关畸形。
5. 简述呼吸系统的发生过程及相关畸形。

（沈新生　李宝园）

第二十二章 泌尿系统和生殖系统的发生

内容提要

- 前肾的发生与演化
- 后肾的发生与演化
- 生殖腺的发生与性别分化
- 生殖系统的先天性畸形
- 中肾的发生与演化
- 泌尿系统的先天性畸形
- 生殖管道的发生与演化

泌尿系统和生殖系统在发生上关系密切,它们的主要器官均起源于间介中胚层。胚胎发育第4周初,间介中胚层头段呈节段性生长,称生肾节。其余的间介中胚层不分节,随胚体侧褶的形成,逐渐向腹侧移动,并与体节分离,形成左、右两条纵行的间充质索,称生肾索。第4周末,生肾索继续增生,从胚体后壁突向体腔,在背主动脉两侧形成左右对称的一对纵行隆起,称尿生殖嵴(urogenital ridge)。随着生殖腺原基的发育,尿生殖嵴的中央出现一纵沟,将其分为内侧的生殖腺嵴(gonadal ridge)和外侧的中肾嵴(mesonephric ridge)(图22-1)。

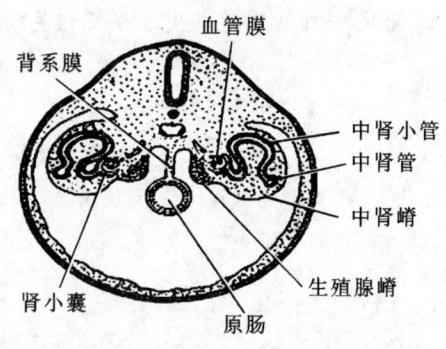

图 22-1 生殖腺嵴与中肾嵴的发生

一、泌尿系统的发生

(一) 肾和输尿管的发生

人胚肾的发生可分为三个阶段,即前肾、中肾和后肾。

1. **前肾的发生** 前肾(pronephros)发生最早。人胚第4周初,第7~14对体节外侧的生肾节形成数条横行细胞索。随后,索的中央出现管腔,称前肾小管,其内侧端开口于胚内体腔,外侧端均向尾侧延伸,并互相连接成一条纵行的前肾管。于第4周末前肾小管相继退化,但前肾管的大部分保留,向尾端继续延伸,成为中肾管(图22-2)。前肾在人类无功能。

2. **中肾的发生** 中肾(mesonephros)发生于人胚第4周末。第14~28对体节外侧的生肾索内相继发生许多横行小管,称中肾小管。两侧中肾小管共约80对。中肾小管呈"S"形,其内侧端膨大并凹陷形成肾小囊,与来自背主动脉分支形成的毛细血管球共同构成肾小体;其外侧端与向尾侧延伸的前肾管相吻合,于是前肾管改称为中肾管,其尾端开口于泄殖腔。第8周末,中肾

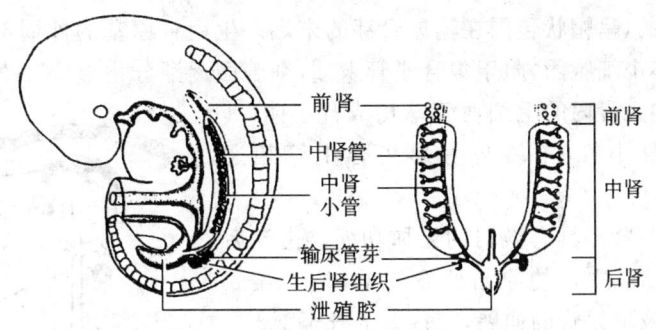

图 22-2 前肾、中肾、后肾发生示意图

大部分退化,仅保留中肾管及尾端小部分中肾小管(图 22-2)。人胚中肾是否有功能活动,目前尚无定论。

3. 后肾的发生　后肾(metanephros)又称永久肾。发生于人胚第 5 周初,起源于输尿管芽及生后肾原基(图 22-3)。

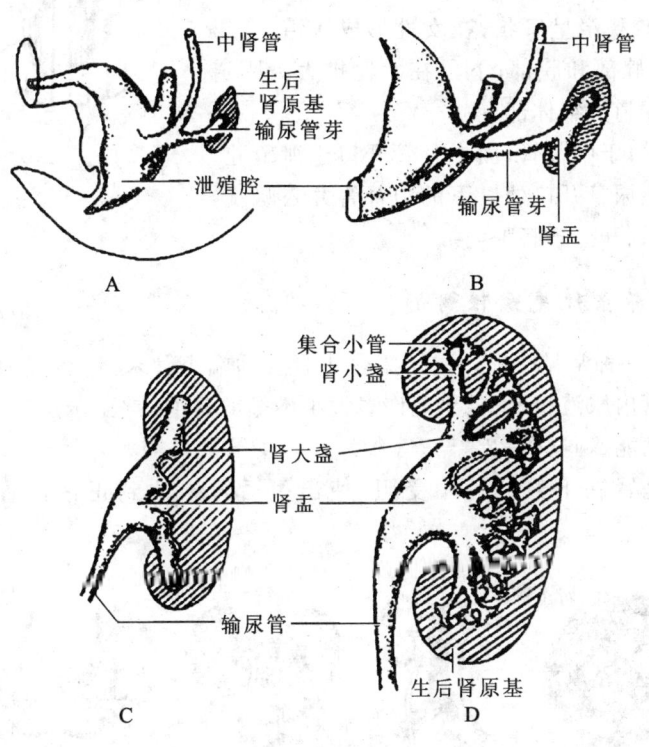

图 22-3 后肾的发生

(1) 输尿管芽　输尿管芽(ureteric bud)是中肾管末端近泄殖腔处向背外侧长出的一个盲管,向胚体背、头侧方向延伸,长入中肾嵴尾端。其末端膨大并反复分支达 12 级以上,逐渐演变为输尿管、肾盂、肾盏和集合小管。

(2) 生后肾原基　生后肾原基(metanephrogenic blastema)是中肾嵴尾端的中胚层受输尿

管芽的诱导而产生的,呈帽状包围在输尿管芽的末端。生后肾原基的外周部分分化形成肾的被膜,内侧部分形成多个细胞团,附于集合小管末端,细胞团逐渐分化形成"S"形小管,一端膨大凹陷形成肾小囊,与伸入囊内的毛细血管球构成肾小体,其余部分分化形成肾小管,末端与弓形集合小管相通(图22-4)。

人胚12周时,后肾已具有微弱的泌尿功能。由于后肾发生于中肾嵴尾侧,故肾的原始位置较低,位于盆腔内。随着胚胎生长及输尿管的伸展,肾逐渐上升至腰部。

(二) 膀胱与尿道的发生

人胚第4～7周时,泄殖腔被尿直肠隔分隔为背侧的直肠和腹侧的尿生殖窦两个部分。尿生殖窦又分为三段:上段较大,发育为膀胱,其顶端与尿囊相连,连接膀胱与脐之间的尿囊部分缩窄称脐尿管,出生前,脐尿管闭锁为脐中韧带;中段较狭窄呈管状,在女性形成尿道,在男性形成尿道的前列腺部和膜部;下段在女性扩大为阴道前庭,在男性形成尿道海绵体部。

输尿管最初开口于中肾管,而中肾管开口于泄殖腔。随着膀胱的扩大,输尿管开口处以下的中肾管并入膀胱,输尿管与中肾管分别开口于膀胱。

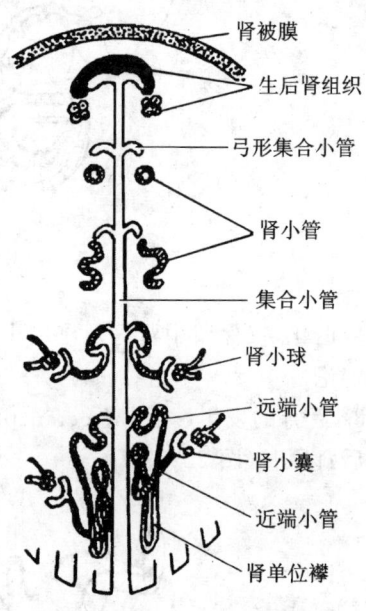

图22-4 集合小管与肾单位的发生

(三) 常见泌尿系统先天性畸形

1. **多囊肾** 是一种常见畸形。由于集合小管与远端小管未接通,或因集合小管发育异常,管腔阻塞,使肾小管内尿液积聚,肾出现许多大小不等的囊泡(常见于皮质),致使正常肾组织受压而萎缩,造成肾功能障碍(图22-5)。

2. **异位肾** 是肾在上升过程中受阻,使出生后肾未达到正常位置。多位于骨盆腔内(图22-5)。

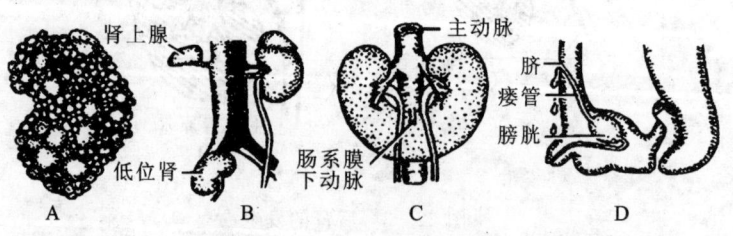

图22-5 泌尿系统先天性畸形
A. 多囊肾;B. 异位肾;C. 马蹄肾;D. 脐尿瘘

3. **马蹄肾** 马蹄肾(horseshoe kidney)是由于两肾的下端异常融合呈马蹄形,主要由于肾上升时被肠系膜下动脉根部所阻(图22-5)。

4. **双输尿管** 是由于输尿管芽过早分支所致。此时一个肾有两个肾盂,各连一条输尿管,两条输尿管分别开口于膀胱,或两条输尿管在其下方合并为一条,开口于膀胱。

5. **脐尿瘘** 是由于膀胱顶端与脐之间的脐尿管未闭锁,出生后尿液可从脐部漏出(图22-5)。

二、生殖系统的发生

人胚的性别在受精时就已确定,但在胚胎早期,男性和女性的生殖系统是相似的,直到胚胎第7周,才能辨认生殖腺性别,而生殖管道及外生殖器的性别分化时间更晚些。因此,生殖系统(包括生殖腺、生殖管道及外生殖器)在发生中均可分为性未分化和性分化两个阶段。

(一)生殖腺的发生

生殖腺由体腔上皮、上皮下方的间充质及原始生殖细胞三部分形成。

1. **未分化性腺的发生** 人胚第6周时,生殖腺嵴的表面上皮向其下方的间充质内生长,形成许多不规则的上皮细胞索,称初级性索。胚胎第4周时,位于卵黄囊尾端近尿囊处的内胚层形成许多大圆形细胞,称原始生殖细胞。它们于第6周经背侧肠系膜陆续向生殖腺嵴迁移,迁入初级性索内(图22-6)。此时,男性和女性的生殖腺结构相似,故称未分化性腺。

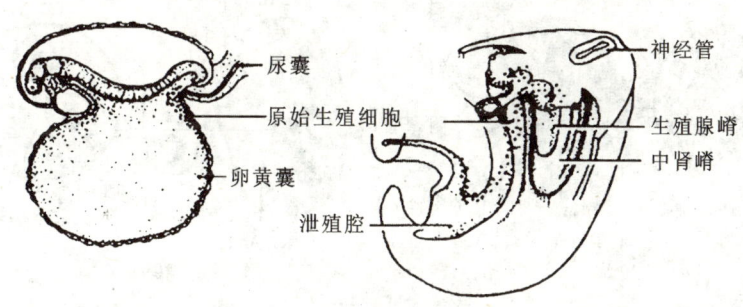

图22-6 原始生殖细胞迁移示意图

2. **睾丸的发生** 若原始生殖细胞及体细胞膜表面均具有组织相容性Y抗原,未分化性腺向睾丸方向分化(图22-7)。一般情况下,性染色体为XY的体细胞胞膜上有H-Y抗原,而性染色体为XX的体细胞胞膜上则无H-Y抗原,故具有Y性染色体的体细胞,对未分化性腺向睾丸方向分化起决定性作用。人胚第7周,在H-Y抗原的影响下,初级性索增殖,并与表面上皮分离,向生殖腺嵴深部生长,分化为细长弯曲的襻状生精小管,其末端相互连接形成睾丸网。此时,生精小管为实心细胞索,无管腔,只含由初级性索分化来的支持细胞和原始生殖细胞分化来的精原细胞,这种结构状态持续至青春期前。第8周时,表面上皮下方的间充质形成白膜,分散在生精小管之间的间充质细胞分化为睾丸间质细胞,并分泌雄激素。

3. **卵巢的发生** 若原始生殖细胞及体细胞膜表面无H-Y抗原,则未分化性腺自然向卵巢方向分化(图22-7)。人胚第10周后,初级性索退化、消失,性腺的表面上皮又增殖形成新的细胞索,称次级性索或皮质索。约第16周时,次级性索断裂成许多孤立的细胞团,即为原始卵泡,

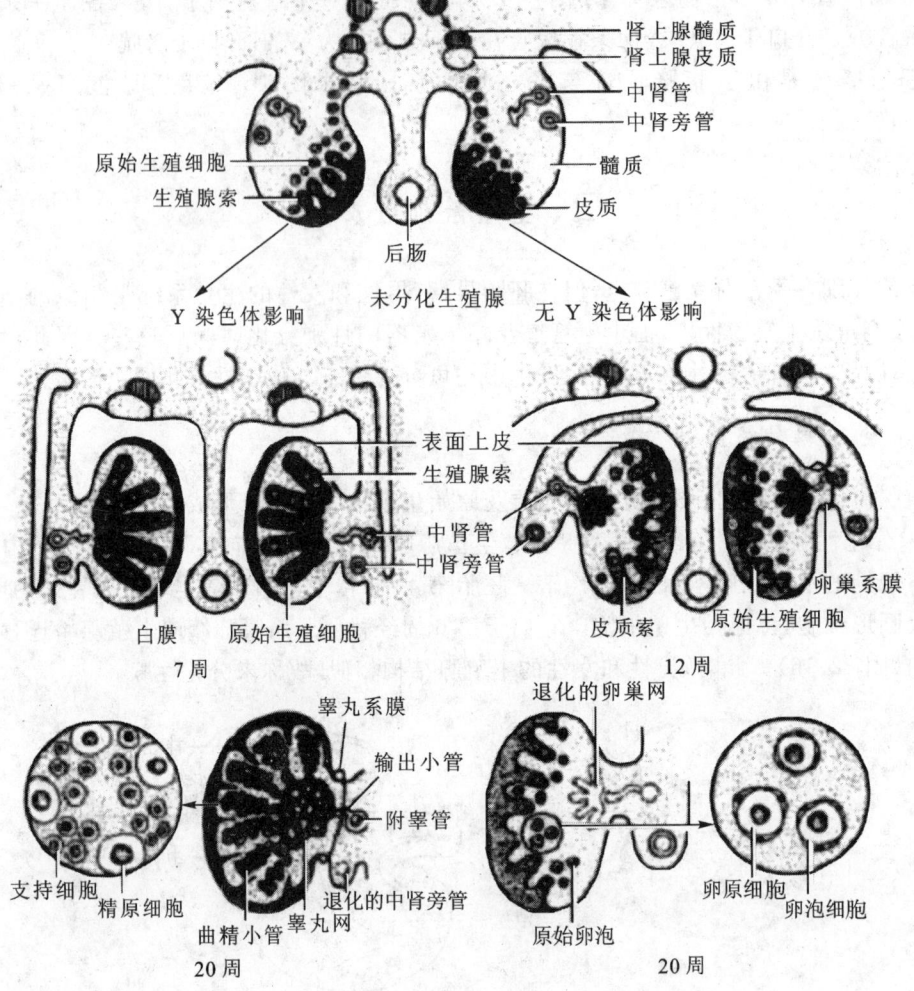

图 22-7 生殖腺的发生与分化模式图

其中央是一个由原始生殖细胞分化来的卵原细胞,周围是一层由次级性索分化来的卵泡细胞。胎儿出生前,卵原细胞已分化为初级卵母细胞,并停留于第一次减数分裂前期。卵泡之间的间充质分化为卵巢间质。表面上皮下方的间充质形成薄层的白膜。

4. **睾丸和卵巢的下降** 生殖腺最初位于后腹壁的上方,其尾侧有一条由中胚层形成的索状结构,称引带,其末端与阴唇阴囊隆起相连。随着胚体长大,引带相对缩短,导致生殖腺的下降。第12周时,生殖腺已位于盆腔,卵巢即停留在骨盆缘下方,睾丸则继续下降,于第28～32周时下降至阴囊。

(二) 生殖管道的发生

1. **未分化期** 人胚第6周时,男女两性胚胎均具有两套生殖管道,即中肾管和中肾旁管。中肾旁管(paramesonephric duct,又称 Müller 管)由体腔上皮内陷闭合而成,上段位于中肾管的外侧,两者相互平行;中段弯向内侧,越过中肾管的腹面,到达中肾管的内侧;下段的左、右中肾旁管在中线合并。中肾旁管上端开口于腹腔,下端是盲端,突入尿生殖窦的背侧壁,在窦腔内形成一隆起,称窦结节,又称 Müller 结节(图 22-8)。

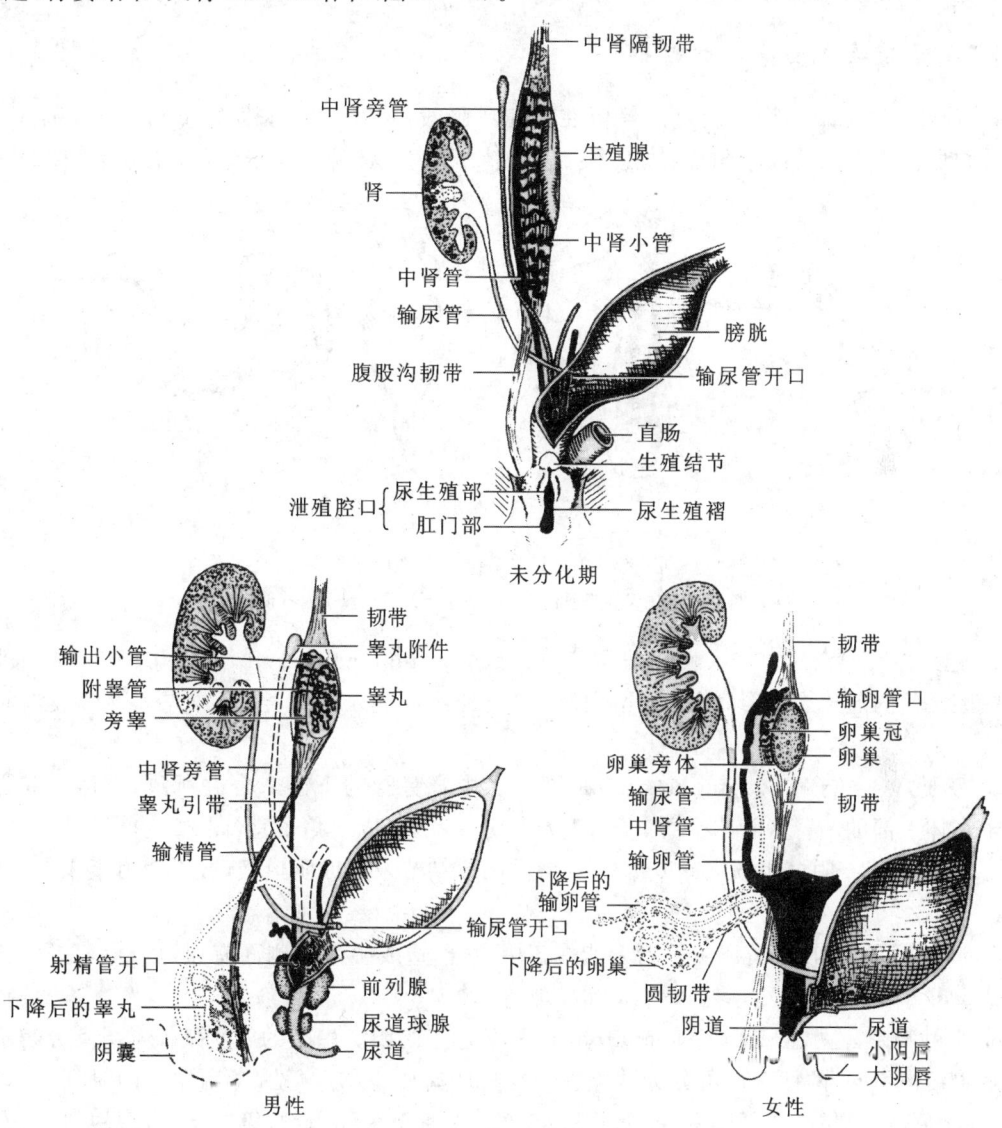

图 22-8 生殖管道的演变模式图

2. **男性生殖管道的分化** 若生殖腺分化为睾丸,支持细胞产生的抗中肾旁管激素抑制中肾旁管的发育,使其逐渐退化。间质细胞分泌的雄激素促进中肾管发育,与睾丸相邻的中肾小管发育为附睾的输出小管,中肾管头端增长弯曲成附睾管,中段变直形成输精管,尾端成为射精管的精囊(图 22-8)。

3. **女性生殖管道的分化** 若生殖腺分化为卵巢,因无雄激素与抗中肾旁管激素的作用,中肾管逐渐退化,中肾旁管则充分发育。中肾旁管上段和中段分化形成输卵管;下段在中央愈合形成子宫及阴道穹隆部。阴道的其余部分则由尿生殖窦后壁的窦结节增生而成的阴道板形成,阴道板起初为实心结构,在胚胎第20周时,逐渐形成中空的阴道,与子宫相通,末端与尿生殖窦腔之间有处女膜相隔(图22-8)。

(三) 生殖系统的先天性畸形

1. **隐睾** 睾丸未下降至阴囊而停留在腹腔或腹股沟管等处,称隐睾(cryptorchidism)。因腹腔及腹股沟管内温度高于阴囊,故隐睾会影响精子发生,双侧隐睾可造成男性不育(图22-9)。

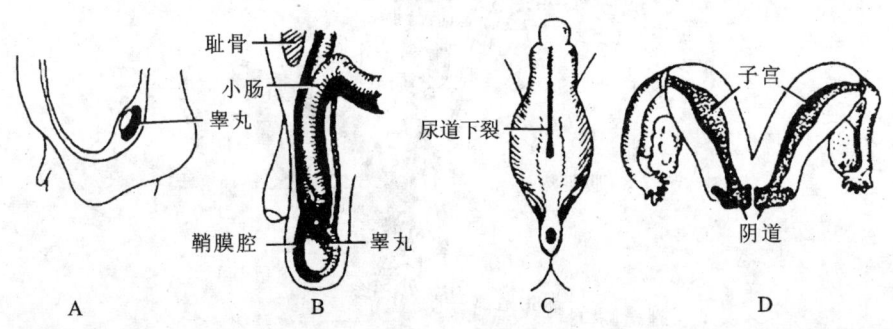

图 22-9 生殖系统先天性畸形
A. 隐睾;B. 先天性腹股沟疝;C. 尿道下裂;D. 双子宫双阴道

2. **先天性腹股沟疝** 先天性腹股沟疝(congenital inguinal hernia)多见于男性。因腹膜腔与鞘膜腔之间的通道未闭合,当腹压增大时,部分肠襻可突入鞘膜腔,形成先天性腹股沟疝(图22-9)。

3. **双子宫** 双子宫(double uterus)是因左右中肾旁管的下段未合并所致,常伴有双阴道。若仅子宫体上部的中肾旁管未合并,子宫上端呈分叉状,形成双角子宫(图22-9)。

4. **阴道闭锁** 阴道闭锁(vaginal atresia)是因窦结节未形成阴道板,或因阴道板未形成管腔所致。

5. **尿道下裂** 因左、右尿生殖褶未能在正中愈合,造成阴茎腹侧面有尿道开口,称尿道下裂(hypospadias)(图22-9)。

6. **两性畸形** 两性畸形(hermaphroditism)又称半阴阳。患者的外生殖器常男女分辨不清。按生殖腺结构不同,两性畸形可分为两类:① 真两性畸形:极为罕见,患者体内同时具有睾丸及卵巢,性染色体属嵌合型,即具有46,XY和46,XX两种染色体组型,第二性征可呈男性或女性,但外生殖器男女分辨不清;② 假两性畸形:患者体内只有一种生殖腺,按所含睾丸或卵巢的不同,又可区分为男性假两性畸形和女性假两性畸形。前者虽具睾丸,但外生殖器似女性,染色体组型为46,XY,主要由于雄激素分泌不足所致;后者具有卵巢,但外生殖器似男性,染色体组型为46,XX,由于雄激素分泌过多所致,主要是由于肾上腺皮质分泌过多雄激素,使外生殖器男性化。

7. **睾丸女性化综合征** 睾丸女性化综合征(testicular feminization syndrome)患者虽有睾丸,也能分泌雄激素,染色体组型为46,XY,但由于体细胞和中肾管细胞缺乏雄激素受体,使中肾管未能发育为男性生殖管道,外生殖器也未向男性方向分化,而睾丸支持细胞产生的抗中肾旁管激素仍能抑制中肾旁管的发育,故输卵管与子宫也未能发育,患者外阴呈女性,出现女性第二性征。

思 考 题

1. 简述后肾的发生。
2. 简述睾丸和卵巢的形成以及隐睾形成的原因。
3. 试述生殖管道的发生及演变。
4. 试述中肾管与中肾旁管的来源、演变。

(金 政)

第二十三章 心血管系统的发生

内容提要

- 原始心血管系统的建立
- 心脏外形的演变
- 胎儿血液循环途径及出生后血液循环的变化
- 原始心脏的发生
- 心脏内部的分隔
- 心血管系统的常见畸形

心血管系统是胚胎发生中功能活动最早的系统,在胚胎第3周,便开始发生,约第4周末开始血液循环。心血管系统是由中胚层分化而来的,首先形成原始心血管系统,在此基础上经过生长、合并、新生和萎缩等改建过程而逐渐完善。

一、原始心血管系统的建立

人胚胎第15～16天左右,在卵黄囊壁的胚外中胚层内,间充质细胞密集成团,形成许多血岛(blood island),血岛周边的细胞变扁,分化为内皮细胞,由内皮细胞围成的内皮管即原始血管。血岛中央的游离细胞分化成为原始血细胞(primitive blood cell),即造血干细胞(图23-1)。内皮管道不断向外出芽延伸,与相邻血岛形成的内皮管道互相融合连通,逐渐形成一个丛状分布的内皮管网。与此同时,在体蒂和绒毛膜的胚外中胚层内以同样方式形成胚外内皮管网。在第18～20天左右,胚体各处的间充质也以出现裂隙的方式围成内皮管,并互相通连,逐渐形成胚体内的内皮管网。胚外和胚内的内皮管网经过体蒂彼此沟通,此时造血干细胞进入胚体内,胚胎早期的血液循环即告建立(图23-2)。

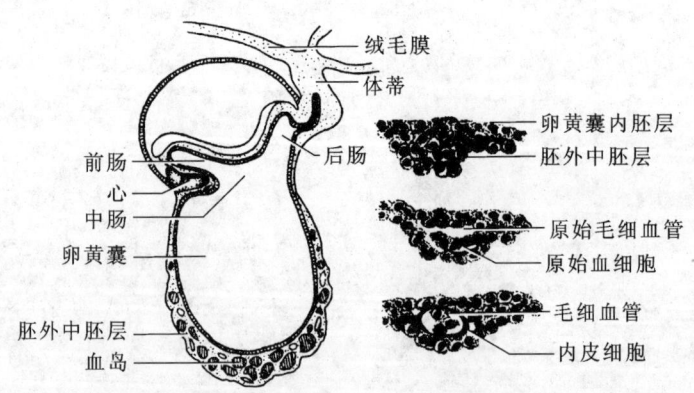

图23-1 血岛和血管形成

原始心血管系统左右对称,其组成主要包括:

1. 心管 开始为一对,位于前肠腹侧。胚胎发育至第4周时,左、右心管合并为一条。

2. 动脉 一对背主动脉(dorsal aorta)由心管发出,位于原始肠管的背侧。以后从咽至尾端的左、右背主动脉合并成为一条。从腹侧发出数对卵黄动脉和一对尿囊动脉,前者分布于卵黄囊,后者经体蒂分布于绒毛膜,以后演变为脐动脉。从背侧发出许多成对的节间动脉。胚胎头端还有6对弓动脉,分别穿行于相应的鳃弓内,连接背主动脉与心管头端膨大的动脉囊。

3. 静脉 一对前主静脉,收集上半身的血液。一对后主静脉,收集下半身的血液。之后,两侧的前、后主静脉汇合成左、右总主静脉,分别开口于心管尾端静脉窦的左、右角。卵黄静脉和脐静脉各一对,分别来自卵黄囊和绒毛膜,均与静脉窦通连。

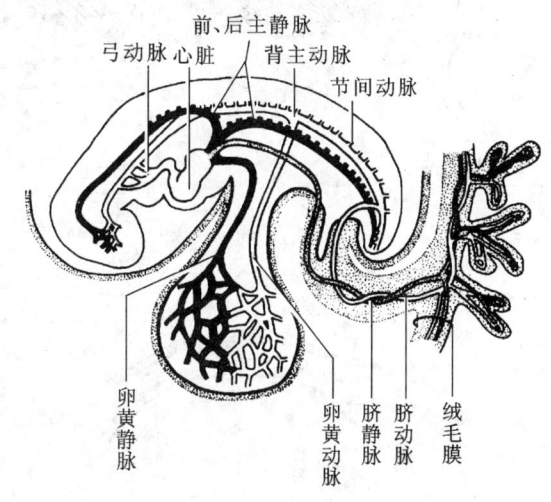

图23-2 原始心血管系统模式图(第4周)

二、心脏的发生

心脏发生于口咽膜前面的中胚层,即生心区(图23-3)。

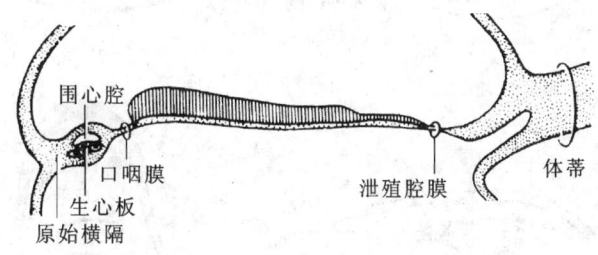

图23-3 原始心脏的发生

(一) 原始心脏的形成

人胚第18~19天,生心区的中胚层内出现围心腔,该腔腹侧的中胚层细胞密集,形成前后纵行、左右并列的一对细胞长索,称生心板(cardiogenic plate),板的中央逐渐变空,形成一对心管。随着胚体头端向腹侧卷曲,原来位于口咽膜头侧的心管和围心腔便转到咽的腹侧,原来在围心腔腹侧的心管则转至它的背侧(图23-4)。

当胚体发生侧褶时,一对并列的心管逐渐向中线靠拢,融合成为一条心管。与此同时,心管与周围的间充质一起从背侧渐渐陷入围心腔,于是在心管的背侧出现了心背系膜,将心管悬连于心包腔的背侧壁。心背系膜的中部很快退化消失,形成一个左右交通的孔道,即心包横窦(图23-5)。

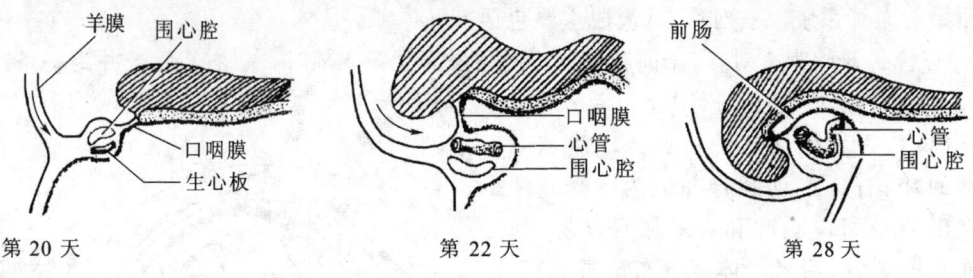

图 23-4 原始心脏的位置变化（人胚头部纵切）

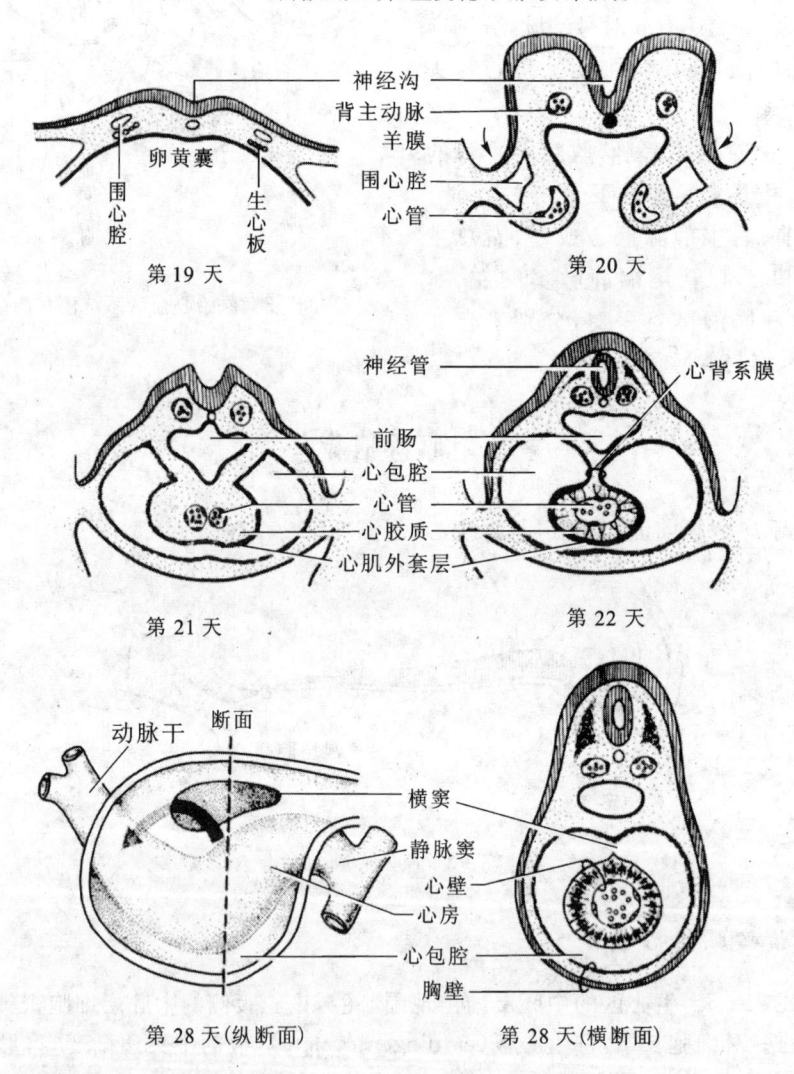

图 23-5 原始心脏的发生

（二）心脏外形的建立

心管的头端与动脉连接，尾端与静脉相连，两端连接固定在心包上。心管各段因生长速度不同而出现了 3 个膨大,由头端向尾端依次称心球、心室和心房。以后在心房的尾端又出现一个膨大,称静脉窦。心房和静脉窦早期位于原始横隔内。心球的远侧份称动脉干,较细长,前端连接动脉囊,动脉囊为弓动脉的起始部。在心管发生过程中,由于其两端固定在心包上,而心球和心室部的生长速度又远较心包腔扩展的速度快,因而心球和心室形成"U"形弯曲,称球室襻(图23-6)凸向右、前和尾侧。不久,心房渐渐离开原始横隔,移至心室头端背侧,并稍偏左。相继静脉窦也从原始横隔内游离出来,位于心房的背面尾侧,以窦房孔与心房通连。此时的心脏外形呈"S"形,后心房因受前面的心球和后面的食管限制,故向左、右方向扩展,结果便膨出于动脉干的两侧。心房扩大,房室沟加深,房室之间渐形成狭窄的房室管。心球则可分为三段,远侧段细长,为动脉干;中段较膨大,为心动脉球;近侧段并入心室,成为原始右心室。原来的心室成为原始左心室,左、右心室之间的表面出现室间沟。至此,心脏已初具成体心脏的外形,但内部仍未完全分隔。

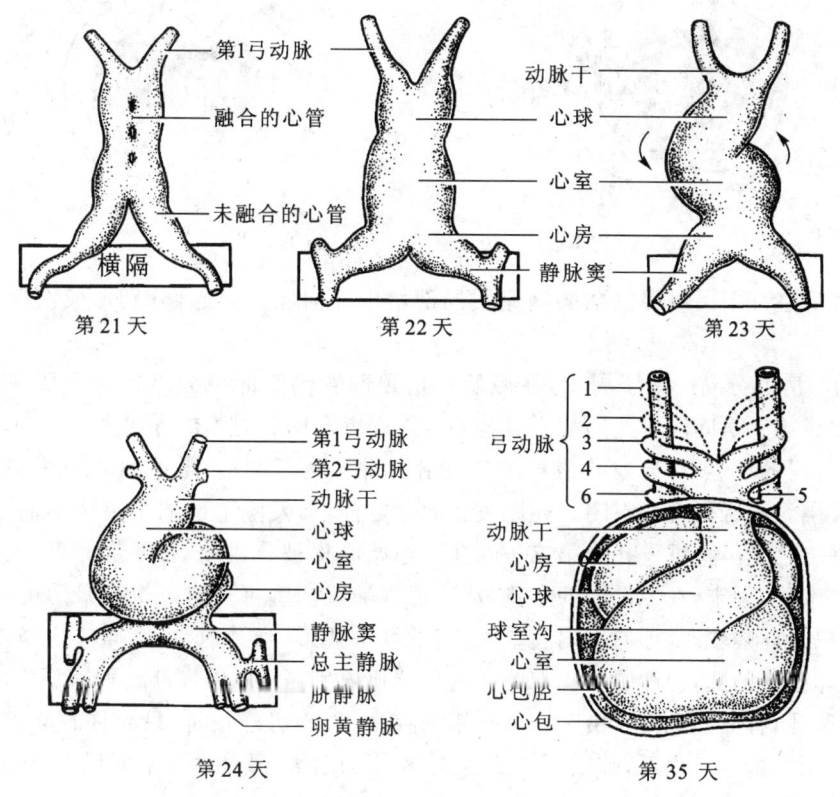

图 23-6 心脏外形的建立

(三) 心脏内部的分隔

继心脏外形的建立,人胚胎第 4～7 周,心脏内部发生分隔,各部的分隔同时进行(图23-7)。

1. **房室管的分隔** 胚胎第 4 周,房室管背侧壁和腹侧壁的心内膜下组织增生,各形成一个隆起,分别称为背、腹心内膜垫。两个心内膜垫彼此对向生长,至第 5 周末互相融合,便将房室管

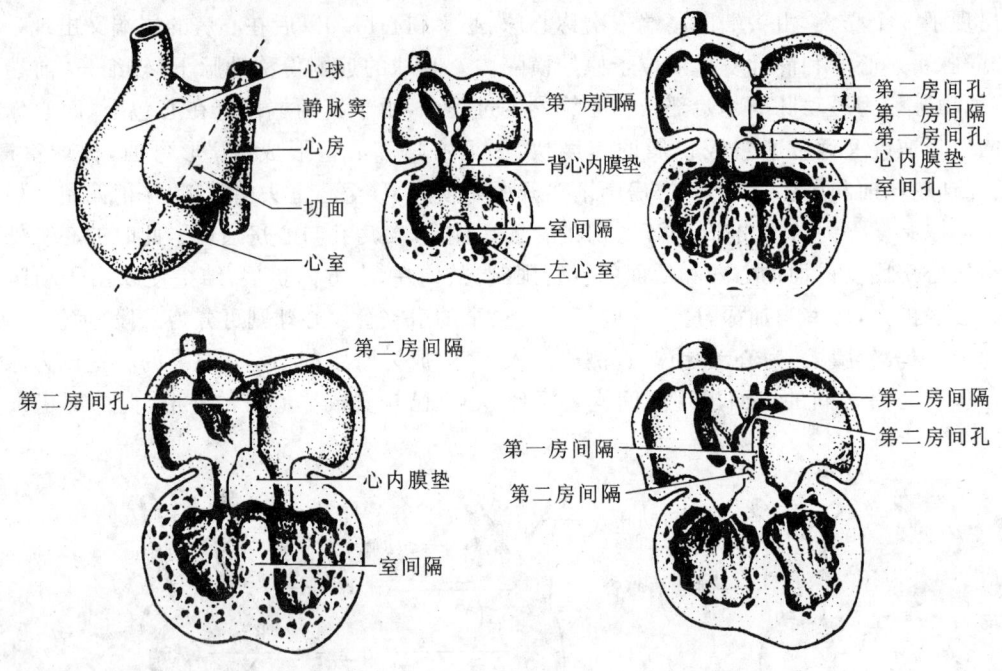

图 23-7 房室管、心房及心室的分隔

分隔成左、右房室孔。围绕房室孔的间充质局部增生并向腔内隆起,分别形成右房室瓣和左房室瓣。

2. 原始心房的分隔 第4周末,在原始心房顶部背侧壁的中央出现一个薄的半月形矢状隔,称原发隔或第一房间隔。此隔沿心房背侧及腹侧壁渐向心内膜垫方向生长,在其游离缘和心内膜垫之间暂留的通道,称原发孔或第一房间孔。此孔逐渐变小,最后由心内膜垫组织向上生长,并与原发隔游离缘融合而封闭。在原发孔闭合之前,原发隔上部的中央变薄而穿孔,若干个小孔融合成一个大孔,称继发孔或第二房间孔。原始心房被分成左、右两部分,但两者之间仍有继发孔交通。第5周末,在原发隔的右侧,从心房顶端腹侧壁再长出一个半月形的隔,称继发隔或第二房间隔。此隔较厚,渐向心内膜垫生长,下缘呈弧形,当其前、后缘与心内膜垫接触时,下方留有一个卵圆形的孔,称卵圆孔。卵圆孔的位置比原发隔上的继发孔稍低。原发隔很薄,从左侧覆盖于卵圆孔,称卵圆孔瓣。由于卵圆孔瓣的存在,当心房舒张时,只允许右心房的血液流入左心房,反之则不能。出生后,肺循环开始,左心房压力增大,致使两个隔紧贴并渐愈合形成一个完整的隔,卵圆孔关闭,左、右心房完全分隔。

3. 静脉窦的演变和永久性左、右心房的形成 静脉窦位于原始心房尾端的背面,分为左、右两个角,各与左、右总主静脉,脐静脉和卵黄静脉通连。原来左右角对称,后因大量血液流入右角,右角逐渐变大,窦房孔也渐渐移向右侧;而左角则渐萎缩变小,其远侧段成为左房斜静脉的根部,近侧段成为冠状窦。第7~8周,原始右心房扩展很快,以致静脉窦右角被吸收并入右心房,成为永久性右心房的光滑部,原始右心房则成为右心耳。原始左心房最初只有一条肺静脉通入,此静脉分出左、右属支,各支再分为两支。当原始心房扩展时,肺静脉根部及其左、右属支逐渐被吸收并入左心房,形成永久性左心房的光滑部,4条肺静脉直接开口于左心房。原始左心房则成为左心耳。

4. 原始心室的分隔 第4周末，心室壁组织向上凸起形成一个较厚的半月形肌性隔，称室间隔肌部（图23-8）。此隔不断向心内膜垫方向伸展，上缘凹陷，它与心内膜垫之间留有一孔，称室间孔，使左、右心室相通。第7周末，由于心动脉球内部形成左、右球嵴，对向生长融合，同时向下延伸，分别与室间隔肌部的前缘和后缘融合，从而关闭了室间孔上部的大部分；室间孔其余部分则由心内膜垫的组织所封闭（图23-7），这样便形成了室间隔的膜部。室间孔封闭后，使左、右心室完全分隔。

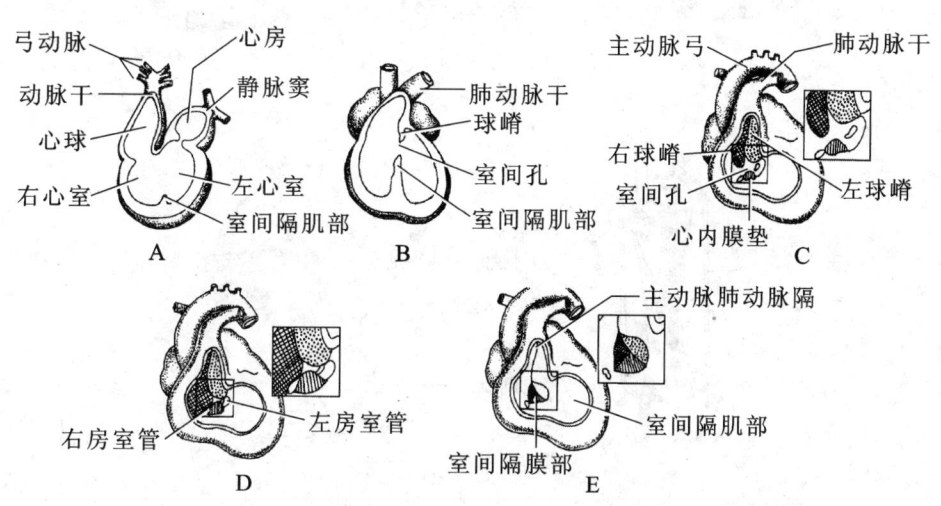

图23-8 室间隔的形成和室间孔的封闭
A. 室间隔肌部形成中；B. 室间隔肌部形成；C. 室间隔膜部形成中；
D. 室间隔膜部即将形成；E. 室间隔膜部形成，室间孔封闭

5. 动脉干与心动脉球的分隔 第5周时，动脉干和心动脉球内膜下组织局部增厚，形成一对向下延伸、相互对生的螺旋状纵嵴，称左、右球嵴。以后二者在中线融合，便形成螺旋状走行的隔，称主肺动脉隔，将动脉干和心动脉球分隔成肺动脉干和升主动脉（图23-9）。因为主肺动脉隔呈螺旋状，故肺动脉干成扭曲状围绕升主动脉。主动脉和肺动脉起始部的心内膜下组织增厚，逐渐改变形状成为半月瓣。

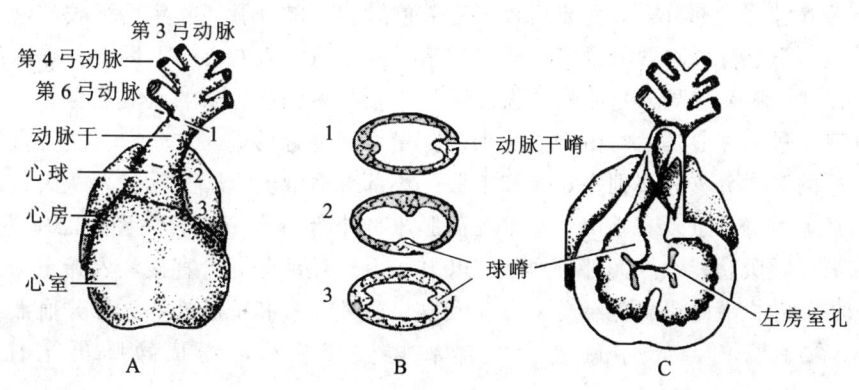

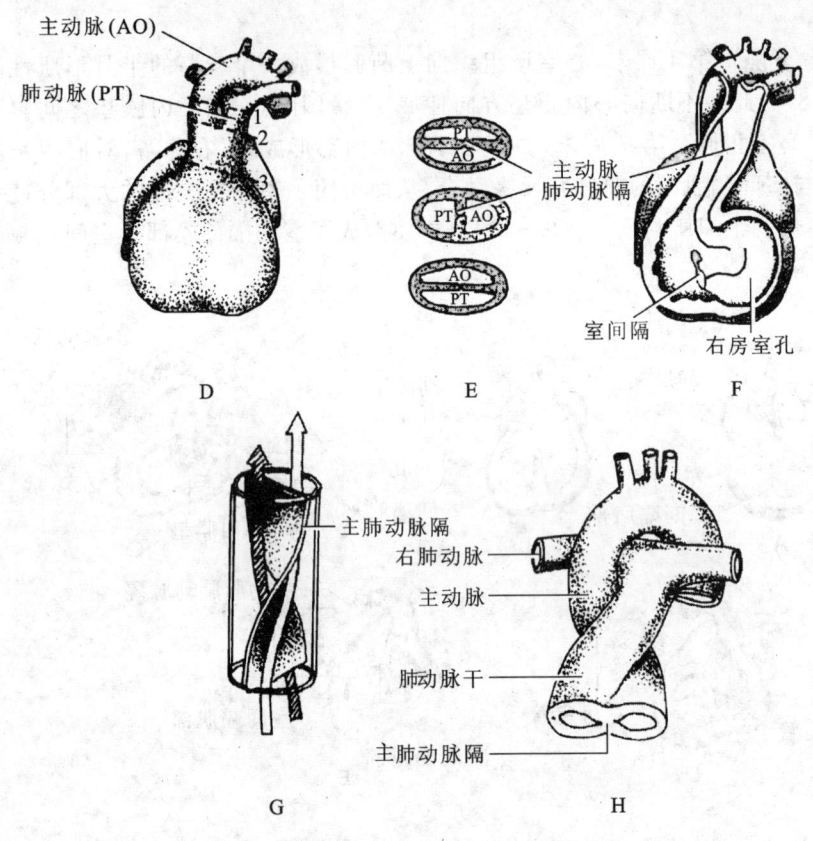

图 23-9 动脉干和心动脉球的分隔(第5~6周)

三、胎儿血液循环和出生后的变化

(一) 胎儿血液循环途径

由胎盘来的富含氧和营养物质的血液，经脐静脉进入胚体，流经肝时，大部分经静脉导管直接注入下腔静脉，小部分经肝血窦后再入下腔静脉。下腔静脉还收集由下肢和盆腔、腹腔器官来的静脉血，下腔静脉将含氧量高和营养丰富的混合血注入右心房。因下腔静脉的入口正对卵圆孔，所以从下腔静脉导入右心房的血液，除少量与上腔静脉来的血液混合外，大部分血液通过卵圆孔直接进入左心房，与由肺静脉来的少量血液混合后进入左心室。左心室的血液大部分经主动脉弓的3大分支分布到头、颈和上肢，小部分血液流入降主动脉。从头、颈和上肢回流的静脉血经上腔静脉进入右心房，与下腔静脉来的小部分血液混合后经右心室进入肺动脉。由于胎儿肺尚无呼吸功能，故大部分血液（90%以上）经动脉导管直接注入降主动脉，仅小部分入肺。降主动脉血液除少部分经分支分布到盆、腹腔器官和下肢外，大部分血液经脐动脉运送至胎盘，在胎盘内与母体血进行气体和物质交换后，经脐静脉再送往胎儿体内（图23-10）。

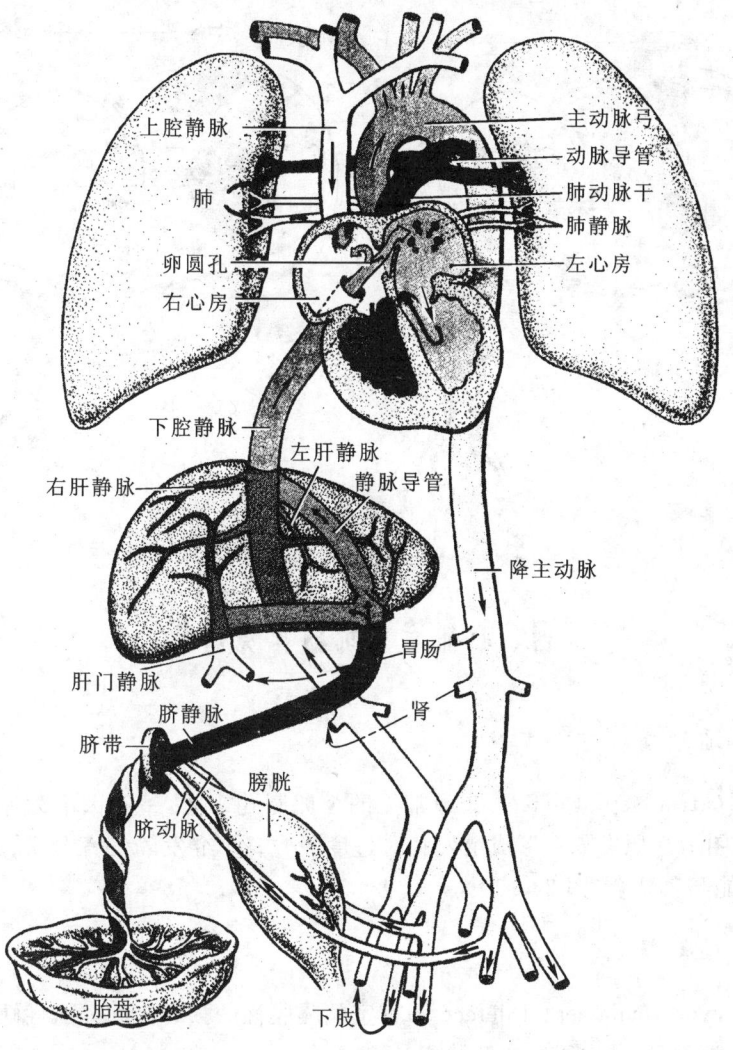

图 23-10 胎儿出生前血液循环途径

(二) 胎儿出生后血液循环的变化

胎儿出生后,脐循环因脐带剪断而中断。肺呼吸开始,血液循环发生如下改变:

1. 脐静脉闭锁,成为由脐至肝的肝圆韧带。
2. 脐动脉闭锁成为脐外侧韧带,仅近侧段保留成为膀胱上动脉。
3. 肝内的静脉导管闭锁成为静脉韧带。
4. 动脉导管闭锁成为动脉韧带。
5. 卵圆孔逐渐关闭成为卵圆窝。

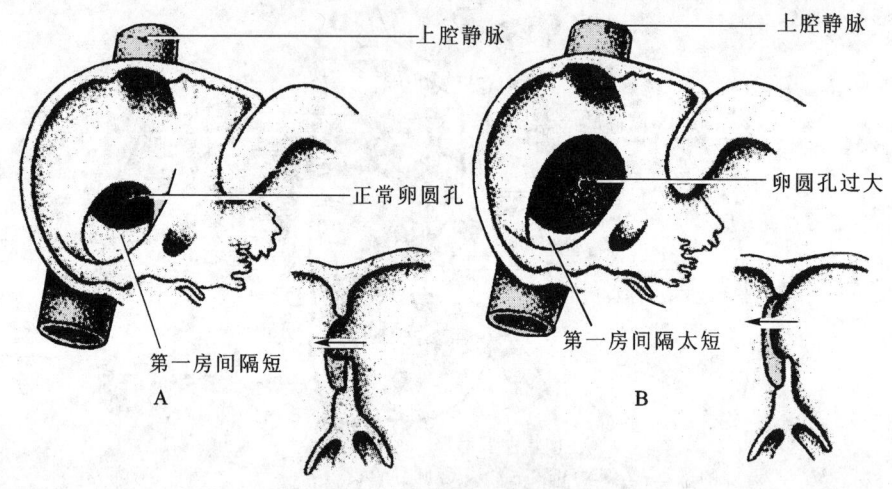

图 23-11 房间隔缺损(右面观)

四、心血管系统的常见畸形

(一) 房间隔缺损

房间隔缺损(atrial septal defect) 最常见的为卵圆孔未闭,一般因下列原因产生:① 卵圆孔瓣出现许多穿孔;② 原发隔在形成继发孔时过度吸收;③ 继发隔发育异常;④ 心内膜垫发育不全,原发隔不能与其融合(图 23-1)。

(二) 室间隔缺损

室间隔缺损(ventricula septal defect) 有室间隔膜性缺损和室间隔肌性缺损两种情况。膜性室间隔缺损较为常见,是由于心内膜垫组织扩展时未能与球嵴和室间隔肌部融合所致。肌性室间隔缺损是由于肌性隔形成时心肌膜组织过度吸收所致。

(三) 法洛四联症

法洛四联症(tetralogy of Fallot) 包括肺动脉狭窄(或右心室出口处狭窄)、室间隔缺损、主动脉骑跨和右心室肥大(图 23-12)。畸形发生的主要原因是动脉干与心动脉球分隔不均,致使肺动脉狭窄和室间隔缺损。肺动脉狭窄造成右心室肥大,粗大的主动脉向右侧偏移而骑跨在室间隔缺损处。

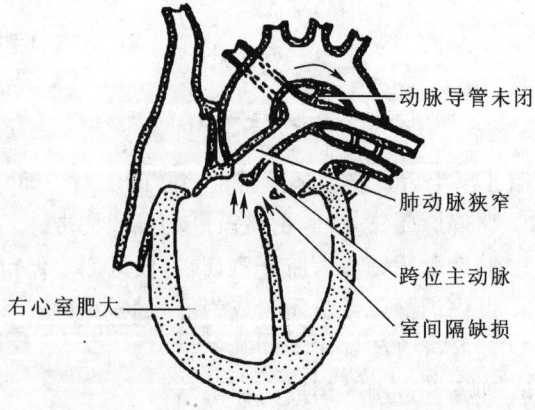

图 23-12 法洛四联症及动脉导管未闭

(四) 动脉导管未闭

动脉导管未闭(patent ductus arteriosus) 多见于女性,约为男性的 2～3 倍。多因出生后的动脉导管壁肌组织不能收缩所致,致使肺动脉和主动脉保持相通状态(图 23-12)。

思 考 题

1. 概述心血管系统发生的特点及原始心血管系统的形成和组成。
2. 试述心室内部分隔过程及常见先天性畸形的原因。
3. 试述心房内部分隔过程,其心内分流作用及常见先天性畸形的原因。
4. 试述心球和动脉干的分隔过程及常见先天性畸形的原因。
5. 试述胎儿血循环的特点及出生后的变化。

(张 雷)

郑 重 声 明

高等教育出版社依法对本书享有专有出版权。任何未经许可的复制、销售行为均违反《中华人民共和国著作权法》，其行为人将承担相应的民事责任和行政责任，构成犯罪的，将被依法追究刑事责任。为了维护市场秩序，保护读者的合法权益，避免读者误用盗版书造成不良后果，我社将配合行政执法部门和司法机关对违法犯罪的单位和个人给予严厉打击。社会各界人士如发现上述侵权行为，希望及时举报，本社将奖励举报有功人员。

反盗版举报电话：(010) 58581897/58581896/58581879
传　　真：(010) 82086060
E – mail：dd@hep.com.cn
通信地址：北京市西城区德外大街 4 号
　　　　　高等教育出版社打击盗版办公室
邮　　编：100120

购书请拨打电话：(010)58581118